原发灶不明癌

Cancer of Unknown Primary

原著 Alwin Krämer　Harald Löffler

主审 张晓实（中山大学肿瘤防治中心）
　　　盛修贵（中国医学科学院肿瘤医院深圳医院）

主译 周启明　张　靖

译者（按姓氏汉语拼音排序）
　　　陈丽萍（中国医学科学院肿瘤医院深圳医院）
　　　陈倩琪（华中科技大学协和深圳医院）
　　　段江曼（华中科技大学协和深圳医院）
　　　付晓红（华中科技大学协和深圳医院）
　　　高小平（华中科技大学协和深圳医院）
　　　李朴朴（华中科技大学协和深圳医院）
　　　梁　赊（湖北省肿瘤医院）
　　　林淑慧（华中科技大学协和深圳医院）
　　　马一楠（中国医学科学院肿瘤医院深圳医院）
　　　孙　杰（华中科技大学协和深圳医院）
　　　汤跃强（华中科技大学协和深圳医院）
　　　张　靖（湖北省肿瘤医院）
　　　张克韬（南方医科大学附属顺德医院）
　　　赵　艳（华中科技大学协和深圳医院）
　　　周启明（华中科技大学协和深圳医院）
　　　邹　宁（湖北省肿瘤医院）

人民卫生出版社

·北京·

U0199479

Translation from the English language edition:
Cancer of Unknown Primary by Alwin Krämer and Harald Löffler
Copyright © Springer International Publishing Switzerland 2016
Springer International Publishing AG Switzerland is a part of
Springer Science+Business Media
All Rights Reserved

图书在版编目（CIP）数据

原发灶不明癌 /（德）阿尔文·克雷默原著；周启
明，张靖主译 . —北京：人民卫生出版社，2021.6
ISBN 978-7-117-31752-8

Ⅰ.①原… Ⅱ.①阿… ②周… ③张… Ⅲ.①癌 – 诊
疗 Ⅳ.①R73

中国版本图书馆 CIP 数据核字（2021）第 109968 号

人卫智网	www.ipmph.com	医学教育、学术、考试、健康，购书智慧智能综合服务平台
人卫官网	www.pmph.com	人卫官方资讯发布平台

图字：01–2018–2407 号

原发灶不明癌
Yuanfazao Buming Ai

主　　译：周启明　张　靖
出版发行：人民卫生出版社（中继线 010-59780011）
地　　址：北京市朝阳区潘家园南里 19 号
邮　　编：100021
E - mail：pmph @ pmph.com
购书热线：010-59787592　010-59787584　010-65264830
印　　刷：廊坊一二〇六印刷厂
经　　销：新华书店
开　　本：889 × 1194　1/32　　印张：6.5　　插页：4
字　　数：186 千字
版　　次：2021 年 6 月第 1 版
印　　次：2021 年 8 月第 1 次印刷
标准书号：ISBN 978-7-117-31752-8
定　　价：69.00 元

打击盗版举报电话：010-59787491　E-mail：WQ @ pmph.com
质量问题联系电话：010-59787234　E-mail：zhiliang @ pmph.com

序

  原发灶不明癌是指经过组织学证实为恶性肿瘤,通过初步完成诊断性检查之后仍未发现原发灶的癌症,在欧美国家的发病率占所有癌症的 5%~10%。虽然目前我国尚无大规模原发灶不明癌的流行病学统计数据,但是也越来越多地出现在肿瘤科医师的临床实践工作中。然而,目前我们对原发灶不明癌的认识还有许多不足,在临床诊疗方面存在不少有争议的问题及尚未探索的领域。因此,如何在临床工作中治疗、管理该类疾病的患者,是临床医师面临的一大课题。

  本专著系统地从流行病学、生物学、病理学、影像学、化放疗、分子靶向治疗等多个方面,很好地阐述了原发灶不明癌的诊治研究历程及今后发展方向。相信本书的出版会为相关专业各级医师加深对这类疾病的认识、规范临床诊断和治疗助一臂之力。

  本书的主译及译者均是活跃在临床一线的中青年专家和学者,他们本着对科学探索的强烈兴趣、认真严谨的态度所完成的译著,希望会得到各位同仁的认可,祝贺本书顺利出版。

华中科技大学协和深圳医院党委书记

2021 年 1 月于深圳

目 录

第 1 章　引言

Harald Löffler, Alwin Krämer

1.1　原发灶不明癌的定义

原发灶不明癌(cancer of unknown primary,CUP)通常是指经过组织学证实,在初步完成诊断性检查之后仍未发现原发灶的癌症。在发现转移病灶而又未对原发灶进行适当的筛查之前,不应过早作出 CUP 的诊断。因为还不能准确界定肿瘤的合理分期至少需要哪些检查,所以如何定义 CUP 就成为我们要解决的首要问题。目前在德国 CUP 占癌症相关死亡病例的 2%~3%[1],而早期的文献报道,CUP 占所有癌症的 5%~10%[2],这可能是筛查诊断原发灶的方法得到改进的缘故。

非上皮来源恶性肿瘤(如淋巴瘤和肉瘤)不能归类为 CUP,这意味着 CUP 通常指的是上皮源性肿瘤。另一方面,原发病灶不明的未分化肿瘤(既不是上皮源性也不是非上皮源性)满足 CUP 的定义,仅仅是因为这类肿瘤没有其他更合适的归类而已。然而,这种划分也或多或少存在一些问题,因为上皮源性和非上皮性源性的肿瘤划分取决于使用的诊断方法。所以可以肯定地说,由于免疫组化、基因表达谱及其相关技术的进一步提高,在过去的 30 年里,这种"未分化肿瘤"的诊断已经越来越少。

另外,"原发灶不明"的定义远没有阐述清楚。CUP 病例中有些存在多个转移病灶,有些表现为单个孤立病灶。这些孤立病灶是否就一定是原发病灶?那些反对将孤立病灶作为原发灶的理由(当然也有缺陷)包括肿瘤的多元论,例如,肝腺癌可能是肝内胆管癌,也可能是原发灶不明的肝转移[3];或者病理学结果明显与临床表现不吻合,如 CT 扫描提示肺癌淋巴结转移,组织学却证实是肠道来源而肠道未发现任何病灶。这种情况应考虑是由原发病灶罕见或不典型的组织学特征造成的。同样,当孤立性皮肤病灶经组织病理学诊断为腺癌但未发现全身转移时,这种情况必须考虑原发皮肤附件癌[4]。

最后必须提到的是,一些学者将 CUP 的定义进行了拓展,仅基于临床发现而无病理学结果来定义那些找不到原发灶的转移性癌[5,6]。我们并不认为这种做法是合理的,因为从临床的角度来看,这些病灶即使十分肯定是恶性的,也有可能是淋巴瘤或肉瘤。因此,未经组织病理学证实的病例应该称为"疑似恶性肿瘤,非特指型"。当然,现在基本上都会建议患者进行组织病理学检查,但是除外那些因一般状况差或存在明显并发症而不允许进行任何有创性操作的患者。

总之,无论是在临床实践还是在文献中,CUP 的定义或多或少存在一些不一致的地方。在本书中,我们希望沿用"经组织病理学证实为恶性肿瘤,虽然完成了疾病分期,排除了非上皮来源恶性肿瘤,但是原发部位仍未明确的癌症"作为 CUP 的定义。

1.2　关于 CUP 历史和现状的一些思考

人类对 CUP 的认识远早于其细胞毒性药物的治疗史。在数据库中使用"癌"和"原发灶不明"组合进行检索,最早发表的论文可追溯到 1946 年[7]。而我们了解的关于最早 CUP 的登记资料的时间为 1921—1981 年,这其中仅有不到 20% 的患者接受了细胞毒性药物或激素治疗[5]。在 1993 年,本书第 11 章的作者 Hainsworth 和 Greco 提出[8]:"大部分 CUP 患者仅能从支持治疗中获益,少部分患者可受益于姑息治疗,并且有个别患者可得到根治。"这些少部分指的是局部治疗指征明确的患者。

虽然这种观点还未完全过时,但是由于以下的两种原因使得这种观念发生了极大的转变:首先,由于数个含铂衍生物联合第三代细胞毒性药物的 II 期的临床试验取得了满意的结果,上述大部分 CUP 患者的疗效得到改善。此外,分子靶向药物虽然还未广泛应用在 CUP 的患者中,但其为大多数 CUP 患者进一步提高疗效提供了广阔的前景。其次,由于不断完善的免疫组织化学技术与近年来出现的基因表达谱技术,实现某个科学假说的可能性进一步的提高。

　　由于现在循证依据仍然缺乏,我们面临的问题是如何妥善应用这些新的方法。在本书中,我们将反复地拿现有的标准和新的方法作对比。在标准治疗中纳入这些新的方法还需要多少证据不得而知。鉴于此,我们希望本书能提供一个针对现有证据的平衡观,这对接下来的讨论大有裨益。

1.3　CUP 的诊治策略

　　如果一个患者诊断为 CUP,应该避免进行无休止的诊断性检查。同样,我们不应该相信,如果最终无法找到原发灶,基本上不能为病人提供任何帮助。相反,我们应该牢记,CUP 患者目前的中位生存期仅有 1 年左右。因此,快速决定如何给患者提供最大的帮助比花上他们生命中余下的几个月时间去做诊断更为可取。另一方面,因为有些 CUP 亚组预后较好。所以诊断的重点应该放在识别这些亚组上,从而避免产生不希望看到的治疗结果。

　　本书的目的旨在为 CUP 的治疗过程中如何处理这些复杂的问题提供参考。首先,我们希望读者能深入了解 CUP 现有的诊断和治疗的证据和新的方法。在此基础上,我们提倡对 CUP 患者的治疗采取结构化的诊疗策略。我们将以流行病学、生物学和预后因素的基础知识为切入点,然后再关注诊断方法及其合理应用。其次,由于“标准病例”和某些亚组采用的治疗方法不同,我们将为读者提供当前治疗策略的详细信息。最后,我们将把目光转移到新的诊断和治疗策略上。这些策略已在目前临床研究中使用,并且将引领着今后的诊治方向。

(陈丽萍 译,周启明 校)

参考文献

1. Löffler H, Neben K, Krämer A. Cancer of unknown primary: epidemiology and pathogenesis. Radiologe. 2014;54(2):107–11. PubMed CUP-Syndrom : Epidemiologie und Pathogenese.
2. Stewart JF, Tattersall MH, Woods RL, Fox RM. Unknown primary adenocarcinoma: incidence

of over investigation and natural history. Br Med J. 1979;1(6177):1530–3. PubMed Pubmed Central PMCID: 1599694.

3. Länger F, von Wasielewski R, Kreipe HH. Bedeutung der Immunhistochemie für die Diagnose des Cholangiokarzinoms. Pathologe. 2006;27(4):244–50. PubMed Bedeutung der Immunhistochemie fur die Diagnose des Cholangiokarzinoms.

4. Wick MR, Goellner JR, Wolfe 3rd JT, Su WP. Adnexal carcinomas of the skin. I. Eccrine carcinomas. Cancer. 1985;56(5):1147–62. PubMed.

5. Altman E, Cadman E. An analysis of 1539 patients with cancer of unknown primary site. Cancer. 1986;57(1):120–4. PubMed.

6. Levi F, Te VC, Erler G, Randimbison L, La Vecchia C. Epidemiology of unknown primary tumours. Eur J Cancer. 2002;38(13):1810–2. PubMed.

7. Lampe I, Santin G. Metastatic carcinoma in neck of unknown primary site; salvage by radiation treatment. Univ Hosp Bull. 1946;12(11):106. PubMed.

8. Hainsworth JD, Greco FA. Treatment of patients with cancer of an unknown primary site. N Engl J Med. 1993;329(4):257–63. PubMed.

第 2 章 原发灶不明癌的流行病学、危险因素及生存因素:疾病机制

Kari Hemminki

2.1 前言

家族性癌症一直以来都是我们流行病研究关注的重点,这些研究是依托瑞典"家族性癌症数据库"(Family-Cancer Database,FCD)进行的。FCD 始建于 1994 年,由多个全国性的登记资料汇总而成,此后每年更新 2 次,至今已更新 10 次。FCD 基本上涵盖了过去一百年里全瑞典癌症登记系统的患者家庭[1],涵盖近 1 500 万人口和近 200 万癌症患者,是全世界同类数据库中规模最大的数据库。数年前,我们在完成对原发性癌症的家族性风险评估后发现在癌症登记系统里有"CUP"这个条款。我们当时这个条款知之甚少,也从未对其进行过分析。起初 CUP 并未引起大家的兴趣,因为大家把它描述为危险因素未知的一种异质性疾病。然而,一旦我们试着开始分析后,那些有趣的与家族性危险因素相关的结果便呈现出来。这些结果联同该领域其他几篇零星的文献鼓励我们从本章节将要谈到的几个方面来阐述 CUP 的流行病学特点和生存特点[2]。

在 2010 年之前,与 CUP 相关的流行病学研究寥寥无几。究其原因是 CUP 的诊断编码尚未明确。正如国际癌症研究机构(International Agency for Research on Cancer,IARC)发布的《五大洲癌症发病率》所示,将 CUP 的诊断列入"其他非特指型"。多个全国性的癌症登记指南采用不同方式对其进行了阐

释。IARC 发布的《2008 年世界癌症报告》并未将 CUP 列为检索词[3]。即使在临床工作中,CUP 也同样未受到重视,诊断耗时费力。患者常常因为病情模棱两可,且无法获得有效治疗而感到无助、绝望。

CUP 的国际疾病分类(International Classification of Diseases, ICD)编码随着时间推移一直在变动。在 ICD-7 中(瑞典在 1958—1986 年采用),它的编码是 199;而在 ICD-9 中(瑞典在 1987—1992 年采用),则是 195-199;在 ICD-O 及后续的版本中,编码改为 C80。但是,不同的编者对编码的定义稍有不同,正如前文所述,CUP 的定义在国际上尚未统一[4]。从 ICD-9 开始,CUP 的编码特指发现转移瘤的部位,如肝脏、呼吸系统、腹腔、骨骼、颅脑等,以区分淋巴结转移和内脏器官转移。同时也列出了 CUP 的非特指编码,通常是针对那些具有多个转移部位的患者。瑞典癌症登记系统采用 ICD 编码来标注死亡原因,而对 CUP 而言,根据死亡登记资料,大多数情况下的死因是导致患者死亡的转移性癌[5]。因此,这些资料正如接下来要讨论的一样,根据转移部位来分析死亡率。原发性癌与这不同,其死因视为原发肿瘤,而非转移瘤。与转移部位相关的生存研究将在后面第 2.6 节中讨论。

在瑞典癌症登记系统中,CUP 的组织学分布包括四大类型:腺癌、未分化癌、鳞状细胞癌(SCC)和黑色素瘤。未分化癌的编码模棱两可,但在 CUP 范畴里,指的是上皮源性肿瘤,即"癌"。前两种组织类型最常见,表现出许多相同的临床特征。组织学是一个重要的生存预测指标,可以用来推断隐匿的原发性癌症。

2.2　基于人群的研究对比基于医院的研究

CUP 是一种致死性极强的疾病,其特征取决于疾病进展过程中观察的时间点。理解"诊断时"和"转诊时"这两个概念之间的区别非常重要,由于该区别常常被忽视,从而导致错误的结论[6]。因为"病例"指的是在"诊断时"人群中挑选的存活案例,而这种选择倾向于组织学偏良性的类型,可能会干扰癌症组织学的数据分布,所以在解释病例对照或基于医院的研究结果时必须谨慎。选择的

CUP 病例囊括了较多的淋巴结转移的年轻患者，在三 / 四级医院，此类选择偏倚往往最严重。在评估这类医院的治疗效果时，首先需要考虑到入组的患者是否具有代表性。在极端严格的选择条件下，临床试验的生存率特指按特定入选标准接受特定治疗的患者的生存率。原则上，癌症登记处主要收集"诊断时"的数据，但即使是高质量的登记资料也可能对诸如高龄患者、交界性或难度大的诊断等存在数据偏倚[7]。

　　如前所述，CUP 作为最致命的癌症之一，对病例的选择偏倚非常敏感[8]。Greco 和 Pavlidis 引用了与 CUP 患者中位生存期相关的 9 项研究结果，有 3 项研究是根据癌症登记系统提供的资料，患者的中位生存期为 2.75~4 个月，而依托医院数据的研究中，患者的中位生存期为 3~11 个月[9]。在基于人群的研究中，中位生存期为 3 个月或更短，1 年生存率约为 20%（www.nice.ong.uk/cg104）[4,10-12]。生存曲线随着时间向前推移呈急剧下降，这意味着，很多病情严重的患者在转诊至三 / 四级医院前已经死亡。

　　为了阐明早期死亡病例的删失对生存研究造成的影响，表 2.1 使用了整个瑞典的 CUP 中淋巴结（腋窝、头颈部淋巴结）或结外脏器（肝脏、骨骼和纵隔）受累的腺癌数据[11]。患者的随访开始于诊断时、第 3 个月或第 7 个月（转诊时）。一旦早期死亡病例删失，所有数据的中位生存期均有提高。对于淋巴结外器官受累的 CUP，从第 3 个月开始随访时，中位生存期为 7 个月，这比最近一篇专家综述中引用的生存期 8~12 个月的数据要逊色[13]。推迟随访的另外一个结果是，患者群体囊括了组织学类型偏良性的亚型，表 2.1 忽略了最初几个月的随访数据后，病例中淋巴结转移的比例逐渐增加（腋窝淋巴结转移从 3.7% 增加至 10.0%），相反，脏器转移的比例逐渐减少（肝脏转移患者比例从 74.1% 减少至 58.4%）。

　　这种选择偏倚也可能是尸体解剖与分子诊断技术（基因表达分析）在确定 CUP 原发病灶方面存在明显差异的原因[14]。尸体解剖数据显示 CUP 原发部位最常见于肺和胰腺，与之相比，分子诊断技术则提示 CUP 起源于恶性程度相对不高的肿瘤，尤其是乳腺癌[15]。

表 2.1 CUP 患者随访信息

转移部位	随访开始								
	0月+			3个月+			7个月+		
	病例/例(%)	癌症死亡数/人	中位生存期/月	病例/例(%)	癌症死亡数/人	中位生存期/月	病例/例(%)	癌症死亡数/人	中位生存期/月
淋巴结	576	434	8	405	286	15	292	185	28
腋窝	131(3.7%)	67	74	107(6.2%)	46	119	92(10.0%)	33	—
头颈部	202(5.7%)	267	7	136(7.8%)	111	12	97(10.5%)	77	16
淋巴结外器官	5 576	4 934	3	2 824	2 479	7	1 523	1 288	11
肝脏	2 650 (74.1%)	2 407	2	1 121 (64.5%)	1 014	7	540 (58.4%)	476	10
骨	552 (15.4%)	475	5	344 (19.8%)	296	7	174 (18.8%)	147	14
纵隔	40(1.1%)	33	7	31(1.8%)	25	14	21(2.3%)	16	19

2.3 发病率

CUP 发病率的变化可能反映了诊断趋势、癌症登记的完整性及有效性或在一组异质性癌症中发病率的真实变化。在 1998—2002 年期间,北欧国家 CUP 发病率为 5~10/100 000,处于史上最高位[16,17]。Van de Wouw 等报道,在 1984—1992 年期间,荷兰每年大约有 2 500 例 CUP 新患者,其中男性年龄标化发病率为 6.7/10万,女性年龄标化发病率为 5.3/10 万[10]。在瑞典,男性和女性的 CUP 发病率相同,但在某些国家,男性或女性的发病率略有差异[4,12,17]。CUP 的发病年龄自 30 岁开始,到 70 岁达到高峰[17]。Brewster 等探讨了通过 CUP 的定义来统计其显性发病率的敏感性[4]。

在北欧国家,CUP 发病率的上升一直持续到 1995—2000 年,随后急剧下降,并且这种趋势还在持续[16,17]。在美国,CUP 发病率的下降早在 20 世纪 80 年代便初见端倪。与所有癌症的发病率上升相反,CUP 发病率的下降意味着 CUP 在所有癌症中所占比例减少,从 4% 减少到 2%[12,16,17]。由于 CUP 的致命性极强,其死亡率在所有癌症中位列第三或第四[4,12]。在瑞典,除肝脏外大多数 CUP 转移部位的发病率都在下降[18]。其原因尚不清楚,有可能是包括影像技术在内的新的检测方法提高了小的隐匿性的原发肿瘤的检出率。诊断流程也得到了进一步优化,当前 CUP 就是原发灶不明的癌症,而不仅仅是一种非特指的癌症。CUP 发病率下降的另一种原因可能是由于一些 CUP 潜在的原发部位的癌症(例如肺癌)发病率降低[19]。然而,CUP 发病率的下降速度如此迅速,以至于上述第二种原因只能作为次要因素加以考虑。为了区分不同时期 CUP 发病率之间的差别,研究者建立了出生队列来分析 CUP 的发病率变化趋势[17]。每个出生队列的总体发病率趋势一致,表明出生队列对 CUP 发病率下降的影响较小。男性和女性出生队列的 CUP 发病率曲线相似,鉴于男性和女性肺癌发病趋势相反,进一步验证了诊断方法的改进是当今 CUP 发病率下降的主要原因。

瑞典移民的发病率

移民研究常常拿移民的癌症发病率与本土居民的癌症发病率作对比,这些研究对明确癌症病因中的环境和遗传因素的作用具有重要价值[20]。与移居美国的日本移民和移居澳大利亚的欧洲移民相关的经典移民研究为阐明引起癌症的环境因素提供了强有力的依据。移民研究还补充了有关本土居民癌症发病率的数据,尤其是在缺乏可靠的癌症登记数据的国家[21]。先前的移民研究显示,在双方文化相互渗透的过程中,移民的癌症发病率趋近于本土居民的癌症发病率[21]。

CUP 发病率在全球范围内各不相同,即使是在同族群中。造成这些差异的潜在原因包括遗传因素和环境因素。另外,临床和诊断水平、尸检频率或癌症登记的完整性和有效性方面的影响也有不容忽视。瑞典是一个 CUP 发病率相对较高的国家,曾开展了唯一一次与 CUP 有关的移民研究[22]。瑞典的全国癌症登记系统覆盖面广,公共医疗保健资源充足,移民人数占总人口的 15%,这些条件都使瑞典成为开展移民研究的理想地。作者认为,与其他癌症类似,过早接触危险因素可能会对 CUP 的发生产生影响[21]。由于所有癌症患者都在全国癌症登记系统中登记在案,以致最大限度地减少了各地区登记和编码的差异。研究者设计基于人群的队列研究首先是用来评估第一代移民中 CUP 的相对发病风险,其次是评估本土居民中 CUP 的发病率。

研究人群源自瑞典 FCD 的数据,其中移民 CUP 病例包括 1 110 名男性和 1 230 名女性,瑞典本土 CUP 病例包括 13 949 例男性和 16 558 例女性[22]。在移民 CUP 患者中,男性和女性移民时的中位年龄分别为 28 岁和 27 岁,而在瑞典移民中,男性和女性移民时的中位年龄分别为 27 岁和 25 岁。在诊断 CUP 时,男性移民和女性移民的中位年龄分别为 64 岁和 67 岁,而瑞典本土的居民诊断 CUP 时男性和女性的中位年龄分别为 70 岁和 71 岁。男性和女性的移民年龄和 CUP 的诊断年龄的平均值相差均超过 30 岁。移民中芬兰人所占比例最大。移民中的 CUP 标准化发病率 (standardized incidence ratios, SIR)差异较大,这反映出原籍国的发病风险不一致。移民中总体的发病风险显著降低(SIR=0.88),尤其是在女性当中(SIR=0.82)[22]。已以观察到来自很多国家移民的发病风险都在降低,这其中包括芬兰(SIR=0.89)、土耳其(SIR=0.53)、伊拉克(SIR=0.51)、伊朗(SIR=0.33)、亚洲阿拉伯国家(SIR=0.39)、印度(SIR=0.41)和东亚(SIR=0.38)等。来自德国(SIR=0.76)和希腊(SIR=0.31)的女性移民的发病风险也显著降低。相反,来自丹麦的移民中,CUP 的发病风险显著增加。此外,来自比荷卢三国(SIR=1.67)和前南斯拉夫联盟(SIR=1.26)的男性移民中,CUP 的发病风险也有所增加。这些 CUP 发病风险的增减提示,生命早期的环境危险因素或遗传因素会影响 CUP 的发生。这两者之间是否构成因果关系还需等到第二代移民达到一定年龄且能够进行风险评估时才能给出答案。这些观察到的差异可能会给数据缺乏的原籍国在发病率研究方面提供线索。

2.4　危险因素

　　与 CUP 发病机制相关的病原学因素和危险因素的信息极为匮乏。吸烟是目前唯一确定的可导致 CUP 发病的环境危险因素[23,24]。在瑞典,CUP 患者的吸烟风险为 1.82,呼吸系统受累的 CUP 的发病风险(4.90)比肝脏受累的 CUP 发病风险(2.03)显著升高[23]。同时也有证据表明,体重指数与肝受累的 CUP 发病风险呈负相关,推测这可能是由于酗酒所致。在《欧洲癌症和营养前瞻性调查》队列中,总共检测到 651 例 CUP 病例[24]。CUP 的发病风险与吸烟密切相关,与从不吸烟者相比,重度吸烟者(每天超过 26 支)的相对风险系数为 3.66。根据饮酒、体重指数、腰围以及受教育程度对数据进行了调整,饮酒和受教育程度与 CUP 发病的关联性较弱;而对吸烟和肥胖指数进行调整后,其关联性无统计学意义。与最低四分位数腰围的研究对象相比,最高四分位数腰围者 CUP 的发病风险增加约 30%[24]。

　　社会经济地位低下与吸烟是 CUP 的风险因素。根据北欧职业癌症研究显示,医生患 CUP 的风险最低[25]。在美国,贫困、种族和受教育程度低下是发病的危险因素[12]。在苏格兰,复合剥夺指数几乎使发病风险翻倍[4]。该指数是收入、就业、健康、教育和获得服务的途径数据加权组合。至少在某种程度上,吸烟可能会混淆社会经济阶层对 CUP 发病的影响。

我们的数据也显示 1 型和 2 型糖尿病均与 CUP 的发病存在关联。另一个确定的危险因子是家族性风险,这方面内容在下面会谈到。

2.5 家族性风险

家族史是了解癌症的遗传因素和发现癌症易感基因的基础。虽然风险性高的癌症综合征极为罕见,但这对了解癌症的整体遗传机制至关重要。我们首先试图在两个或多个家族成员中评估 CUP 的发病率,这体现了同一个家族中同一种疾病由相同的病因所致的理念。然后,假设疾病与病因的关联不一致,通过研究 CUP 与其他癌症的家族性聚集关系可以帮助判断 CUP 的起源。打个比方说,CUP 与肺癌之间的家族关联性极度不一致提示肺脏是 CUP 原发灶的来源。

瑞典 FCD 的数据显示,有 191 例子代 CUP 患者的家庭成员也诊断为 CUP[2]。由于总共确诊了 6 844 例子代 CUP 患者,因此,这种家族性 CUP 病例占所有病例的 2.8%。子代 CUP 患者的父母或兄弟姐妹中共有 5 332 人患有癌症。有 512 例子代肺癌患者的家庭成员诊断为 CUP,这些病例占子代肺癌病例的 3.1%,在所有癌症中所占比例最高。而对于所有癌症,该比例为 2.4%。除了神经系统肿瘤和白血病之外,家族性病例和非家族性病例的诊断年龄没有差异。主要是因为在这两种癌症中,非家族性病例包含了更多的儿童肿瘤患者。

家族危险因素的分析是在家族史中规定的三组互斥的先证者中进行:父母组、兄弟姐妹组以及父母和兄弟姐妹组[2],由于最后一组涉及多人,所以又称之为多重家族成员组。举个例子,如果 CUP 的家族相对风险系数(SIR)为 2.00,则表明父母患有 CUP 的子代患 CUP 的可能性是那些父母未患 CUP 的子代的两倍。每组先证者都可以相互独立进行比较。如果 SIR 升高不止在一组比较中出现，那么这种现象绝非偶然。当父母患 CUP 时，CUP 的 SIR 为 1.08，当兄弟姐妹患 CUP 时，CUP 的 SIR 则为 1.69（P<0.01）。根据关联的不一致性，在肺癌患者的家族中，CUP 的发病率有所增加：父母组 SIR=1.22，兄弟姐妹组 SIR=1.76，多重家族成员组 SIR=3.29（P 值均小于 0.01）。CUP 的发病率在肝癌患者和肾癌患者的家族中也都有增加（肝癌的父母组 SIR=1.31，肝癌的兄弟姐妹组 SIR=1.6；肾癌的兄弟姐妹组 SIR=1.62，肾癌的多重家族成员组 SIR=4.831）。其余的 CUP 的关联仅见于一组先证者中：结直肠癌的多重家族成员组（SIR=1.86），上呼吸消化道癌（SIR=1.28）和膀胱癌（SIR=1.17）的父母组；直肠癌（SIR=1.40）和乳腺癌（SIR=1.15）的兄弟姐妹组。每组先证者的基本结果如图 2.1 所示。

　　此外，如果有家庭成员患 CUP，则对子代的癌症发病风险也进行逆向分析[2]。对于亲代 - 子代的关系来说，这种分析完全独立于上述数据。当兄弟姐妹患有 CUP 时，子代患有结直肠癌的 SIR（1.26）和肾癌的 SIR（1.82）均有增加。当父母患有 CUP 时，子代患

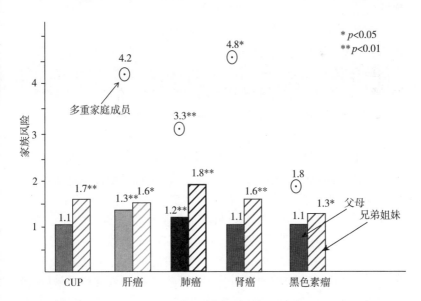

图 2.1　当父母（左柱）、兄弟姐妹（右柱）、或多重家庭成员（圆形符号）诊断为特定的癌症时 CUP 的家族风险。家族风险与 P 值详见柱状图的顶部或星型符号。CUP 患者对多重家庭成员的家族风险无影响（参见 Hemminki et al.[2]）

结肠癌、胰腺癌、卵巢癌和前列腺癌的 SIR 同样显著增加,分别为 1.12、1.26、1.18 和 1.08。

这些结果赋予了好几层含义。先前家族性癌症的不一致性研究认为不同癌症比同一种癌症的家族性风险低,并且可以低很多,这意味着家族聚集的遗传或环境风险因素对特定的肿瘤类型影响最大[26]。本研究的结果没有遵循这种模式。在亲代与子代之间,CUP 没有显示家族聚类性,反而是和不同的发生部位存在显著的关联性。第二个不一致的地方是,即使在兄弟姐妹中 CUP 的 SIR 增加到 1.69,它依然低于或等于兄弟姐妹中 CUP-肺癌(1.76,1.87)、CUP-肾癌(1.62,1.82)、CUP-肝癌(1.61,1.67)的关联性。第三个不一致的地方是,在多重家族成员组中,CUP 与结直肠癌(1.86)、肺癌(3.29)、肾癌(4.83)的高 SIR 值相关,其中一个亲代和至少一个子代罹患有上述癌症。CUP 与这些癌症高度相关是这种高风险性最好的解释,这意味着 CUP 的原发灶可能起源于这些器官。这种推论可以解释在兄弟姐妹之间 CUP-肺癌和 CUP-肾癌关联的高风险性。

家族性关联分析表明,肺、肾和结直肠是 CUP 原发灶的常见起源部位,这与尸检得出的结果一致[15,27]。有趣的是,在确定组织来源的研究中,虽然分子诊断技术在很大程度上证实了尸检结果,但结果显示乳腺和膀胱是肿瘤原发部位的比率似有增加。在该研究中,乳腺癌和膀胱癌与 CUP 相关,但也仅在各自的单因素分析中有所体现。

综上所述,家族性资料显示了几层含义。首先,CUP 不是随机发生的转移性癌症,相反,它显示出特定的家族聚集性。其次,家族聚集现象可见于多个部位,其数量可能受到本研究的统计学效能的限制。第三,CUP 与罹患肾癌、肺癌和结直肠癌家族之间存在密切关联,这表明其具有明显的遗传基础。第四,多个器官受累表明,多种不同的癌症有共同的针对肿瘤发生、发展的防控机制。第五,家族成员的 CUP 受累部位相同可能提示 CUP 的原发部位。最后,虽然探索 CUP 的发病机制困难重重,但它对了解宿主防御肿瘤的发生、发展起到了积极的作用。

2.6　生存分析

患者在诊断 CUP 后,12 个月的生存率超过 20%[17]。根据性别、肿瘤类型、诊断年代、淋巴结受累情况和诊断年龄对生存率进行了分层研究:在性别之间无差别;与鳞状细胞癌及其他组织学类型相比,腺癌和未分化癌的预后更差;在 20 世纪 60 年代确诊的队列生存率优于其他年代的队列,这可能反映了该期腺癌的发病率较低;淋巴结受累比结外器官受累预后更好,两组患者的 12 个月生存率分别为 70% 左右和 <20%。诊断年龄与 CUP 患者的死亡率显著相关,老年患者的预后更差。瑞典和苏格兰的最新数据显示 CUP 的生存率较前略有提高,而美国的数据无明显变化[4,12,28]。瑞典的数据显示,由于得到有效的治疗,骨盆、腹膜和神经系统受累的 CUP 患者的生存率显著提高[28]。

一份关于全瑞典 CUP 患者的生存分析显示,不同的组织学类型,预后差别很大(图 2.2)[11]。腺癌(8 276 例死亡)和未分化癌

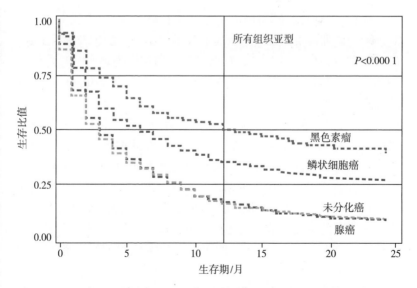

图 2.2　淋巴结外器官受累的 CUP 患者 Kaplan-Meier 生存曲线。右上角的 *P* 值表示生存率存在统计学差异(log-rank 检验)(参见 Hemminki et al.[11])。

(2 404 例死亡)的生存曲线几乎重叠,12 个月生存率(垂直线所示)分别为 17% 和 16%。有一半的患者在诊断后的前 3 个月内死亡,即中位生存时间为 3 个月。鳞状细胞癌(384 例死亡)的 12 个月生存率为 36%,黑色素瘤(460 例死亡)为 51%,中位生存时间分别为 6 个月和 13 个月。对 CUP 患者整体而言,12 个月生存率为 19%,其中位生存期为 3 个月。

根据转移部位划分,淋巴结外器官受累的腺癌和未分化癌 CUP 患者的生存数据见图 2.3[11]。如图所示,对腺癌患者而言,小肠和肝脏受累患者的 12 个月生存率最低,分别为 5% 和 7%。转移部位未明确说明的 CUP 的 12 个月生存率为 19%,腹膜、其他消化器官和脾脏、肺、胸膜受累的 CUP 几乎与转移部位未明确说明的 CUP 的生存曲线重叠(图中未显示),12 个月生存率分别为 17%、19%、20% 和 21%。骨骼、皮肤、肾上腺和其他部位受累的腺癌 12 个月生存率分别为 21%、27%、和 28%(图中未显示)。脑、卵巢、结直肠、纵隔受累的患者生存率最高,分别为 32%、36%、40% 和 43%。对未分化癌的患者而言,其预后与大多数腺癌患者一样差,其中伴有纵隔肿块的患者生存率最高。

当仅有淋巴结受累时,12 个月的生存率为 41%,中位生存期为 8 个月[11]。那些头颈部、腋窝、腹股沟淋巴结受累的患者预后最好,而腹盆腔淋巴结转移的患者预后最差。组织学类型和转移瘤所处的部位对协助临床决策至关重要:淋巴结外器官转移和淋巴结转移的死亡风险相差 1/5[11]。

CUP 的肿瘤部位与死亡原因是否存在关联,由于目前还没有根据人口得出的生存数据,所以我们决定对此进行研究[29]。因为与癌症患者相关的死亡原因通常是原发性癌症,所以我们要做的这项关联性研究可能会引起混淆。但是,CUP 是个例外,至少在瑞典是这样,因为 CUP 是在填报死亡证明时唯一一种把致命的器官转移当作死因的肿瘤。瑞典的死亡证明填写质量很高,这是由于 85% 的癌症患者死在医院,并且 90% 以上的癌症死亡证明是根据医院的记录来填写的[5,29]。

瑞典癌症登记系统总共有 9 300 例淋巴结外器官受累的 CUP 腺癌及未分化癌患者的信息。肺癌是呼吸系统、神经系统、骨骼和

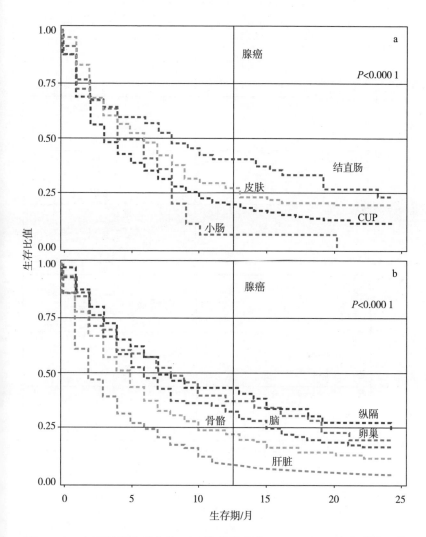

图 2.3（a,b):不同转移部位的 CUP 腺癌患者的 Kaplan-Meier 生存曲线。腹膜、其他消化器官和脾脏、肺、胸膜受累的生存曲线未显示,但它们与转移部位未指明的 CUP 曲线几乎重叠。图(c,d):r 曲线不同转移部位的 CUP 未分化癌患者的 Kaplan-Meie 生存曲线。每图右上角的 P 值表示生存率存在统计学差异(log-rank 检验)(参见 Hemminki et al.[11])

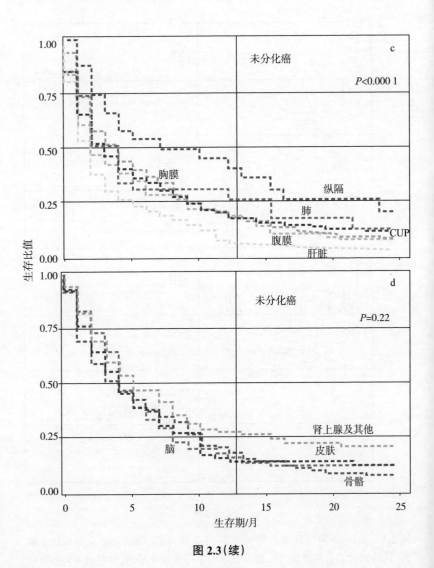

图 2.3(续)

皮肤受累的 CUP 患者最常见的死亡原因,其中位生存期为 3 个月。腹膜/腹膜后及盆腔受累的患者多死于卵巢癌,其中位生存期为 8 个月。胰腺癌、肝癌、胆管癌和结直肠癌伴有肝转移的患者死亡迅速。数据显示,转移部位可以预测特定部位的癌症死亡,这些特定部位可能就是原发灶的隐匿之处。当呼吸系统、神经系统、骨骼或皮肤受侵犯时,应重点查找肺部肿瘤;当出现盆腔转移时,应该着重怀疑卵巢肿瘤[29]。

　　同样,在 1 500 例仅有淋巴结受累的 CUP 患者中进行了特定部位的癌症死亡原因的研究[30]。有 59% 头颈部淋巴结受累的 CUP 患者死于肺癌;腋窝淋巴结受累的患者死于肺癌和乳腺癌的比例相同。超过半数的头颈部鳞状癌患者的死亡与肺癌相关。除少数例外,大部分特定部位(如肺部)伴有淋巴结转移的 CUP 的生存期与该部位转移性的原发性癌(例如原发性肺癌)的生存期并无明显差别。特定部位的晚期原发性癌和转移至这些部位的 CUP 患者的生存曲线经常重叠,这表明相应器官可能存在隐匿的原发灶。例如,肺癌是淋巴结受累的 CUP 的主要死亡原因,应重点检查该器官是否有肿瘤[30]。

　　另一项研究将 CUP 的生存曲线与相同器官受累的原发性癌的生存曲线做了对比。一般情况下,CUP 患者的生存期比原发灶明确的患者的生存期更短[31],但颅脑和呼吸系统受累的 CUP 患者例外。在所有 CUP 的累及部位中,肝脏受累的预后最差,肺受累的 CUP 生存期与转移性的原发性肺癌的生存期大致相当。特定器官转移瘤的生存差异取决于不同的原发部位肿瘤[31]。因此我们推测,CUP 的侵袭性行为可能是由于起始的免疫抑制和免疫编辑引起的基因突变积累而成。一旦脱离了免疫监视,肿瘤的扩散便失去控制。

2.7　继发性癌症的风险

　　继发性癌症的定义是发生在第一种原发性癌症之后的第二种或以上的原发性恶性肿瘤,其产生的原因可能是与第一种原发性癌症具有相同的环境和遗传易感因素,同时还包括与治疗及监测相关的因素[32]。许多已知的癌症相关综合征,包括乳腺癌基因(*BRCA*)相关的乳腺癌、Lynch 综合征和 Li-Fraumeni 综合征,罹患多种原发性癌症的风险增加。原发性肿瘤的退化或休眠、治疗耐药以及早期就出现全身转移是 CUP 的特征。因此,我们假设,CUP 的侵袭性行为和免疫功能紊乱可能会影响继发性癌症的形成。

腺癌占所有 CUP 病例的 50% 以上,且接近继发性癌症的40%[33]。通过 Kappa 检验来评估 CUP 与继发性癌症的组织学一致性。Kappa 的总值为 0.23,这意味着两者之间的关联不完全是随机的。在随访的第一年里确诊的继发性癌症大约有 40%。在 32 种最常见的癌症中,有 16 个部位出现继发性癌症的风险显著增加,总体 SIR 为 $1.69(P < 0.01)$[33]。小肠的 SIR 最高(7.91),其次是男性生殖器官(6.78)、呼吸消化道(4.75)和甲状腺(4.35)。同时也观察到非霍奇金淋巴瘤和皮肤鳞状细胞癌的风险增加,这两种肿瘤是免疫功能紊乱的代表,进一步证实了文中所述免疫功能抑制在 CUP 的形成中所起的作用。与先前的研究报道一致,医源性免疫抑制是癌症发生的危险因素之一,尤其是皮肤鳞状细胞癌和非霍奇金淋巴瘤。甚至在逆向分析中 CUP 作为继发性癌症的风险亦增加。CUP 患者的免疫功能受损可能导致其易患与病毒相关的癌症,例如女性外阴癌、男性阴茎癌和肛管癌,这些肿瘤均与人乳头状瘤病毒高度相关。

CUP 诊断之后继发性癌症的筛查:诊断方法的评估

我们希望通过分析 CUP 诊断之后的继发性癌症的发病风险来评价 CUP 诊断性检查的成效。如果 CUP 的诊断成立,那么在其诊断之后短期内不会再出现继发性癌症。该研究对如何采用现代诊断手段来提高肿瘤诊断效率具有参考价值,而 CUP 患者是该研究的最佳人群[34]。标准的诊断性检查手段包括胸部、腹部和盆腔的计算机断层扫描(computed tomography,CT),以及在特定的病例中进行的乳腺造影和内镜检查[35]。CT 是一种关键的诊断工具,大约在 50 年前问世,可以检测到大部分的原发病灶[36,37]。第一台 CT 在 20 世纪 70 年代开始投入使用,1979 年、1989 年和 1999

年瑞典的 CT 数量分别达到 15 台、85 台和 125 台[38]。这意味着该研究把时间轴和肿瘤患者是否有机会接受 CT 检查考虑进去显得非常重要。

瑞典的 FCD 总共包括了 28 000 例 CUP 患者[34]，记录了 1980—2008 年间各个时期的 CUP 患者出现继发性癌症的年龄标准化发病率（age-standardized incidence，ASR）和相对风险（RR）。我们重点关注 CUP 前 6 个月的诊断性检查结果和后续的随访情况。从 1980—1989 年间至 2000—2008 年间，在前 6 个月的随访中，由 CT 诊断的继发性癌症的 RR 激增了 6.8 倍。从 6 个月至 3 年的随访中，RR 为 0.60。相比之下，在前 6 个月的随访中，CUP 后继发性癌症的 ASR 降低了约 85%。在 CUP 的随访检查中肾脏、结直肠、膀胱、卵巢、小肠、子宫内膜和男性生殖器官等部位的癌症容易漏诊。与早期的诊断技术相比，现代诊断方法可以检测到更多的肿瘤，但并不是所有肿瘤都能发现，患者也不是完全处于无瘤状态[34]。一项瑞典 - 德国的联合研究入组了更多的 CUP 患者，也得出了基本相同的结果[39]。

2.8　流行病学资料可以提示隐匿的原发灶

在本章 2.4 节中提到，家族史中记录的亲代与子代的 CUP 受累不一致的脏器部位可能就是原发灶的隐匿之处。我们继续探究 CUP 患者的死因，因为死亡登记员通常认为脏器上的肿瘤才是导致 CUP 患者死亡的元凶而将其编码为某个脏器的肿瘤，这些肿瘤的治疗与原发性癌症不同。CUP 转移部位与死因之间通常存在相关性，因此可从已知的转移途径中推断出死因[29]。呼吸系统转移则死因为肺癌，肝脏转移则死因为肝癌[5]。总共有 41 500 例 CUP 患者，通过假设某个家庭成员诊断为 CUP 并死于某种癌症来计算 CUP 患者罹患某种癌症的 RR（表 2.2[5]）。根据死亡证明书得出的数据，在父母或兄弟姐妹诊断为 CUP 并死于肺癌的情况下，子代罹患肺癌的 RR 为 1.85。同样在其他 7 种癌症中，也发现家族关联性显著增加，RR 最高的是甲状腺癌（8.85）、卵巢癌（2.35）、黑色素瘤（2.28）和胰腺癌（2.02）。当子代 CUP 患者死于某种癌症，且其他家

表 2.2 CUP 特定部位癌症死亡的家族性风险

部位	A. 病例数 / 例	RR/95% CI	B. 病例数 / 例	RR/95% CI
肝脏	13	**1.84**(1.15~2.94)	20	**2.07**(1.22~3.51)
胰腺	13	**2.03**(1.23~3.34)	22	**2.07**(1.16~3.67)
肺	96	**1.85**(1.49~2.28)	108	**2.22**(1.65~2.98)
乳腺	19	**1.71**(1.06~2.75)	9	1.26(0.71~2.23)
卵巢	17	**2.35**(1.69~3.26)	8	1.65(0.68~3.99)
前列腺	12	**1.57**(1.06~2.33)	3	1.91(0.70~5.22)
肾	3	1.18(0.44~3.19)	5	**3.01**(1.37~6.63)
黑色素瘤	21	**2.28**(1.28~4.06)	17	**2.53**(1.46~4.38)

A 当家族成员确诊为 CUP 并死于某种癌症时,子女罹患某种癌症的 RR

B 当家族成员确诊为某种癌症,子女罹患 CUP 并死于某种癌症的 RR

参见 Hemminki et al.[11]。粗体字表示 RR 的 95 % CI 不与 1.00 重叠。

庭成员也诊断出这种癌症时,这提示存在显著的家族关联性。CUP 患者的死因经常与某家族成员罹患的癌症相匹配,这提示 CUP 起源于该组织。图 2.4 对家族性风险连同本章 2.3 节阐述的有关吸烟造成的影响的数据作了归纳。

我们该如何从机制上对表 2.2 中归纳的数据进行合理的解释?假设转移组织可能要经过广泛的免疫编辑,这使得明确这些肿瘤的组织来源变得错综复杂[40]。免疫系统通过清除可识别的肿瘤克隆,并在免疫编辑中删除免疫原性特征,最终产生免疫原性较差或免疫抑制的可快速扩散的"隐形克隆"。这种编辑过程破坏了其免疫组织化学特征[41]。除了抑制肿瘤生长的免疫和凋亡机制外,关于肿瘤转移过程中上皮 - 间质转化、衰老、微环境和肿瘤干细胞的数据也越来越多[42-46]。我们推测,这些 CUP 病例其实是表型经过改变的原发性癌,而不是原发灶不明的转移性癌[5]。这些数据对一些关于 CUP "原发灶不明或生物学特性未知"的描述提出了异议[47]。

基因表达谱和免疫组化技术对确定肿瘤组织来源的阳性率可达 70%,我们该如何正确分析由这些方法得出的结论[48,49]?越来越多的数据显示，原发灶可能存在于病灶所在的脏器中而非活检的病灶里[13-15,50,51]。但是，绝大多数研究把关注点放在预后相对较好的 CUP 人群，因为确定组织来源并不能让生存期只有几个月的患者获益，例如胰腺、肝脏和肺转移的患者[11]。因此，许多基因表达谱的研究纳入了大量的淋巴结转移的患者，这些患者预后相对较好，生存期可达 1 年或更长[52-56]。在涵盖所有 CUP 病例的研究人群中，中位生存期约为 3 个月[10,11]。事实上，当采用基因表达谱和免疫组化来分析原发部位明确的转移瘤时，约 80% 的患者能够对原发部位做出正确诊断[57]。对于低分化肿瘤而言，IHC 的检测性能显著下降。在一些判定组织来源的研究中，其中包括转移性肝癌、胰腺癌和肺癌，由于肿瘤细胞去分化和表型发生改变，常不能确定这些肿瘤的组织来源[50,52,58,59]。在引用的文献中给出的解释是，这些研究入组了预后相对较好的 CUP 患者，其原发病灶可能不是已发现的转移灶，而是在病灶所处的器官。在这种情况下，我们的家族性研究未提示存在显著的风险。

我们的另一项研究使用了与死亡原因有关的数据，并将 CUP 的生存期与原发部位明确的转移癌的生存期作了对比[60]。约 60% 的 CUP 患者的死亡原因归结为器官特异性癌。在腺癌 CUP 中，肺癌是最常见的死亡原因（20%），其次是胰腺癌（14%）和卵巢癌（11%）。肺癌也是神经系统（69%）、呼吸系统（53%）和骨骼（47%）受累的 CUP 患者最常见的死亡原因；而在骨盆（47%）或腹膜（32%）受累的 CUP 患者中，卵巢癌是最常见的死因。在肝脏受累的 CUP 患者中，肺癌和胰腺癌分别占死亡率的 26% 和 22%。在鳞状细胞 CUP 中，肺癌同样是最常见的死亡原因（45%）。这些数据表明，原发灶部位往往不是位于诊断 CUP 转移的器官，就是位于那些能够根据不同肿瘤既定的转移模式来追踪的器官[60]。

2.9　结论

基础流行病学研究显示，CUP 的发病率正在逐年下降。尽管生存期稍有提高，但依然不尽如人意。不同等级的与危险因素相

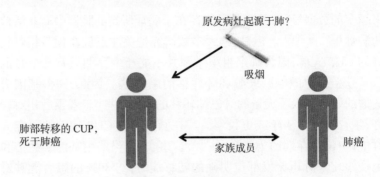

图 2.4 关于吸烟或家族史与 CUP 相关的结果的解释。以肺癌为例，但是家族关联性的内容适用于任何与 CUP 相关的癌症。结论见图的最下方（参见 Hemminki et al.[5]）

关的证据也不断涌现，包括在吸烟、饮酒、体重指数、糖尿病和家族史方面。证据表明 CUP 是一种异质性疾病。吸烟对于呼吸系统受累的 CUP 的影响最大，饮酒可能对肝脏受累的 CUP 产生不良影响。最有可能的解释是，原发性肿瘤就位于这些器官当中，但由于表型变化而无法识别，或者这些暴露通过某种未知机制促进肿瘤转移至这些器官（见图 2.4）。关于发病率和致死性癌症的家族性数据很难通过其他方式进行解释，但是，转移灶可能来源于相同器官里表型经过改变的原发性癌（见图 2.4）。吸烟和家族数据似乎可以区分出一种 CUP 类型，该类型其实是一种表型经过改变的原发性癌症，而不是原发灶未明的癌[5]。在某些少见的情况下，流行病学能够提出分子病理学未能解决的疾病机制。如果我们当前的研究结果能够通过判断组织来源得到证实，那么当前定义的 CUP 将呈现出两种形式，一种是真正的 CUP，另一种是表型改变的原发性癌症。目前，这两种形式的相对比例仍然是个未知数。

　　致谢　Jan Sundquist，Kristina Sundquist，Jianguang Ji，Hao Liu，AkseliHemminki，Matias Riihimäki，Melanie Bevier，和 Xiaochen Shu 对上述研究的不同阶段做出了贡献。

资金支持　KH 从事本研究获得了 Deutsche Krebshilfe 以及瑞典生命与社会研究理事会的资助。

（陈倩琪　译，张靖　校）

参考文献

1. Hemminki K, Ji J, Brandt A, Mousavi SM, Sundquist J. The Swedish Family-Cancer Database 2009: prospects for histology-specific and immigrant studies. Int J Cancer. 2010;126:2259–67. PubMed Epub 2009/07/31. Eng.
2. Hemminki K, Ji J, Sundquist J, Shu X. Familial risks in cancer of unknown primary: tracking the primary sites. J Clin Oncol. 2011;29:435–40.
3. Boyle P, Levin B, editors. World cancer report 2008. Lyon: IARC; 2008.
4. Brewster DH, Lang J, Bhatti LA, Thomson CS, Oien KA. Descriptive epidemiology of cancer of unknown primary site in Scotland, 1961–2010. Cancer Epidemiol. 2014;38(3):227–34. PubMed Epub 2014/04/15. Eng.
5. Hemminki K, Bevier M, Sundquist J, Hemminki A. Cancer of unknown primary (CUP): does cause of death and family history implicate hidden phenotypically changed primaries? Ann Oncol. 2012;23:2720–4. PubMed Epub 2012/04/05. Eng.
6. Vajdic C, Wyld L, Symons J. The challenge of attributing causality in cancer of unknown primary. Int J Cancer. 2013;133(5):1266–7.
7. Ji J, Sundquist K, Sundquist J, Hemminki K. Comparability of cancer identification among Death Registry, Cancer Registry and Hospital Discharge Registry. Int J Cancer. 2012;131(9):2085–93. PubMed Epub 2012/02/07. Eng.
8. Hemminki K, Riihimaki M, Sundquist K, Hemminki A. The challenges of understanding cancer of unknown primary. Int J Cancer. 2013;133(5):1268–9. PubMed Epub 2013/02/13. Eng.
9. Greco FA, Pavlidis N. Treatment for patients with unknown primary carcinoma and unfavorable prognostic factors. Semin Oncol. 2009;36:65–74. PubMed Epub 2009/01/31. Eng.
10. van de Wouw AJ, Janssen-Heijnen ML, Coebergh JW, Hillen HF. Epidemiology of unknown primary tumours; incidence and population-based survival of 1285 patients in Southeast Netherlands, 1984–1992. Eur J Cancer. 2002;38:409–13. PubMed Epub 2002/01/31. Eng.
11. Hemminki K, Bevier M, Hemminki A, Sundquist J. Survival in cancer of unknown primary site: population-based analysis by site and histology. Ann Oncol. 2012;23:1854–63.
12. Urban D, Rao A, Bressel M, Lawrence YR, Mileshkin L. Cancer of unknown primary: a population-based analysis of temporal change and socioeconomic disparities. Br J Cancer. 2013;109(5):1318–24. PubMed Pubmed Central PMCID: Pmc3778275. Epub 2013/07/19. Eng.
13. Greco FA, Oien K, Erlander M, Osborne R, Varadhachary G, Bridgewater J, et al. Cancer of unknown primary: progress in the search for improved and rapid diagnosis leading toward superior patient outcomes. Ann Oncol. 2012;23:298–304. PubMed Epub 2011/06/29. Eng.
14. Greco F, Hainsworth J. Cancer of unknown primary site. In: DeVita VJ, Hellman S, Rosenberg S, editors. Cancer: principles and practice of oncology. 9th ed. Philadelphia: Lippincott; 2011. p. 2033–51.
15. Pentheroudakis G, Greco FA, Pavlidis N. Molecular assignment of tissue of origin in cancer of unknown primary may not predict response to therapy or outcome: a systematic literature review. Cancer Treat Rev. 2009;35:221–7. PubMed Epub 2008/12/03. Eng.
16. Brustugun OT, Helland A. Rapid reduction in the incidence of cancer of unknown primary. A population-based study. Acta Oncol. 2014;53(1):134–7. PubMed Epub 2013/04/05. Eng.
17. Shu X, Sundquist K, Sundquist J, Hemminki K. Time trends in incidence, causes of death, and survival of cancer of unknown primary in Sweden. Eur J Cancer Prev. 2012;21:281–8. PubMed Epub 2011/10/05. Eng.

18. Bevier M, Sundquist J, Hemminki K. Incidence of cancer of unknown primary in Sweden: analysis by location of metastasis. Eur J Cancer Prev. 2012;21:596–601. PubMed Epub 2012/03/06. Eng.

19. Randen M, Rutqvist LE, Johansson H. Cancer patients without a known primary: incidence and survival trends in Sweden 1960–2007. Acta Oncol. 2009;48:915–20. PubMed Epub 2009/04/14.Eng.

20. Parkin DM, Iscovich J. Risk of cancer in migrants and their descendants in Israel: II. Carcinomas and germ-cell tumours. Int J Cancer. 1997;70:654–60.

21. Hemminki K, Forsti A, Khyatti M, Anwar WA, Mousavi M. Cancer in immigrants as a pointer to the causes of cancer. Eur J Public Health. 2014;24 Suppl 1:64–71. PubMed Epub 2014/08/12. Eng.

22. Shu X, Sundquist K, Sundquist J, Hemminki K. Risk of cancer of unknown primary among immigrants to Sweden. Eur J Cancer Prev. 2012;21(1):10–4. PubMed Epub 2011/11/03. Eng.

23. Hemminki K, Chen B, Melander O, Manjer J, Hallmans G, Hemminki A. Smoking and body-mass-index as risk factors for subtypes of cancer of unknown primary. Int J Cancer. 2015;136(1):246–7. PubMed Epub 2014/05/16. Eng.

24. Kaaks R, Sookthai D, Hemminki K, Krämer A, Boeing H, Wirfält E, et al. Risk factors for cancers of unknown primary site (CUP) – results from the prospective EPIC cohort. Int J Cancer. 2014;135(10):2475–81.

25. Pukkala E, Martinsen JI, Lynge E, Gunnarsdottir HK, Sparen P, Tryggvadottir L, et al. Occupation and cancer – follow-up of 15 million people in five Nordic countries. Acta Oncol. 2009;48:646–790. PubMed Epub 2009/11/21. Eng.

26. Hemminki K, Sundquist J, Brandt A. Do discordant cancers share familial susceptibility? Eur J Cancer. 2012;48:1200–7. PubMed Epub 2011/10/29. Eng.

27. Blaszyk H, Hartmann A, Bjornsson J. Cancer of unknown primary: clinicopathologic correlations. APMIS. 2003;111:1089–94. PubMed Epub 2003/12/18. Eng.

28. Riihimaki M, Hemminki A, Sundquist K, Hemminki K. Time trends in survival from cancer of unknown primary: small steps forward. Eur J Cancer. 2013;49(10):2403–10. PubMed Epub 2013/03/23. Eng.

29. Hemminki K, Riihimaki M, Sundquist K, Hemminki A. Site-specific survival rates for cancer of unknown primary according to location of metastases. Int J Cancer. 2013;133(1):182–9. PubMed Epub 2012/12/13. Eng.

30. Hemminki K, Bevier M, Sundquist J, Hemminki A. Site-specific cancer deaths in cancer of unknown primary diagnosed with lymph node metastasis may reveal hidden primaries. Int J Cancer. 2013;132:944–50. PubMed Epub 2012/06/26. Eng.

31. Riihimaki M, Thomsen H, Hemminki A, Sundquist K, Hemminki K. Comparison of survival of patients with metastases from known versus unknown primaries: survival in metastatic cancer. BMC Cancer. 2013;13:36. PubMed Pubmed Central PMCID: Pmc3565900. Epub 2013/01/30. Eng.

32. Travis LB. The epidemiology of second primary cancers. Cancer Epidemiol Biomarkers Prev. 2006;15:2020–6.

33. Shu X, Liu H, Ji J, Sundquist K, Forsti A, Sundquist J, et al. Subsequent cancers in patients diagnosed with cancer of unknown primary (CUP): etiological insights? Ann Oncol. 2012;23:269–75. PubMed Epub 2011/04/01. Eng.

34. Hemminki K, Liu H, Hemminki A, Sundquist J. Power and limits of modern cancer diagnostics: cancer of unknown primary. Ann Oncol. 2012;23:760–4. PubMed Epub 2011/08/09. Eng.

35. Pavlidis N, Briasoulis E, Pentheroudakis G. Cancers of unknown primary site: ESMO Clinical Practice Guidelines for diagnosis, treatment and follow-up. Ann Oncol. 2010;21 Suppl 5:v228–31. PubMed Epub 2010/06/29. Eng.

36. Abbruzzese JL, Abbruzzese MC, Lenzi R, Hess KR, Raber MN. Analysis of a diagnostic strategy for patients with suspected tumors of unknown origin. J Clin Oncol. 1995;13:2094–103. PubMed Epub 1995/08/01. Eng.

37. Varadhachary GR, Abbruzzese JL, Lenzi R. Diagnostic strategies for unknown primary cancer. Cancer. 2004;100:1776–85. PubMed Epub 2004/04/28. Eng.

38. Jonsson E, Banta HD. Health care technology in Sweden. Health Policy. 1994;30:257–94.

PubMed Epub 1994/09/05. Eng.
39. Liu H, Hemminki K, Sundquist J, Holleczek B, Katalinic A, Emrich K, et al. Second primary cancers after cancer of unknown primary in Sweden and Germany: efficacy of the modern work-up. Eur J Cancer Prev. 2013;22(3):210–4. PubMed Epub 2012/09/11. Eng.
40. Schreiber RD, Old LJ, Smyth MJ. Cancer immunoediting: integrating immunity's roles in cancer suppression and promotion. Science. 2011;331:1565–70. PubMed Epub 2011/03/26. Eng.
41. Oien K. Pathologic evaluation of unknown primary cancer. Semin Oncol. 2009;36:8–37.
42. Bissell MJ, Labarge MA. Context, tissue plasticity, and cancer: are tumor stem cells also regulated by the microenvironment? Cancer Cell. 2005;7:17–23. PubMed Epub 2005/01/18. Eng.
43. Eccles SA, Welch DR. Metastasis: recent discoveries and novel treatment strategies. Lancet. 2007;369:1742–57. PubMed Epub 2007/05/22. Eng.
44. Udagawa T. Tumor dormancy of primary and secondary cancers. APMIS. 2008;116:615–28.
45. Collado M, Serrano M. Senescence in tumours: evidence from mice and humans. Nat Rev Cancer. 2010;10:51–7. PubMed Epub 2009/12/24. Eng.
46. Bissell MJ, Hines WC. Why don't we get more cancer? A proposed role of the microenvironment in restraining cancer progression. Nat Med. 2011;17(2011):320–9. PubMed Epub 2011/03/09. Eng.
47. Stella GM, Senetta R, Cassenti A, Ronco M, Cassoni P. Cancers of unknown primary origin: current perspectives and future therapeutic strategies. J Transl Med. 2012;10:12. PubMed Epub 2012/01/26. Eng.
48. Greco FA, Lennington WJ, Spigel DR, Hainsworth JD. Molecular profiling diagnosis in unknown primary cancer: accuracy and ability to complement standard pathology. J Natl Cancer Inst. 2013;105(11):782–90. PubMed Epub 2013/05/04. Eng.
49. Varadhachary GR, Raber MN. Cancer of unknown primary site. N Engl J Med. 2014;371(8):757–65. PubMed Epub 2014/08/21. Eng.
50. Monzon FA, Koen TJ. Diagnosis of metastatic neoplasms: molecular approaches for identification of tissue of origin. Arch Pathol Lab Med. 2010;134:216–24. PubMed Epub 2010/02/04. Eng.
51. Hainsworth JD, Rubin MS, Spigel DR, Boccia RV, Raby S, Quinn R, et al. Molecular gene expression profiling to predict the tissue of origin and direct site-specific therapy in patients with carcinoma of unknown primary site: a prospective trial of the Sarah Cannon Research Institute. J Clin Oncol. 2013;31(2):217–23. PubMed.
52. Tothill RW, Kowalczyk A, Rischin D, Bousioutas A, Haviv I, van Laar RK, et al. An expression-based site of origin diagnostic method designed for clinical application to cancer of unknown origin. Cancer Res. 2005;65:4031–40. PubMed Epub 2005/05/19. Eng.
53. Varadhachary GR, Talantov D, Raber MN, Meng C, Hess KR, Jatkoe T, et al. Molecular profiling of carcinoma of unknown primary and correlation with clinical evaluation. J Clin Oncol. 2008;26:4442–8. PubMed Epub 2008/09/20. Eng.
54. Varadhachary GR, Spector Y, Abbruzzese JL, Rosenwald S, Wang H, Aharonov R, et al. Prospective gene signature study using microRNA to identify the tissue of origin in patients with carcinoma of unknown primary. Clin Cancer Res. 2011;17:4063–70. PubMed Epub 2011/05/03. Eng.
55. Bridgewater J, van Laar R, Floore A, Van TVL. Gene expression profiling may improve diagnosis in patients with carcinoma of unknown primary. Br J Cancer. 2008;98:1425–30. PubMed Epub 2008/04/17. Eng.
56. Greco FA, Spigel DR, Yardley DA, Erlander MG, Ma XJ, Hainsworth JD. Molecular profiling in unknown primary cancer: accuracy of tissue of origin prediction. Oncologist. 2010;15:500–6. PubMed Epub 2010/04/30. Eng.
57. Handorf CR, Kulkarni A, Grenert JP, Weiss LM, Rogers WM, Kim OS, et al. A multicenter study directly comparing the diagnostic accuracy of gene expression profiling and immunohistochemistry for primary site identification in metastatic tumors. Am J Surg Pathol. 2013;37(7):1067–75. PubMed Epub 2013/05/08. Eng.
58. Horlings HM, van Laar RK, Kerst JM, Helgason HH, Wesseling J, van der Hoeven JJ, et al. Gene expression profiling to identify the histogenetic origin of metastatic adenocarcinomas of

unknown primary. J Clin Oncol. 2008;26:4435–41. PubMed Epub 2008/09/20. Eng.

59. Monzon FA, Medeiros F, Lyons-Weiler M, Henner WD. Identification of tissue of origin in carcinoma of unknown primary with a microarray-based gene expression test. Diagn Pathol. 2010;5:3. PubMed Epub 2010/03/09. Eng.

60. Riihimaki M, Hemminki A, Sundquist K, Hemminki K. Causes of death in patients with extra-nodal cancer of unknown primary: searching for the primary site. BMC Cancer. 2014;14:439. PubMed Pubmed Central PMCID: Pmc4077560. Epub 2014/06/16. Eng.

第3章 原发灶不明癌的生物学特征

Harald Löffler，Alwin Krämer

3.1 前言

肿瘤实体的生物学特征在理想的情况下可通过一个或数个可导致功能发生改变的遗传畸变反映出来，这些畸变最终产生典型的癌性特征，如逃避凋亡或脱离生长信号[1]。乍一看，这个特征似乎并不适用于 CUP，因为 CUP 的命名可能仅仅是约定俗成的：我们将所有无法找到原发灶的癌症称为“CUP”，而大多数情况找不到原发灶可能只是因为技术上存在局限性。事实上，CUP 可能包含许多生物学特征不同的肿瘤。因此，每个 CUP 病例的生物学特征都可能是隐匿的原发灶的体现。这意味着，起源于某个特定器官(例如肺)的 CUP 与起源于这个器官的原发性肿瘤(例如肺癌)具有相同的突变谱、表型、预后和对治疗的反应。此外，这也可能意味着治疗方案的选择必须依照肿瘤的原发部位(当然有时还取决于组织学亚型，如小细胞肺癌和非小细胞肺癌)，因此，必须尽力去查找肿瘤的原发部位。最后要强调的是，这也意味着与 CUP 生物学特征唯一相关的重要因素是肿瘤起源于哪个部位，以及 CUP 患者原发部位分布的概率如何。

然而，也有相反的观点认为大部分 CUP 病例存在某些共同之处，即缺少原发病灶。那么，是否存在某种共同的生物学机制可以解释为什么转移灶的这种不同寻常的选择性生长优势要胜过原发病灶？这种机制可能与肿瘤的预后、对治疗的敏感性、甚至是对治疗的耐药性有关。该机制将 CUP 定义为一种不同于其他实体肿瘤的真正的实体。Pentheroudakis 等人因此提出“原发的转移性疾病”的术语可能更适合描述 CUP 的疾病本质[2]。

　　当然,上述两种观点——CUP 无论是作为不同肿瘤类型的总称还是作为具有本身特点的真正实体肿瘤——并不完全是相互排斥的。实际上我们倾向认为某个器官受累的 CUP 不但与该器官原发性肿瘤具有某些相同的特征,而且与其他器官受累的 CUP 具有某些相同的"典型 CUP"的特征。

　　在本章,我们旨在总结有关 CUP 生物学特征的已有证据。关于这部分内容的大多数研究都是基于肯定存在某些"真正的 CUP"特征这一假设。另一方面,我们感觉到如果不涵盖目前关于常见原发部位及其鉴别的内容,本章节会显得不完整。为了给读者提供背景知识,我们将从两部分内容开始。首先从理论上探讨为何没有可发现的原发灶,再对如何阐释 CUP 生物学的方法进行概述。接下来我们将着重阐述目前已有的证据,从原发部位的识别开始,然后阐述"真正的 CUP"特征,尝试根据特定调节因子、相关信号通路和受影响的表型对这些特征进行分组。

3.2　为何没有原发肿瘤?

　　CUP 的诊断意味着肿瘤虽然无法找到原发灶,但原发灶的确是存在的。通常认为,这是由转移瘤的选择性生长优势(或原发肿瘤的生长劣势)所致。在探讨这种发病机制之前,我们想强调一些备选的解释。

　　值得注意的是,一项尸检的回顾性分析显示,有 27% 的病例即使在尸检后仍未发现原发灶[3]。因此,部分 CUP 病例的原发灶的确不存在。有好几种不同的原因可以解释这种现象(图 3.1):

　　● 原发肿瘤确实存在,但由于其组织学特征不典型而认为不是原发肿瘤,如具有胃肠道腺癌特征的肺部病灶。通常情况下,区分 CUP 和原发性肿瘤是较武断的,例如,肝脏的 CK7 阳性的腺癌病灶,可能是肝内胆管癌也可能是上消化道来源的肝转移瘤;这并不能通过免疫组化来有效地鉴别[5],有时也会忽略一些罕见的肿瘤,例如,孤立的皮肤腺癌病灶常归类为 CUP,但也可能是原发于皮肤附件的癌[6]。在这种情况下,建议彻底查找其他部位的原发病灶,如果仍未发现原发灶,则放弃 CUP 的诊断,并将这个孤立(或主要)

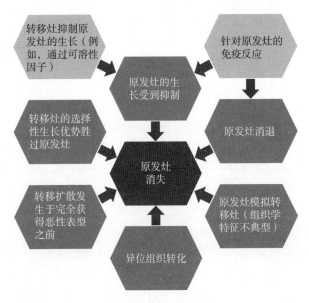

图 3.1　有关不能在 CUP 中检测到原发病灶的假设。详情请参阅正文（图改编自 Löffler et al.[4]）

病灶视为原发灶。

● 与之相关的一种情况是异位组织的恶性转化,这种情况一般不会发生在原发部位。性腺外生殖细胞肿瘤似乎就是这样,因此,如果生殖细胞表型明显,应将其归类为生殖细胞肿瘤而不是 CUP[7]。这个假设主要是基于:生殖细胞的良性肿瘤(如畸胎瘤)在性腺外部位也可发生[8]。如果恶性肿瘤的生殖细胞表型不明显,则可能将其错误地划分为 CUP。因此,沿中线分布且具有生殖细胞特征的 CUP 应按生殖细胞肿瘤来治疗,我们将在后面的章节详细探讨。

● 原发性肿瘤在无意中切除之后才诊断清楚,但是已经发生了种植转移。例如,我们注意到泌尿生殖系统来源的 CUP 患者往往有泌尿生殖系统的手术史或相关治疗史,如子宫切除术或宫颈锥切术,治疗中有时会发现可疑病变,如原位癌。也有人提出反对,认为这种干预措施非常普遍,因此有必要通过系统研究来证明 CUP 与切除的隐匿性原发灶之间的关系。但是,据我们所知,目前还没有这方面的研究。

- 原发肿瘤已消退,这是稍后要讨论的原发灶生长受抑制的一种极端情况。在这种情况下,原发病灶不仅停止生长,甚至萎缩,直至消失。例如,有研究报道,睾丸癌可表现为"原发肿瘤"耗竭,剩余组织由纤维状瘢痕组织组成,通常伴有小管内生殖细胞瘤[9]。一些研究者认为,原发肿瘤"耗竭"是性腺外生殖细胞瘤形成的潜在机制[9],从而为上述讨论的异位组织恶性病化模型提供了另外一种解释。

- 原发病变在恶性转化之前就已经扩散到一个或数个其他部位。这一结论是通过一项针对颈部淋巴结受累的鳞状细胞 CUP 的研究得出的。该研究采用微卫星序列分析来查找原发部位[10]。在入组的 18 例患者中有 10 例患者的黏膜活检标本组织学检查呈良性,其基因改变模式与转移性淋巴结相同[10]。这个发现有悖常理,意味着一个克隆可以在获得恶性特征(如浸润性生长)之前出现转移,从而颠覆了"腺瘤 - 腺癌 - 远处转移"肿瘤演化的传统模式。

列举了上述这些可能会出现的例外情况后,我们再回到普通的观点上来,即大多数 CUP 可能反映了转移瘤的选择性生长优势或原发肿瘤的生长抑制。这两种可能性并不完全相同,因为前者假设转移灶比原发灶长得更快,原发灶可能生长缓慢或根本没有生长,但生长活性未被抑制;而后者假设原发灶的生长活性受到抑制,甚至最终被清除(如上所述)。我们将在本章稍后部分讨论其可能的潜在机制,但首先要了解一些基本事实,这有利于我们了解 CUP 的生物学特性。

3.3   CUP 生物学研究方法概述

我们无法在此列出肿瘤生物学研究所采用的所有方法,而是想重点阐述 CUP 生物学研究的发展史。

CUP 生物学研究最古老的方法是尸体解剖,部分研究发表于 20 世纪 70 年代,其中最早的尸体解剖可以追溯到 1944 年[3]。同样的方法后来也用在存活的患者中,对假定的原发部位进行组织形态学检查以查找原发灶,例如,在性腺外生殖细胞肿瘤病例中对切除的睾丸进行组织形态学检查[9]。其他传统悠久的方法还包括细胞遗传学研究、印迹杂交法和荧光原位杂交[11]。最后,使用小鼠等动物器官模型的相关实验最早可追溯到 20 世纪 70 年代[12]。

20 世纪 70 年代关于癌基因和抑癌基因的阐述以及 20 世纪 80 年代免疫组化的临床应用,在 20 世纪 90 年代推动了免疫组化在肿瘤细胞基因表达研究中的广泛应用[13]。与此同时,开始采用了测序技术对相关基因进行突变检测[14]。在 Sanger 测序的时代,这意味着不但需要挑选基因,而且还要挑选相关的外显子进行检测,因此,为了找到相关的突变位点,需要有根据地进行测推。

阵列式技术,如基因表达和阵列式基因组杂交比较法,克服了通常一次只能检查几个基因的局限性,使研究人员能够同时研究大量甚至所有相关基因。在 2000 年之后开始发表采用阵列式技术对 CUP 进行研究的文章[15]。在随后的十年中,通过将 CUP 标本的基因表达谱与原发部位明确的肿瘤谱进行比较,将基因表达谱作为一种查找 CUP 可能的原发部位的方法。因此,认为基因表达谱是一种可用于指导治疗决策的、有前景的临床工具。我们将在第 11 章中详细探讨这些内容。另一方面,迄今为止,这些研究并没有加深我们对 CUP 生物学特性的理解,可能是因为这些研究的目的并不是 CUP 生物学,也可能是因为仅凭 mRNA 表达数据不足以解释 CUP 的发病机制。

关于 CUP 生物学研究方法的最新进展是大规模平行测序,也称为二代测序。这种方法可以应用于两种情况:对肿瘤标本的全基因组或外显子组进行测序,它需要对健康组织进行平行分析,以区分肿瘤特异性体细胞基因突变与胚系变异;或者只对一组相关基因进行测序,从而降低分析的复杂性。2013 年发表了一项开创性研究,它将二代测序技术应用于 CUP 病例的分析[16]。在这一领域中发表的文献越来越多,这将拓展我们对 CUP 遗传基础的认知。二代测序技术在 CUP 生物学研究中将会有哪些发现,我们拭目以待。

3.4 CUP 的原发部位

一旦确定了 CUP 的诊断,在患者有生之年找到原发肿瘤的可能性很小。根据我们自己的经验,如果是根据分期来作出 CUP 的诊断,那么只有不到 10% 的患者能找到原发灶。有趣的是,我们没有找到任何关于这种关系的系统证据(即前瞻性研究)。看上去如果原发灶的生长受到抑制或终止,那么通常在疾病过程中不再恢复生长。一篇综述回顾性分析了在 1994—2000 年间进行的包括了 884 例尸检的 12 项研究[3],最常见的原发部位是肺(20%),其次是胰腺(17%),胃肠道(15%)。有趣的是,总共有 73% 的病例可以找到原发灶,剩下的 27% 的病例即使经过尸检后仍找不到原发灶(图 3.2)。如前所述,这使人提出疑问是否都有原发灶。该研究还对 1980 年前后的尸检数据进行了比较,发现无论是原发部位受累的概率,还是原发部位确定与未确定的总体比率,均未见显著差异[3]。

该文献还分析了 2001—2007 年发表的 4 项研究,共纳入 500 多个病例采用基因表达谱及相关方法来了解原发部位的分布概率[3]。出乎意料的是,其研究结果与尸检数据差异较大(图 3.2)。基因表达谱分析提示乳腺是最常见的原发器官(13%),而乳腺原发肿瘤在尸检中却很少发现(少于 1%)。根据分子检测技术发现其他常见的原发部位是胰腺(11%)、肠道(11%)和肺(10%),这与尸检数据相吻合。2013 年发表的一项大型研究(n=252),成功地将基因表达谱分析用于指导部位特异性治疗[17]。在这项研究中,最常见的原发部位是胆道(21%),这与尸检数据(6% 的病例源于肝脏或胆道)以及 2001—2007 年发表的基因表达数据(7% 的病例源于肝脏或胆道)(图 3.2)不相符。在该研究的数据中,第二常见的原发部位是尿路上皮(12%),这与 2001—2007 年发表的基因表达数据(5% 的病例源于膀胱 / 尿道)相符,但与尸检结果(1% 的病例源于膀胱 / 输尿管)不相符。该研究中,其他常见的原发部位有结直肠(11%)和非小细胞肺癌(11%),而原发灶来源于胰腺的病例仅占 5%[17]。

该如何解释这些差异? 需要考虑的是,近年来由于流行病学的变化,原发部位的分布可能发生改变,并且诊断效能的提高降低了 CUP 在癌症中的总体比例。有研究者提出异议称,在比较新旧尸检数据时发现流行病学的变化并不明显。另一个混杂因素是定义上的差异,例如在尸检中,原发部位定义为生理器官(例如肝脏肿瘤包括肝细胞癌和胆管细胞癌等不同组织学类型的肿瘤),而基因表达谱只用来明确组织学类型(例如尿路上皮可以分布在膀胱、输尿

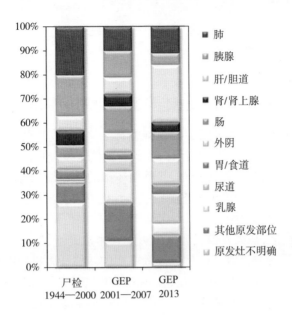

图 3.2　不同方法检测出的 CUP 起源部位的相对分布。左侧：1944—2000 年间 844 例尸检数据的汇总[3]。中间：2001—2007 年间发表的 4 项研究中 500 多个病例的基因表达谱（GEP）数据的汇总[3]。右侧：2013 年发表的 252 例患者的基因表达谱数据[17]（图改编自 Löffler et al.[4]）

管、肾盂等不同的部位）。进一步分析发现，并不是所有的差异都能得到合理的解释，如原发部位来源于乳腺的肿瘤。还有一个混杂因素是患者的选择，因为基因表达谱主要在三级 / 四级诊疗中心使用（详见本书第 2.2 节）。把这一点考虑进去，我们仍然不能确定是否所有关于原发部位分布概率的差异都能得到满意的解释。要注意的是，基于基因表达来确定肿瘤原发部位，这一方法从未经过尸检验证过。该方法的准确性一方面基于其对原发灶明确的肿瘤进行正确分类的能力，另一方面是基于免疫组化和临床表现的一致性。根据 CUP 的生物学，对这些差异的另一种有趣的解释是分子和表型模拟，即起源于某个器官的肿瘤将其表型（以及相应的基因表达谱）转变成与另一器官相类似。这也可用来解释为什么有时候组织类型会明显与转移扩散的临床分布模式相矛盾。虽然这种模拟假设是推测性的，但是上述通过基因表达来明确原发部位的方法对于这种模拟是盲目的。毕竟,通过尸解来系统地验证分子检测的准确性是非常必要的。

3.5　CUP 的染色体畸变、非整倍体和肿瘤演化

染色体不稳定是癌症的特征性标志,可促进肿瘤的演化[18]。染色体不稳定可导致非整倍体,因此非整倍体经常视为染色体不稳定的指标[19],必须指出的是,非整倍体指的是一种状态(二倍体核型的数值偏差),而染色体不稳定是一种比率(每个细胞分裂中染色体含量的变化频率,通常以特定细胞群体中染色体数目的变化来衡量)。事实上,在大多数实体瘤中可发现非整倍体[19,20]。早在 1985年,已有研究报道在 152 例原发灶不明的转移性腺癌患者中,采用流式细胞仪检测 DNA 含量,发现 70% 的患者存在非整倍体[21]。研究者指出,尽管总体生存期没有明显的差异,但是 18% 的二倍体肿瘤患者生存期超过 2 年,而非整倍体肿瘤患者只有 9%[21]。

近期的一项研究[22]将微卫星分析与免疫组化相结合,对14 例 CUP 患者的不同转移病灶进行比较,其中有 4 例进一步采用了比较基因组杂交技术进行分析。研究者不仅验证了同一患者的多个病灶之间的克隆关系,而且在部分病例中展示了克隆进化的证据[22]。

有数个研究团队通过经典的细胞遗传学、比较基因组杂交或荧光原位杂交等方法在染色体水平上对 CUP 的特征进行了阐述[23,24]。显然,CUP 是一种细胞遗传学异质性疾病,染色体异常的重复率并不高。细胞遗传学表征在部分病例中能精确地对起源的器官进行定位:2003 年发表的一项研究表明,20 例最初诊断为 CUP的患者中,有 5 例通过 G- 显带、比较基因组杂交和荧光原位杂交重新诊断为淋巴瘤[24]。但是,应该了解的是,采用当前的免疫组化技术,淋巴瘤误诊为 CUP 的可能性较小。该研究的另一个有趣的发现是染色体改变数目较少的患者(≤5 vs. >5)生存期明显更高[24]。

12 号染色体短臂的增益具有特殊作用,最典型的等位染色体 i(12p)是睾丸生殖细胞瘤的典型畸变[25]。早在 1995 年 Motzer 等[11]发表的一项研究入组了 40 例 CUP 病例,其中 12 例患者(30%)表

现为染色体 i(12p)、12p 染色体拷贝数增加或 12 号染色体长臂缺失。这组可能原发于生殖细胞的肿瘤患者对含顺铂的化疗方案有效率为 75%,而那些没有细胞遗传学异常的患者对该治疗方案的有效率仅为 18%[11]。其他研究也发表了类似的结果[26]。因此,表现为 i(12p) 或类似异常的肿瘤应当按生殖细胞肿瘤来治疗,而细胞遗传学研究有助于鉴别此类病例。因为具有生殖细胞特征的 CUP 是公认的预后良好的 CUP 亚型之一,我们将在后面的章节继续对这类病例进行探讨。

3.6 CUP 的遗传畸变

在高通量检测技术问世之前,已有一些文献对 CUP 的遗传畸变进行了研究。这些研究是直接检测已知的癌基因和抑癌基因,旨在重复其在肺癌或结直肠癌等常见实体肿瘤中的研究结果。与这些实体肿瘤相比,CUP 患者的研究人群通常数目较小且具有异质性。由于 CUP 的定义标准不同,不同文献之间的可比性较差。此外,由于不同的研究采用的研究方法各异,检测的蛋白质和基因也各不相同,因此很难将结果进行整合。接下来,我们将根据所涉及的蛋白质和信号通路对文献进行讨论。

最早关于 CUP 样本中癌基因表达的研究发表于 1995 年[13]。在 26 例患者中,MYC、RAS 和 HER-2/neu 免疫组化检测阳性率分别为 96%、92% 和 65%。这个结果没有反映基因改变的真实情况。Hainsworth 等人[27]采用标准化的 DAKO 评分方法对 94 例 CUP 样本中 HER-2/neu 表达情况进行检测,其中 10 例(11%)标本显示 HER-2/neu 过表达(根据 DAKO 评分,至少 2+)。另一项独立研究也得出了类似的结果[28],45 名患者中有 16 例(36%)HER-2/neu 过表达。因此,可以认为仅有少数 CUP 患者表现为 HER-2/neu 过表达。

Massard 等报道,在 54 例 CUP 病例中表皮生长因子受体 (EGFR) 表达率为 66%,而 c-KIT 表达率和 HER-2/neu 过表达率分别为 10% 和 4%[29]。此外,研究者报道 EGFR 表达与含顺铂方案的疗效显著相关[29]。Dova 等对 50 例 CUP 病例进行研究,结果显示 EGFR 表达率为 74%,高表达者为 12%[30]。从临床角度来看,更应关注的是 EGFR 在基因水平的突变情况,因为它可预测抗 EGFR 治疗的疗效,而在免疫组化中 EGFR 的高表达对抗 EGFR 治疗的预测效果差[31],尽管没有突变并不能排除 EGFR 靶向治疗无效。在这方面,Dova 等对 EGFR 进行了基因分析,并未发现 EGFR 突变[30]。稍后将详细讨论另外一篇文献[32],在 69 例患者中有 15 例 EGFR 突变阳性(22%)。综上所述,方法学的差异影响了研究之间的数据对比,以致无法得出明确的结论。

　　另一组治疗靶点是Ⅲ型受体酪氨酸激酶,包括 c-KIT(CD117)和血小板衍生生长因子受体(PDGFRα 和 PDGFRβ),这些激酶是伊马替尼及其衍生物的治疗靶点[33]。如前所述,Massard 等报道 c-KIT 阳性病例的比例仅为 10%[29]。Dova 及其同事研究发现,在 37 例 CUP 样本中有 30 例(81%)免疫组化检测显示 c-KIT 阳性,其中 5 例(13%)呈强阳性[34]。在该研究中,30 例患者有 15 例呈 PDGFRα 阳性(50%),其中 1 例呈 PDGFRα 强阳性(3%)[34]。与 EGFR 一样,对 c-KIT 的 11 号外显子、PDGFRα 12 号和 18 号外显子的筛查并未发现任何突变[34]。关于 PDGFRβ 的数据更少,在一项研究中,69 例患者中有 17 例呈 PDGFRβ 阳性(25%)[32]。可以认为,Ⅲ型受体酪氨酸激酶在 CUP 中的数据寥寥无几,这些激酶在该疾病中并未起主要作用。

　　超过 50% 的肿瘤携带 TP53 基因突变,因此,认为 TP53 基因是最重要的肿瘤抑制因子[35]。一项发表于 1993 年的早期研究阐述了 TP53 在 CUP 中的作用。该研究纳入了 15 例 CUP 活检标本及 8 个细胞系,并对其进行 TP53 基因第 5-9 号外显子的突变(最常见的 TP53 突变)筛查[14]。通过这种方法,有 26% 的病例可检测出 TP53 突变,这一数值比其他实体瘤要低。相比之下,在之后的一项研究对 47 例 CUP 病例免疫组化检测显示 TP53 和 BCL-2 的表达率分别为 70% 和 65%,过表达率分别为 53% 和 40%[36]。由于 TP53 过表达与 p53 突变存在显著关联,所以这些数据提示 TP53 的突变频率可能有 50% 左右,这与其他肿瘤相近。这个结果也与 van de Wouw 等[28]的独立研究结果一致,在 48 例 CUP 患者中有 23 例(48%)TP53 免疫组化检测过表达。令人困惑的是,在另外一项研究的[32]69 例样本中仅 13 例(19%)TP53 阳性。虽然 TP53 突变常见于头颈部肿瘤中,但对 23 例头颈部淋巴结受累的 CUP 病例进行测序,均显示 TP53 基因第 4-9 号外显子突变[37]。综上所述,由于上述研究的样本量小和方法学存在差异,很难得出关于 CUP 中 TP53 突变频率的确切结论。

到目前为止,本章引用的文献主要采用的是免疫组化,即便采用了分子分析,也仅限定于特定的外显子。相比之下,二代测序(NGS)的问世使研究人员能够将肿瘤相关基因突变的检测速度提高几个数量级,也让检测结果更少地依赖于推测或因推测产生偏倚。从二代测序技术的出现到将该技术应用于 CUP 样本检测的结果发表花了数年时间。直到去年,Tothill 等[16]对 16 例 CUP 病例的 701 个基因进行测序,同时采用阵列式方法分析拷贝数变化。有 12 例病例可检测到基因突变、缺失或扩增(包括 KRAS、PIK3CA、AKT1 和 IDH1 的突变,以及 BRCA1 的纯合性缺失)[16],这些基因异常均可采用相应的靶向治疗。研究者发现,有 5 例病例存在强有力的临床证据来支持可根据肿瘤基因类型来选择有效的药物[16]。此外,他们认为,将 CUP 的突变谱与不同实体瘤的突变频率进行比较(结合临床和免疫组化以及基因表达谱),有助于确定肿瘤可能的起源部位[16]。至于发病机制,大多数突变和拷贝数改变可见于关键的有丝分裂和细胞生长信号通路[16],但这可能出现偏差,因为大多数可及的靶向治疗药物原本就是针对这些通路的。

最近发表的一项大规模研究对 200 例 CUP 标本(125 例腺癌,75 个非腺癌)的 255 个基因进行测序,记录了碱基替换、短插入和缺失(插入缺失)、扩增、纯合型缺失和重排[38]。平均每例病例鉴定出 4.2 个基因突变,总共涉及 121 个基因。最常见的基因突变是 TP53,该基因在 55% 的腺癌和非腺癌病例中发生了突变。其他较常见的基因突变包括 KRAS(25% 的腺癌,12% 的非腺癌)、CDKN2A(19% 的腺癌和非腺癌)、MCL1(10% 的腺癌和 8% 的非腺癌)、PTEN(8% 的腺癌和非腺癌)、PIK3CA(8% 的腺癌和 9% 的非腺癌)、BRAF(6% 的腺癌和 4% 的非腺癌)、NF1(5% 的腺癌和 3% 的非腺癌)、ERBB2/HER-2/neu(10% 的腺癌)以及 EGFR(8% 的腺癌)[38]。总之,这些基于二代测序的最新数据同样未揭示 CUP 的优势突变基因或信号通路。相反,这些数据认为原发灶隐匿和原发灶明确的肿瘤之间在基因改变方面没有区别。

在上面引用的研究和参考文献中,可以找到更多与其他蛋白质和基因的表达水平和突变相关的数据,有研究者[39]已对此进行过总结,在此不再赘述。我们将在下一部分重点探讨优势性转移扩散的可能机制,回顾上述文献中的一些数据,因为样本量较小,无助于加深对 CUP 的生物学的理解,在此不做讨论。

3.7 优势性转移扩散的发病机制

最后,我们再回到问题上来:与其他实体瘤相比,为什么 CUP 转移灶的生长比原发灶要快(请注意,可能会有其他原因解释为什么在某些病例中没有原发灶,详见本章第 3.2 节和图 3.1)。早在 1974 年,Yuhas 和 Pazmino[12] 在 BALB/c 小鼠皮下注射肺癌细胞系,在注射部位诱导了肿瘤形成。当同时静脉注射同一细胞系时,不仅导致肺转移,而且还减缓了皮下肿瘤的生长[12]。因此,有人提出,转移灶可能通过难以捉摸的可溶性因子抑制原发灶的生长。如今众所周知肿瘤在分支型进化过程中获得遗传性改变,因此转移瘤与原发灶的基因型是不完全相同的[40]。至于 CUP 的起源,转移瘤的相对生长优势可能是基于转移性亚克隆获得的特异性遗传改变。其他的解释包括:肿瘤微环境可能会抑制原发灶的生长,但不能抑制转移灶;专门针对原发灶的免疫机制,不仅减缓了原发灶的生长,有时甚至可能完全将原发肿瘤清除。后一种假设在一些性腺外生殖细胞肿瘤病例中得到证实,"耗竭"的原发性睾丸癌在组织学上表现为纤维瘢痕,与原发部位的肿瘤消退相一致[9]。由于有研究发现生殖细胞肿瘤的消退与间质炎性浸润有关[41],因此推测针对原发肿瘤的免疫反应在 CUP 演变中更为普遍。

另一项研究重点关注了原发灶未明的头颈部鳞状细胞癌[10]。在分期过程中对 18 例病例的颈淋巴结转移灶和良性黏膜组织标本进行微卫星分析。发现有 10 例病例的黏膜样本与肿瘤样本基因型一致,表明相应的黏膜区域可能是颈部淋巴结转移的起源部位[10]。要注意的是,这些黏膜病灶虽然在组织学上显示是良性的,但含有克隆性遗传改变。该研究结果表明:在某些罕见的情况下肿瘤克隆可能会转移到其他部位,却始终保持非恶性的状态。这意味着,经典的腺瘤 - 腺癌 - 远处转移的模式受到了颠覆(即首先出现良性克隆,随后呈浸润性生长,最后出现转移扩散)。转移扩散在肿瘤进化的早期阶段就已经开始,虽然研究者目前仍不清楚在淋巴管和血管未受侵犯的情况下转移扩散是如何发生的。

　　到目前为止,我们已经探讨了引起原发灶生长抑制的各种假说。然而 CUP 也可能仅仅是肿瘤转移扩散时出现的异常侵袭过程。一项支持该假设的研究对原发肿瘤和转移瘤的基因表达谱进行了比较[42]。转移标签(即转移瘤的特征)的定义由此产生。有趣的是,就基因表达特征而言,一些原发肿瘤与转移瘤相类似。一项大规模的肿瘤病例分析显示,这种"转移标签"与转移的可能性增加及预后不良有关。研究者认为,可能存在多种实体瘤共有的分子转移程序[42]。在 CUP 病例中,这种"转移程序"活性可能较高。此外,人们推测特定基因的体细胞突变也许会激活这一程序。Stella 等人[43]推测,与肿瘤浸润性生长有关的 MET 基因突变可能导致癌细胞在早期就出现隐匿性转移。对 47 例早期转移瘤患者进行 MET 测序,其中经免疫组化检测原发部位明确(通常是肺)的病例 24 例,原发部位不明的真正 CUP 病例 23 例。结果显示有 7 例样本存在 MET 突变,均属于真正的 CUP 这一亚群,该亚群中 MET 的突变率为 30%,而肿瘤 MET 的突变率一般约为 3%[43]。然而在另一项研究[44]中,87 例 CUP 样本中仅有 6 例(6.7%)存在 MET 突变。因此需要更多的大样本数据来对这个假设进行随访,并在系统模型中进行验证。

　　肿瘤血管生成是癌症的特征之一[1]:通常情况下,恶性肿瘤能够促进血管的形成,当病灶生长超过一定大小后,血管生成反过来又成为病灶生长的先决条件。Naresh 提出假设[45]认为 CUP 反映了肿瘤在原发部位的血管生成功能不全,导致没有充足的血液供应来支持肿瘤的生长。这种血管生成能力不足可能在转移部位得以克服,可能是因为特定的环境支持肿瘤克隆在没有血管生成的状况下生长,或者是因为在转移扩散后产生了额外的基因改变[45]。支持这一假设的小鼠模型试验显示,非血管生成的肿瘤细胞系注射到小鼠体内后,仅产生休眠肿瘤,当血管生成激活后则自发地转变为生长更快的肿瘤,这在 mRNA 和蛋白质水平上通过基因表达谱以及对特定调控因子进行检测得以证实[46-48]。对 81 例 CUP 标本通过免疫组化来检测与血管生成有关的标记物的表达,结果显示 VEGF 在 83% 的病例中高表达,内皮标记物 CD34 在所有标本中广泛染色,表明血管生成在 CUP 中非常重要[49]。此外,与预后良好的亚组相比,预后差的亚组中肿瘤微血管密度更高[49]。与此形成鲜明对比的是,包括 Naresh(最早提出血管生成能力不足的假设)在内的研究人员发表了一项对原发灶已知与原发灶未明的头颈部鳞状细胞癌之间的对比结果[50]。通过使用免疫组化、免疫印迹、RT-PCR 对 VEGF 表达进行评估显示,原发灶未明的病例中 VEGF 在蛋白质水平和 mRNA 水平上均低于原发灶明确的病例。研究者认为 CUP 样本中血管生成活性低,从实验角度验证了血管生成能力不足的假设,即使是在转移性癌的阶段[50]。然而从临床角度来看,贝伐单抗(bevacizumab)作为一种抑制血管生成的抗体,在 CUP 中显示出活性[51,52],这似乎与 CUP 中普遍存在血管生成能力不足相矛盾。然而,由于这项贝伐单抗的临床试验是无对照组的 Ⅱ 期试验,且贝伐单抗常与其他药物联合给药,所以关于贝伐单抗治疗有效的结论证据不充分。因此,血管生成在 CUP 中的作用仍未明确。

　　肿瘤的侵袭和转移取决于肿瘤细胞降解细胞外周围基质的能力[53]。催化这种降解的酶包括基质金属蛋白酶(MMPs),在相同的环境中,基质金属蛋白酶组织抑制剂(TIMP)的作用似乎更为复杂和难以捉摸[53]。一项研究通过免疫组化对 75 例 CUP 标本进行评估,结果显示 MMP-2、MMP-9 和 TIMP-1 的表达率分别为 69%、49% 和 79%,高表达率分别为 49%、36% 和 55%[53]。此外,TIMP-1 的高表达与生存期较短显著相关[53]。研究者认为,尽管这些数据仅是描述性的,在机制上不能提出深刻的见解,但是这些蛋白在 CUP 中的广泛表达提示蛋白水解在肿瘤的侵袭和转移中起关键作用[53]。

　　另一个导致肿瘤转移扩散的过程是上皮 - 间充质转化(EMT)。这是一个细胞失去上皮分化特征(细胞间黏附、极性、缺乏运动性),获得间质细胞特征(运动性、侵袭性和抗凋亡性增强)的复杂过程[54]。Stoyianni 及同事通过免疫组化对 99 例 CUP 标本进行 EMT 研究。他们将 EMT 表型分为 E- 钙黏蛋白低表达,N- 钙黏蛋白或波形蛋白表达,以及 SNAIL 伴随表达[54]。在 8 例 CUP 病例 (8.1%) 中观察到 EMT 表型,与总体生存不良显著相关(P=0.023),存在 EMT 表型的患者生存期仅为 8 个月,而无 EMT 表型的患者生存期为 13 个月[54]。其他与 EMT 相关的重要因素包括组织学高级别和内脏转移[54]。此外,研究者观察到高表达的 SNAIL 和 NOTCH2 之间、波形蛋白与 NOTCH3 表达之间存在关联[54],这暗示 NOTCH2/3 的激活与 EMT 的诱导之间存在因果关系。研究者使用相同病例资料,发现 NOTCH2 和 NOTCH3 在 CUP 中的表达率分别为 56% 和 73%[55]。由于 EMT 表型在 CUP 中并不常见,上述结果并不支持 NOTCH 信号(与其他恶性肿瘤相类似[56],NOTCH 信号在 CUP 中经常激活)和 EMT 表型之间存在严格的因果联系。该研究小组研究的另一个假设是干细胞表型可能会促进 CUP 快速扩散,但这些数据尚未发表,仅在一篇综述中提到。研究者指出,根据 CD133 和 OCT4 的表达状况,没有找到任何干细胞的表型[39]。总之,可以认为 EMT 或获得干细胞特性在 CUP 优势性转移扩散的发病机制中似乎未发挥主要作用。

3.8　结论和展望

现在回到是否所有或至少大部分 CUP 病例存在共同的病理生理机制这个问题上来。对于我们而言,有许多不同的假设,却没有统一的理论。只能得出结论:CUP 共同的生物学机制在很大程度上仍然捉摸不透。为什么 CUP 没有可识别的原发灶,在组织学类型和起源部位方面存在异质性等诸多原因并不支持"所有 CUP 具有共同的生物学特征"的观点。尽管如此,CUP 还是存在一些共同特征的。因此,需要区分两组 CUP:第一组是与相对应器官的原发肿瘤密切相关的病例,包括一些定义明确、预后良好的亚组(参见第 4 章和第 10 章);第二组是"真正的 CUP",它与其他"真正的 CUP"具有较多类似的特征,而与相对应器官的"原发肿瘤"类似点较少。

最有希望归类为"真正的 CUP"的亚组似乎是 CK7 阳性、分化不良的腺癌，这与其他人发表的数据相符合[57-60]，约占 CUP 病例的一半。到目前为止有关 CUP 生物学的大部分零碎知识适用于该亚组。尽管很难找到确切的定义将这一亚组与其他 CUP 病例准确地区分开来，但是仍有必要将 CUP 生物学的研究限定在"真正的 CUP"范畴。

(赵艳 译，孙杰 校)

参考文献

1. Hanahan D, Weinberg RA. The hallmarks of cancer. Cell. 2000;100(1):57–70. PubMed.
2. Pentheroudakis G, Briasoulis E, Pavlidis N. Cancer of unknown primary site: missing primary or missing biology? Oncologist. 2007;12(4):418–25. PubMed.
3. Pentheroudakis G, Golfinopoulos V, Pavlidis N. Switching benchmarks in cancer of unknown primary: from autopsy to microarray. Eur J Cancer. 2007;43(14):2026–36. PubMed.
4. Löffler H, Neben K, Krämer A. Cancer of unknown primary: epidemiology and pathogenesis. Radiologe. 2014;54(2):107–11. PubMed CUP-Syndrom : Epidemiologie und Pathogenese.
5. Sempoux C, Jibara G, Ward SC, Fan C, Qin L, Roayaie S, et al. Intrahepatic cholangiocarcinoma: new insights in pathology. Semin Liver Dis. 2011;31(1):49–60. PubMed.
6. Wick MR, Goellner JR, Wolfe 3rd JT, Su WP. Adnexal carcinomas of the skin. I. Eccrine carcinomas. Cancer. 1985;56(5):1147–62. PubMed.
7. Schmoll HJ. Extragonadal germ cell tumors. Ann Oncol. 2002;13 Suppl 4:265–72. PubMed.
8. Gatcombe HG, Assikis V, Kooby D, Johnstone PA. Primary retroperitoneal teratomas: a review of the literature. J Surg Oncol. 2004;86(2):107–13. PubMed.
9. Fabre E, Jira H, Izard V, Ferlicot S, Hammoudi Y, Theodore C, et al. 'Burned-out' primary testicular cancer. BJU Int. 2004;94(1):74–8. PubMed.
10. Califano J, Westra WH, Koch W, Meininger G, Reed A, Yip L, et al. Unknown primary head and neck squamous cell carcinoma: molecular identification of the site of origin. J Natl Cancer Inst. 1999;91(7):599–604. PubMed.
11. Motzer RJ, Rodriguez E, Reuter VE, Bosl GJ, Mazumdar M, Chaganti RS. Molecular and cytogenetic studies in the diagnosis of patients with poorly differentiated carcinomas of unknown primary site. J Clin Oncol. 1995;13(1):274–82. PubMed.
12. Yuhas JM, Pazmino NH. Inhibition of subcutaneously growing line 1 carcinomas due to metastatic spread. Cancer Res. 1974;34(8):2005–10. PubMed.
13. Pavlidis N, Briassoulis E, Bai M, Fountzilas G, Agnantis N. Overexpression of C-myc, Ras and C-erbB-2 oncoproteins in carcinoma of unknown primary origin. Anticancer Res. 1995;15(6B):2563–7. PubMed.
14. Bar-Eli M, Abbruzzese JL, Lee-Jackson D, Frost P. p53 gene mutation spectrum in human unknown primary tumors. Anticancer Res. 1993;13(5A):1619–23. PubMed.
15. Su AI, Welsh JB, Sapinoso LM, Kern SG, Dimitrov P, Lapp H, et al. Molecular classification of human carcinomas by use of gene expression signatures. Cancer Res. 2001;61(20):7388–93. PubMed.
16. Tothill RW, Li J, Mileshkin L, Doig K, Siganakis T, Cowin P, et al. Massively-parallel sequencing assists the diagnosis and guided treatment of cancers of unknown primary. J Pathol. 2013;4. PubMed.
17. Hainsworth JD, Rubin MS, Spigel DR, Boccia RV, Raby S, Quinn R, et al. Molecular gene expression profiling to predict the tissue of origin and direct site-specific therapy in patients

with carcinoma of unknown primary site: a prospective trial of the Sarah Cannon research institute. J Clin Oncol. 2013;31(2):217–23. PubMed.

18. Lengauer C, Kinzler KW, Vogelstein B. Genetic instabilities in human cancers. Nature. 1998;396(6712):643–9. PubMed.

19. Rajagopalan H, Lengauer C. Aneuploidy and cancer. Nature. 2004;432(7015):338–41. PubMed.

20. Mitelman F. Catalog of chromosome aberrations in cancer. 6th ed. New York: Wiley; 1998.

21. Hedley DW, Leary JA, Kirsten F. Metastatic adenocarcinoma of unknown primary site: abnormalities of cellular DNA content and survival. Eur J Cancer Clin Oncol. 1985;21(2):185–9. PubMed.

22. Speel EJ, van de Wouw AJ, Claessen SM, Haesevoets A, Hopman AH, van der Wurff AA, et al. Molecular evidence for a clonal relationship between multiple lesions in patients with unknown primary adenocarcinoma. Int J Cancer. 2008;123(6):1292–300. PubMed.

23. Abbruzzese JL, Lenzi R, Raber MN, Pathak S, Frost P. The biology of unknown primary tumors. Semin Oncol. 1993;20(3):238–43. PubMed.

24. Pantou D, Tsarouha H, Papadopoulou A, Mahaira L, Kyriazoglou I, Apostolikas N, et al. Cytogenetic profile of unknown primary tumors: clues for their pathogenesis and clinical management. Neoplasia. 2003;5(1):23–31. PubMed.

25. Horwich A, Shipley J, Huddart R. Testicular germ-cell cancer. Lancet. 2006;367(9512):754–65. PubMed.

26. Summersgill B, Goker H, Osin P, Huddart R, Horwich A, Fisher C, et al. Establishing germ cell origin of undifferentiated tumors by identifying gain of 12p material using comparative genomic hybridization analysis of paraffin-embedded samples. Diagn Mol Pathol. 1998;7(5):260–6. PubMed.

27. Hainsworth JD, Lennington WJ, Greco FA. Overexpression of Her-2 in patients with poorly differentiated carcinoma or poorly differentiated adenocarcinoma of unknown primary site. J Clin Oncol. 2000;18(3):632–5. PubMed.

28. van de Wouw AJ, Jansen RL, Griffioen AW, Hillen HF. Clinical and immunohistochemical analysis of patients with unknown primary tumour. A search for prognostic factors in UPT. Anticancer Res. 2004;24(1):297–301. PubMed.

29. Massard C, Voigt JJ, Laplanche A, Culine S, Lortholary A, Bugat R, et al. Carcinoma of an unknown primary: are EGF receptor, Her-2/neu, and c-Kit tyrosine kinases potential targets for therapy? Br J Cancer. 2007;97(7):857–61. PubMed.

30. Dova L, Pentheroudakis G, Georgiou I, Malamou-Mitsi V, Vartholomatos G, Fountzilas G, et al. Global profiling of EGFR gene mutation, amplification, regulation and tissue protein expression in unknown primary carcinomas: to target or not to target? Clin Exp Metastasis. 2007;24(2):79–86. PubMed.

31. Sholl LM, Xiao Y, Joshi V, Yeap BY, Cioffredi LA, Jackman DM, et al. EGFR mutation is a better predictor of response to tyrosine kinase inhibitors in non-small cell lung carcinoma than FISH, CISH, and immunohistochemistry. Am J Clin Pathol. 2010;133(6):922–34. PubMed Central PMCID: 3156055.

32. Koo JS, Kim H. Hypoxia-related protein expression and its clinicopathologic implication in carcinoma of unknown primary. Tumour Biol. 2011;32(5):893–904. PubMed.

33. Pardanani A, Tefferi A. Imatinib targets other than bcr/abl and their clinical relevance in myeloid disorders. Blood. 2004;104(7):1931–9. PubMed.

34. Dova L, Pentheroudakis G, Golfinopoulos V, Malamou-Mitsi V, Georgiou I, Vartholomatos G, et al. Targeting c-KIT, PDGFR in cancer of unknown primary: a screening study for molecular markers of benefit. J Cancer Res Clin Oncol. 2008;134(6):697–704. PubMed.

35. Leroy B, Anderson M, Soussi T. TP53 mutations in human cancer: database reassessment and prospects for the next decade. Hum Mutat. 2014;35(6):672–88. PubMed.

36. Briasoulis E, Tsokos M, Fountzilas G, Bafaloukos D, Kosmidis P, Samantas E, et al. Bcl2 and p53 protein expression in metastatic carcinoma of unknown primary origin: biological and clinical implications. A Hellenic Co-operative Oncology Group study. Anticancer Res. 1998;18(3B):1907–14. PubMed.

37. Gottschlich S, Schuhmacher O, Gorogh T, Hoffmann M, Maune S. Analysis of the p53 gene status of lymph node metastasis in the head and neck region in occult primary cancer. Laryngorhinootologie. 2000;79(7):434–7. PubMed PMID: 11005098. Analyse des p53-Gen-Status von Lymphknotenmetastasen im Kopf-Hals-Bereich bei okkultem Primärtumor.

38. Ross JS, Wang K, Gay L, Otto GA, White E, Iwanik K, et al. Comprehensive genomic profiling of carcinoma of unknown primary site: new routes to targeted therapies. JAMA Oncol. 2015 [Epub 12 Feb 2015].

39. Kamposioras K, Pentheroudakis G, Pavlidis N. Exploring the biology of cancer of unknown primary: breakthroughs and drawbacks. Eur J Clin Invest. 2013;43(5):491–500. PubMed.

40. Gerlinger M, Rowan AJ, Horswell S, Larkin J, Endesfelder D, Gronroos E, et al. Intratumor heterogeneity and branched evolution revealed by multiregion sequencing. N Engl J Med. 2012;366(10):883–92. PubMed Epub 2012/03/09. eng.

41. Schütte B, Holstein AF, Schirren C. Macrophages lysing seminoma cells in patients with carcinoma-in-situ (CIS) of the testis. Andrologia. 1988;20(4):295–303. PubMed.

42. Ramaswamy S, Ross KN, Lander ES, Golub TR. A molecular signature of metastasis in primary solid tumors. Nat Genet. 2003;33(1):49–54. PubMed.

43. Stella GM, Benvenuti S, Gramaglia D, Scarpa A, Tomezzoli A, Cassoni P, et al. MET mutations in cancers of unknown primary origin (CUPs). Hum Mutat. 2011;32(1):44–50. PubMed.

44. Pentheroudakis G, Kotteas EA, Kotoula V, Papadopoulou K, Charalambous E, Cervantes A, et al. Mutational profiling of the RAS, PI3K, MET and b-catenin pathways in cancer of unknown primary: a retrospective study of the Hellenic Cooperative Oncology Group. Clin Exp Metastasis. 2014;5. PubMed.

45. Naresh KN. Do metastatic tumours from an unknown primary reflect angiogenic incompetence of the tumour at the primary site?--a hypothesis. Med Hypotheses. 2002;59(3):357–60. PubMed.

46. Almog N, Henke V, Flores L, Hlatky L, Kung AL, Wright RD, et al. Prolonged dormancy of human liposarcoma is associated with impaired tumor angiogenesis. FASEB J. 2006;20(7):947–9. PubMed.

47. Almog N, Ma L, Raychowdhury R, Schwager C, Erber R, Short S, et al. Transcriptional switch of dormant tumors to fast-growing angiogenic phenotype. Cancer Res. 2009;69(3):836–44. PubMed.

48. Naumov GN, Bender E, Zurakowski D, Kang SY, Sampson D, Flynn E, et al. A model of human tumor dormancy: an angiogenic switch from the nonangiogenic phenotype. J Natl Cancer Inst. 2006;98(5):316–25. PubMed.

49. Karavasilis V, Malamou-Mitsi V, Briasoulis E, Tsanou E, Kitsou E, Kalofonos H, et al. Angiogenesis in cancer of unknown primary: clinicopathological study of CD34, VEGF and TSP-1. BMC Cancer. 2005;5:25. PubMed Central PMCID: 555600.

50. Agarwal B, Das P, Naresh KN, Borges AM. Angiogenic ability of metastatic squamous carcinoma in the cervical lymph nodes from unknown primary tumours. J Clin Pathol. 2011;64(9):765–70. PubMed.

51. Hainsworth JD, Spigel DR, Farley C, Thompson DS, Shipley DL, Greco FA. Phase II trial of bevacizumab and erlotinib in carcinomas of unknown primary site: the Minnie Pearl Cancer Research Network. J Clin Oncol. 2007;25(13):1747–52. PubMed.

52. Hainsworth JD, Spigel DR, Thompson DS, Murphy PB, Lane CM, Waterhouse DM, et al. Paclitaxel/carboplatin plus bevacizumab/erlotinib in the first-line treatment of patients with carcinoma of unknown primary site. Oncologist. 2009;14(12):1189–97. PubMed.

53. Karavasilis V, Malamou-Mitsi V, Briasoulis E, Tsanou E, Kitsou E, Kalofonos H, et al. Matrix metalloproteinases in carcinoma of unknown primary. Cancer. 2005;104(10):2282–7. PubMed.

54. Stoyianni A, Goussia A, Pentheroudakis G, Siozopoulou V, Ioachim E, Krikelis D, et al. Immunohistochemical study of the epithelial-mesenchymal transition phenotype in cancer of unknown primary: incidence, correlations and prognostic utility. Anticancer Res. 2012;32(4):1273–81. PubMed.

55. Krikelis D, Pentheroudakis G, Goussia A, Siozopoulou V, Bobos M, Petrakis D, et al. Profiling immunohistochemical expression of NOTCH1-3, JAGGED1, cMET, and phospho-MAPK in 100 carcinomas of unknown primary. Clin Exp Metastasis. 2012;29(6):603–14. PubMed.

56. Miele L. Notch signaling. Clin Cancer Res. 2006;12(4):1074–9. PubMed.
57. Culine S, Kramar A, Saghatchian M, Bugat R, Lesimple T, Lortholary A, et al. Development and validation of a prognostic model to predict the length of survival in patients with carcinomas of an unknown primary site. J Clin Oncol. 2002;20(24):4679–83. PubMed.
58. Hess KR, Abbruzzese MC, Lenzi R, Raber MN, Abbruzzese JL. Classification and regression tree analysis of 1000 consecutive patients with unknown primary carcinoma. Clin Cancer Res. 1999;5(11):3403–10. PubMed.
59. Petrakis D, Pentheroudakis G, Voulgaris E, Pavlidis N. Prognostication in cancer of unknown primary (CUP): development of a prognostic algorithm in 311 cases and review of the literature. Cancer Treat Rev. 2013;39(7):701–8. PubMed.
60. Seve P, Ray-Coquard I, Trillet-Lenoir V, Sawyer M, Hanson J, Broussolle C, et al. Low serum albumin levels and liver metastasis are powerful prognostic markers for survival in patients with carcinomas of unknown primary site. Cancer. 2006;107(11):2698–705. PubMed.

第4章 原发灶不明癌预后因素及其在治疗中的作用

Harald Löffler, Alwin Krämer

4.1 前言

如果某一类肿瘤有明确的生物学定义，那么该类疾病的生物学特征存在密切关联，其预后通常取决于分期，即疾病扩散范围以及器官受累的情况。与之相反，CUP 似乎并不是生物学性质相同的一类疾病，而是由预后差异极大的疾病及其亚类组成，其中一些特殊病例的预后明显优于普通的 CUP 病例。

最让人困惑的是即使像未选择的 CUP 患者的中位生存期等一般信息，公布的数据从 11 周到 16.5 个月也存在明显的差异[1,2]。其次是存在许多与预后有关的不同分类系统。如上一章详述，我们可以将 CUP 视作一个整体，试图找到适用于所有或大多数 CUP 病例的共同特征，或者遵循这样的假设，即 CUP 包含各类不同疾病，这些疾病最好根据其原发部位进行描述。因此，存在两种完全不同的评估 CUP 患者预后的方法。第一种方法将 CUP 分为以特定的假设为特征的亚组，理想情况下有明确的标准，以便能准确地判断各个亚组的预后，并进行标准化的治疗。另一种方法旨在通过研究非选择性的 CUP 患者队列，找出对所有或大多数 CUP 患者都适用的预后因素。在以下章节将分别对每种方法进行探讨，但应指出，这些方法通常按照一定的顺序：一旦确诊 CUP，第一步是评估该患者是否可以归类为需要采用特定治疗方案的亚组，这些亚组通常比其他 CUP 病例的预后要更好。根据临床分期、组织学和免疫组化(但不包括基因表达谱)进行分类，有 10%~30% 的 CUP 患者可以归类到这些亚组中，其余 70%~90% 不属于这一亚组的患者，则采用更多常用的预后因素,在随后的章节中将对其进行讨论。

4.2　CUP 亚组的预后

　　CUP 亚组的定义基于两个互不排斥的原则:首先,任何可以合理采用根治性治疗的病灶,如孤立性肿瘤或局限于单个淋巴结区域的病灶,应优先考虑根治性治疗。其次,如果一系列临床和组织学检查高度怀疑起源于某个特定的部位,则可以直接用于指导治疗。

　　长期以来,对 CUP 亚组进行定义旨在用来指导患者的治疗。在 1993 年的一篇综述中提到,在早些时期未能合理归类到这些亚组的患者通常根本没有接受任何肿瘤特异性的治疗[3]。从那时起,通过几项 II 期临床研究确定了以铂类为基础的细胞毒药物联合方案作为此类"非特异性"患者的标准治疗方案(见第 8 章)。虽然这些研究没有与最佳支持治疗进行随机对照,也缺乏高水平的证据,但这些治疗方案似乎可以使大多数患者的总体生存期延长几个月。

　　不足为奇,只要其余的 CUP 患者没有接受最佳支持治疗以外的治疗,所有归类到特异性治疗的亚组均显示相对良好的预后。因此,称之为"预后良好"。然而,应该指出,"非特异"亚组的预后改善可能会使得该组与某些"预后良好"亚组之间的预后相近。同样,不同的诊断设备可能会影响某些亚组患者的预后。因此,尽管以下要讨论的亚组仍需要采用特定的治疗方法,但与大多数不属于特定亚组的 CUP 患者相比,其预后并不总是良好的。

4.2.1　女性孤立的腋窝淋巴结转移性腺癌

　　该亚组应按乳腺癌来治疗。与此处列出的许多亚组一样,该亚组有时的描述并不确切,例如,如果转移不但位于腋窝淋巴结,而且还位于其他与乳腺癌转移相一致的部位,如锁骨下或胸骨旁淋巴结,或者在组织学上与腺癌不同(如低分化或未分化癌)。在一篇纳入了 689 例患者 24 项回顾性研究的系统评价中,患者的平均年龄为 52 岁,66% 的患者处于绝经后[4]。48% 的患者淋巴结状态为 N1,52% 的患者淋巴结状态为 N2-3。导管腺癌是最常见的组

织学类型(83%)。雌激素受体和孕激素受体的表达率分别为 43%
和 41%,HER-2/neu 过表达率为 31%。在乳腺切除术的病例中,有
72% 的患者在乳腺中可发现小的原发灶。这些队列中患者的治疗
方法各异,且时间跨度较长(1975—2006 年),在此期间治疗策略发
生了极大的变化,平均 5 年总生存率为 72%(范围 59.4%~88%),其
中腋窝肿瘤负荷是最相关的预后因素[4]。从这些数据可以得出结
论,该 CUP 亚组的肿瘤生物学特征与预后同分期相对应的原发灶
明确的淋巴结阳性乳腺癌相类似,并且有充分的证据表明该群体属
于预后良好的亚型。

4.2.2　女性腹膜乳头状浆液性癌

该亚组应该按卵巢癌来治疗,尽管有研究者将该亚组称为原发
性腹膜恶性肿瘤[5]。在一项系统评价中,Pentheroudakis 和 Pavlidis
将 1980—2008 年间发表的临床研究分为 1990 年之前的研究、近代
紫杉醇问世之前的研究、紫杉醇问世后的研究[5]。在前两组中,大
多数研究报道的总的中位生存期在 12~24 个月之间,而在应用紫杉
醇的年代,总的中位生存期介于 15~42 个月之间。在应用紫杉
醇的病例中,满意的肿瘤细胞减灭术和化疗引起的肿瘤退缩的比
率更高[5]。总而言之,已发表的数据显示该 CUP 亚型的预后差异
极大,但是与不经选择的 CUP 患者的 11 周至 16.5 个月生存期相
比[1,2],腹膜癌亚组的预后更好。

4.2.3　颈部淋巴结受累的鳞状细胞癌(和其他肿瘤)

该亚组应该按头颈部肿瘤来治疗,通常采用根治性的多学科
综合治疗。同样,其定义也存在广义和狭义之分:虽然局限于颈淋
巴结转移的肿瘤大多数确实是鳞状细胞癌,但该亚组中也有大约
25% 的病例表现不同的组织类型,包括未分化癌和腺癌[6]。虽然
有研究者仅考虑鳞状细胞癌,但也有其他研究者将所有头颈部淋
巴结转移的肿瘤纳入这个预后良好的 CUP 亚组[6-8]。应该指出,
对该亚组的研究比较充分,然而,我们面临的问题是对这个亚组的
认知主要基于回顾性病例研究,5 年的总生存率波动在 24%~71%
之间[6,8-13]。这些差异可以通过几个不一致的地方来解释:首先,部

分研究仅选择性地纳入了接受特定治疗的患者,而其他研究则对病例未作筛选。当然,积极的多学科综合治疗的预后更好。其次,限定组织学亚型可能会对结果产生影响,因为至少有部分研究报道鳞状细胞癌的预后更好[9]。最后,已发表的研究中有相当大的部分纳入了几十年前的病例,而随着时间的推移其治疗方法明显发生了改变。尽管如此,对这个 CUP 亚组整体来说,5 年总生存率约为 40%~60%。很多患者的病情可以得到长期控制,少数患者甚至可以治愈。此外,淋巴结分期和淋巴结包膜外侵犯等与原发灶明确的头颈部肿瘤一致的预后因素似乎会影响生存[9,10]。因此,我们认为该亚组的预后远比那些未筛选的 CUP 患者要好。

4.2.4 腹股沟淋巴结受累的鳞状细胞癌

该亚组的组织学起源于肛门生殖器区域的可能性大,首选的治疗方法通常以治愈为目的,包括根治性切除术、放疗或放化疗。Guarischi 等[14]收集了 56 例腹股沟淋巴结转移的 CUP 病例,其中还包括非鳞状细胞癌和腹股沟区以外转移的病例。这些病例占加拿大一家大型医疗中心 1968—1982 年间所有新发癌症病例的 0.065%。该亚组 5 年总生存率为 27%,对于 40 例腹股沟受累、伴或不伴髂淋巴结转移的患者,5 年生存率达到 37.5%。同样,24 例鳞状细胞癌患者的 5 年生存率约为 35%,未单独报道局限于腹股沟(和 / 或髂部)淋巴结受累的鳞状细胞癌患者的预后[14]。有趣的是,鳞状细胞癌和局限性疾病的两组患者生存曲线显示长期生存率稳定在 30% 和 40% 的平台期,这反映疾病可能治愈[14]。这与其他小样本的研究数据基本一致[14],认为该 CUP 亚型的预后明显优于那些未筛选的 CUP 患者。

4.2.5 下消化道腺癌

该组患者免疫组化表现为 CDX2+/CK20+/CK7–,常见于结直肠腺癌,也可见于小肠癌,但后者的发病率要低很多,因此该亚型也可命名为"结肠腺癌"或泛称为胃肠道腺癌。广义的亚型仅考虑 CDX2 的表达情况,而忽视 CD7 和 CK20 的表达,因此对低位肠道恶性肿瘤的特异性较低。Varadhachary 等发表的一项包含 74 例患者的研究中,有 53 例接受了结直肠癌的一线方案 FOLFOX 或 FOLFIRI 进行治疗[15]。患者的总生存期取决于不同的亚组:"下消化道"特征(CDX2+/CK20+/CK7−;34 例)和可能的"下消化道"特征(仅 CDX2+;40 例)的两个亚组中位生存期分别为 37 个月和 21 个月[15]。总之,该 CUP 患者应该按结直肠癌来治疗,且预后良好,尤其是表现为 CDX2+/CK20+/CK7− 的患者。

4.2.6 沿中线分布的低分化 CUP

在 20 世纪 80 年代,相对于其他 CUP,低分化 CUP 认为是预后良好的亚型,含顺铂的联合化疗方案有效率高(包括完全缓解),另外少数患者可长期生存[16]。在这部分低分化 CUP 中,肿瘤位于纵隔、腹膜后或淋巴结者预后更好,患者常表现为生殖细胞肿瘤的临床特征[16]。因此,把这类 CUP 患者视为预后良好的亚型。然而,后来的一些研究采用改良的免疫组化技术发现,有相当比例的患者实际上是淋巴瘤或其他可治疗的恶性肿瘤[17,18],这可能是许多"低分化 CUP"患者长期生存的原因。在"低分化 CUP"的参考文献中,中位总生存期是 1~2 年[16],并且在那些未经筛选的 CUP 亚组的研究中,中位总生存期同样是 1 年左右[2,19,20]。考虑到这些因素,因此认为还远不能把这些"低分化 CUP"亚组归属于预后良好的亚组。然而,采用针对生殖细胞肿瘤的方案对具有生殖细胞肿瘤特征的患者进行治疗似乎是合理的(尤其是年龄小于 50 岁的男性)。

4.2.7 神经内分泌 CUP

神经内分泌肿瘤是一组异质性疾病,其生存在很大程度上取决于组织学分级的高低,组织学分级低通常呈惰性,而组织学分级高者预后不良。一项关于神经内分泌 CUP 研究的系统评价显示,在 294 例可获得预后数据的患者中,中位总生存期为 15.5 个月[21]。研究者认为没有证据表明,神经内分泌 CUP 在生物学特性或预后方面与已知原发部位的神经内分泌肿瘤有明显不同。扩散性高级别的神经分泌 CUP 与非选择性 CUP 患者的预后相似,而低级别肿瘤或病灶局限者预后稍好。

4.2.8　原发灶不明的转移性黑色素瘤

这类患者并没有一直看作是 CUP 的一个亚型,可能是因为某些研究者认为黑色素瘤通常不属于 CUP。毕竟,其独特的组织学特征、生物学行为以及特殊的治疗方案使之与"标准的"CUP 明显的区分开来。Kamposioras 等[22]发表的一篇关于原发部位未明的黑色素瘤的系统评价中,共纳入 4 348 例患者,涵盖 1917—2007 年间的研究。根据疾病分期,如果转移局限在淋巴结,那么患者的中位总生存期为 24~127 个月;如果出现内脏转移,那么患者的中位总生存期为 3~16 个月[22]。然而,这些数据已经过时,因为近年来已经批准多种全身性治疗方案用于转移性黑色素瘤,即使在内脏转移的情况下,预后也有显著的改善[23-26]。

4.2.9　男性成骨性转移瘤伴血清 PSA 升高

该亚组应按前列腺癌来治疗[7,27]。由于这种实体瘤有几种特定的治疗方案,如雄激素剥夺和专门针对骨转移病灶的放射性药物等,可能又是一个预后良好的 CUP 亚型[27,28]。然而,目前尚未发现任何评估这一特定亚组生存数据的系统性研究。

4.2.10　单个转移部位的 CUP

该亚组病灶范围较局限,可采用以治愈为目的的多学科治疗。如上所述,这类患者的预后明显好于大多数病灶广泛的 CUP 患者。因此,建议对于不属于器官特异性的亚组但病变局限的患者,仍须采取类似的以治愈为目的的治疗。经过尸检发现,并不是总能在 CUP 中找到原发灶[29]。因此,对 CUP 的孤立病灶进行手术切除能使部分患者得到治愈(更多详细信息,请参阅第 3 章)。遗憾的是,因为这种情况不仅罕见而且异质性大,目前缺乏系统性证据来支持这一观点。我们发表的一项包括 233 例 CUP(限于腺癌或未分化癌)的研究中,有 9 例患者(4%)仅接受根治性切除,中位总生存期为 52.7 个月;有 7 例患者(3%)接受根治性切除联合放疗,中位总生存期为 27.0 个月[2]。我们认为这些治疗方案是合理的,但对局限于单个转移部位的 CUP 患者仍需要更多的生存数据。

4.2.11   特定的亚组:结论

综上所述,对于大多数传统的"预后良好"的 CUP 亚组而言,有证据表明其生存要优于非选择性的 CUP 患者。必须强调的是,这些亚组本身异质性强,即在这些亚组中部分患者预后良好,而其他患者预后不良。对于个别患者,可以酌情使用已知类似肿瘤的风险预测因子,如女性腋窝转移性腺癌的淋巴结分期或神经内分泌肿瘤的组织学分级。

4.3   CUP 患者的病例系列研究

前面章节列出的大多数 CUP 亚型与器官特异性癌症的预后相类似,这为判断其预后提供了有用的线索,但是这些亚型仅占所有CUP 病例的 10%~30%。对于其余大多数不属于特定亚型的 CUP病例,需要有普遍适用的预后因素来对生存进行预测。可以从药物临床试验中找到与预后相关的因素,但对于 CUP,我们面临的问题是这些试验样本量较小,而且不可避免地对患者进行了筛选,从而进一步影响了这些预后因素的有效性。我们将在第 8 章对这些药物临床试验进行详细探讨。还有一种确定预后因素的途径可以通过非选择性 CUP 的病例系列研究。表 4.1 对这些病例系列研究进行了归纳,罗列了所有国际上发表的、新一点的病例系列研究,这些研究未特意筛选患者进行治疗,也未专门针对上述少数 CUP 亚组进行研究。在这些病例系列中,入选标准略有不同,有些研究排除了第 4.2 节中列出的所有或部分亚组,而有些研究并未排除。如表所示,一些研究还包括了未经组织学证实的患者。

值得注意的是,这些研究是关于非选择性 CUP 患者的总生存期最有效的证据。但是,这些文献报道的总生存期介于 11 周至16.5 个月之间。仔细研究发现,最短的 11 周生存期来自两个流行病学登记的报道,而肿瘤专科中心报道的生存期最长(表 4.1)。患者的选择偏倚可部分解释这些差异,因为有部分虚弱或终末期患者从未在肿瘤专科中心就诊。另一方面,有种趋势显示:与年代较久远的研究相比,年代较近的研究中接受药物治疗的患者比例更高,

表 4.1 非选择性 CUP 患者病例系列研究(按时间顺序)

引用文献	研究人群	生存数据,预后因素,评论
Altman 和 Cadman (1986)[30]	单个中心 1 539 例患者(美国),1922—1981 年	中位 OS 为 5 个月,56% 的患者接受过治疗,18% 的患者未经组织学证实。经过组织学证实的患者接受治疗后中位 OS 为 7 个月
Alberts 等 (1989)[31]	单个中心 100 例患者(南非),1977—1984 年	中位 OS 为 124 天。危险因素:体能状态
Pavlidis 等 (1994)[32]	三个中心 85 例患者(希腊),1986—1991 年	目的是研究血清肿瘤标记物。中位 OS 未明确指出,根据生存曲线推测约为 5 个月。CA19-9 和 CA15-3 水平与转移灶的数目相关
Abbruzzese 等 (1994)[33]	单个中心 657 例患者(美国),1987—1992 年	中位 OS 为 11 个月。随后发表了一项该人群的拓展研究[34]:见下行
Hess 等 (1999)[34]	单个中心 1 000 例患者(美国),1987—1994 年	中位 OS 为 11 个月。两个预后模型分别包含 10 个亚组和 9 个亚组。危险因素:转移部位的数目、腺癌、肝和肾上腺转移。保护因素:神经内分泌癌
Van de Wouw 等 (2002)[35]	单个癌症登记处 1 285 例患者(荷兰,涵盖 1 000 万居民),1984—1992 年	1 024 例经活检证实,261 例仅有临床诊断。活检证实的病例:中位 OS 为 11 周,67% 的患者仅接受支持治疗。保护性因素:年龄 <50 岁,淋巴结转移
Levi 等 (2002)[1]	单个癌症登记处 699 例患者(瑞士,涵盖 786 000 位居民),1984—1993 年	543 例经活检证实:中位年龄 71 岁,中位 OS 为 11 周。156 例仅有临床诊断:中位年龄 79 岁,中位 OS 为 6 周。保护因素:鳞状细胞癌(中位 OS 为 41 周)

引用文献	研究人群	生存数据,预后因素,评论
Culine 等 (2002)[36]	单个中心 150 例患者(法国),1989—1999 年	中位 OS 为 7.5 个月。危险因素:体能状态,肝转移,LDH
Van de Wouw 等 (2004)[37]	单个中心 70 例患者(荷兰),1990—1996 年	中位 OS 为 12 周。危险因素:年龄≥60 岁,体能状态,转移部位的数目,肝转移,LDH
Seve 等 (2006)[38]	单个中心 317 例患者(加拿大),1998—2004 年	中位 OS 为 104 天。危险因素:肝转移,低血清白蛋白,体能状态
Ponce Lorenzo 等人 (2007)[39]	单个中心 100 例患者(西班牙),2002—2006 年	中位 OS 为 4.7 个月。危险因素:体能状态,转移部位的数目,肝转移
Trivanovic 等人 (2009)[40]	两个中心 145 例患者(克罗地亚),2002—2007 年	中位 OS 为 330 天。危险因素:体能状态,肝转移,LDH,贫血,年龄,QT 间期延长
Thöm 等人 (2009)[41]	单个中心 136 例患者(德国),1989—1998 年	中位 OS 为 7.9 个月。危险因素:体能状态,男性
Femandez-Cotarelo 等 (2001)[42]	单个中心 265 例患者(西班牙),1999—2003 年	中位 OS 为 2.5 个月,危险因素:年龄,碱性磷酸酶,低血清白蛋白。保护性因素:鳞状细胞癌
Petrakis 等 (2003)[43]	单个中心 311 例患者(希腊),1988—2011 年	中位 OS 为 8 个月。危险因素:体能状态,白细胞计数升高,内脏转移
Löffler 等 (2004)[2]	单个中心 223 例患者(德国),2006—2010 年	中位 OS 为 16.5 个月。危险因素:体能状态,转移部位的数目,肝和肾上腺转移

缩写:LDH:乳酸脱氢酶,OS:总生存期,RF:危险因素(同参考人群相比,生存率降低)。

生存期更长,这反映了治疗水平的进步。预后因素有助于克服这些选择偏倚,与异质性明显的患者汇总资料相比,能更好地对患者的生存进行预测。

4.4　特定的预后因素

与 CUP 预后因素有关的文献数目较少,而报道的预后因素却相当多。当只考虑在独立研究中经多变量分析证实的预后因素时,剩下的参数明显减少。并且,特定的预后参数的实用性还受到其他因素的影响,例如,这些预后因素是否普遍适用于所有患者或需要特殊的检测,是否明确、客观且易于操作。有些参数可能难以满足这些特点,如体能状态或合并症等。在下表中,我们重点关注与 CUP 患者最相关和最明确的预后因素。

- **年龄**:在病例研究中发现,患者年龄越大,预后越差[17,34,37,42,44]。例如,Van de Wouw 等[37]报道了 17 例年龄小于 60 岁的患者的中位总生存期为 30 周,而在 53 例年龄在 60 岁及以上的患者的中位总生存期为 12 周(P=0.016)。另一方面,包括我们自己收集的 223 例患者在内的其他几项病例研究,并未发现年龄和预后之间存在任何关联[2,33]。例如,Abbruzzese 等[33]报道的大样本数据中,年龄 20~39 岁患者的中位生存期为 8.7 个月,而 70 岁及以上患者的中位生存期为 6.4 个月,在所有年龄组中位生存时间的置信区间都有很大程度重叠。显然,年龄作为预后因素似乎对治疗决策特别敏感,因为年龄对治疗决策(积极治疗或最佳支持治疗)的影响在不同医疗机构之间有所不同,并且随时间而改变。总之,我们认为没有证据表明年龄是一个有效的预后指标。

- **性别**:有几篇文献明确指出,男性比女性的预后要差[2,31,33,41]。Abbruzzese 等[33]报道,女性患者的中位生存期为 9.6 个月,而男性患者为 6.4 个月,在我们的研究数据中,女性患者的中位生存期为 19.3 个月,男性患者为 12.3 个月[2]。这些差异似乎主要与原发部位分布不同有关,因为妇科原发性肿瘤的预后更好,而预后不良的与吸烟相关的肿瘤可能在男性中更为常见。在肿瘤生物学上是否存在其他更普遍的性别差异仍是一个悬而未决的问题。

- **ECOG/WHO 体能状态:** 根据东部肿瘤协作组[45],体能状态用于描述癌症相关的体力活动减少的情况,也称为 WHO、Zubrod 或 ECOG 评分,是 CUP 患者公认的最好的一种预后因子[2,31,36-41,43,46-48]。虽然生存期随着体能状态的恶化而进行性恶化缩短,但患者通常分为体能状态为 0~1 分的预后良好组与体能状态 >1 分的预后不良组,后者的生存期短于对照组的一半。
- **转移部位的数目:** 为了量化转移扩散的程度,可以计算受累器官部位(如淋巴结、肝、肺)的数量。有文献指出其数量与生存期相关[2,33,34,37,41]。预后的二分类法包括 1 个或至多 2 个器官部位受累的预后良好组。
- **特定的转移部位:** 特定部位器官的转移与生存期相关,这不足为奇,许多文献报道了这种关联。肝转移是最受公认的预后不良因素,多项独立研究显示肝转移患者生存期显著缩短[2,31,33,34,37-40]。肾上腺转移同样提示预后不良,正如两项独立研究指出其生存期不到对照组的一半,尽管这些数据仅基于小样本的病例[2,34]。在我们报道的 223 例患者中,10 例肾上腺转移的患者风险比为 2.7(1.1~6.2),但校正混杂因素后,肾上腺转移不再是一个预后因素,主要是因为该组患者器官部位转移的总数相对较高[2]。最后,有些研究者报道淋巴结转移者预后良好[33,41],而有些研究却未显示这种关联,尽管大多数研究显示淋巴结转移的患者有生存期更长的倾向[2,31,37-40]。因此认为淋巴结受累的 CUP 患者生存期会稍长一点。
- **特定的组织学亚组:** 同其他组织学类型相比,鳞状细胞癌和神经分泌癌预后良好,而占大多数 CUP 病例的腺癌则呈示预后不良[1,33,34,42,43]。鳞状细胞癌预后良好的原因是因为局限性肿瘤在该组织学类型中更为常见。鳞状细胞癌在扩散性肿瘤中的预后是否良好仍缺乏相关证据。例如,Abbruzzese 等[33]在大样本的研究中报道,腺癌(预后不良)和神经分泌癌(预后良好)的预后作用显著,而在多因素分析中鳞状细胞癌与预后无显著相关性。
- **血清肿瘤标记物:** 鲜有研究探讨血清肿瘤标记物在 CUP 中的预后或预测价值。有证据表明血清肿瘤标记物升高的程度一般与疾病分期有关,且标记物高于阈值表明生存期短,这是因为肿瘤标记物通常与肿瘤负荷密切相关[2,32,43]。另一方面,与其他肿瘤标记物相比,目前仍无特定的肿瘤标记物与 CUP 患者的预后相关。迄今为止发表的研究报告都存在一个明显的缺陷,即未对所有患者的血清肿瘤标记物进行前瞻性研究,每个肿瘤标记物只是应用在一部分患者中。

- **其他血液检查**:数项独立研究证实血清乳酸脱氢酶、碱性磷酸酶和白蛋白水平可以看作预后参数[36-40,42,46,49]。当上述这些参数高于正常上限(乳酸脱氢酶、碱性磷酸酶)或低于正常下限(白蛋白)时,患者的总生存期不到那些参数正常的对照组的一半。仅有少数患者表现为这些参数异常,这似乎提示疾病处于晚期。其他血液学检查同样如此,但其对 CUP 的预后作用仍未明确。有研究表明,白细胞增多、贫血和淋巴细胞减少者预后不良[38,43]。

- **其他参数**:研究还报道了多个之前未提到的预后因素。有研究发现,心率校正后的 QT 间期(QTc 间期)延长与预后不良密切相关[40]。有一个明显的缺点(可能也是为什么只有一篇相关文献)是该参数的检测在 CUP 患者的常规诊疗中并未普及。成人并发症评估指数 27(ACE-27)同样如此,它是专为癌症患者设计的 27 项并发症指数:Seve 等[38]在多因素分析中发现该指数与预后显著相关,因此除了 ECOG 体能状态、转移部位的数目等参数外,该指数也是一个独立的预后参数。尽管 ACE-27 显示出一定的应用前景,并且可在科学研究中发挥作用,但我们预测,其在常规实践中的推广会有困难。尽管如此,还是要记住,并发症在癌症中普遍存在,是影响 CUP 患者预后的主要因素。

最后,应该指出有些病例系列研究还分析了治疗对预后的影响。正如预期的一样,接受化疗或其他肿瘤特异性治疗者与未接受任何肿瘤特异性治疗者相比生存期更长,而接受手术和/或放疗的患者又比接受化疗的患者生存期要长。这可能是由于病灶范围局限,适合局部治疗的缘故[2,41,42,48,49]。

4.5　预后评分系统

迫切需要一个预后评分系统。在理想情况下,可将所有预后的信息整合到其中去。接下来的章节中,我们将按照时间顺序来对五种不同的 CUP 评分系统进行讨论。事先要说明的是,各项研究中的入选标准在细节方面存在差异,其中一些研究通过定义排除了某些预后良好的亚组。尽管如此,我们还是认为以下讨论的所有评分系统一般都适用于 CUP 患者。

通过对 1 000 例连续性 CUP 病例进行回归树分析[34],Hess 等创建了两种不同的分别包含 10 个和 9 个终端亚组的树状模型。回归树将转移部位(肝、骨、肾上腺、胸膜、淋巴结),转移部位的数量(≤2 vs. >2),组织学类型(神经内分泌癌为预后良好组,而腺癌为预后不良组)和年龄(以 61.5 岁为分界值)等预后参数整合起来。终端亚组的中位生存期介于 5~45 个月之间,虽然多个亚组的生存期置信区间互相重叠且缺乏验证队列。我们认为,该研究对理解 CUP 患者的预后因素及其相对权重方面具有一定的价值。由于算法复杂,且缺乏验证,该研究的分类法并不适用于临床。

相比之下,Culine 等[36]旨在建立一种简单、适用范围广的预后模型。他们仅基于 150 例非选择性 CUP 患者的临床变量,定义了三个亚组(图 4.1a):预后良好组为体能状态≤1 且无肝转移的患者,其 1 年期生存率为 43%,中位总生存期为 10.8 个月;中间组为体能状态 >1 或肝转移的患者,其 1 年期生存率为 23%,中位总生存期为 6.3 个月;预后不良组为体能状态 >1 且肝转移的患者,其 1 年期生存率为 0%,中位总生存期为 2.4 个月。把血清 LDH 水平(150 例患者中有 81 例已检测 LDH)纳入分析后,发现肝转移没有独立的预后意义。因此,研究者建立了第二种仅包括两个亚组的预后模型,其中预后良好组为体能状态≤1,且 LDH 正常(如果 LDH 水平未知,则要求无肝转移)的患者,剩下其他病例归为预后不良组(图 4.1b)。预后良好组 1 年生存率为 45%,而预后不良组 1 年生存率为 11%,两组中位总生存期分别为 11.7 个月和 3.9 个月。第二种模型在两项前瞻性 II 期临床试验的队列中得到证实,结果显示两组患者的 1 年生存率分别为 53% 和 23%,中位总生存期分别为 12 个月和 7 个月($P=0.008$ 9)。我们认为,由于采用了独立的验证队列,以及在常规诊治中的可行性,使得该模型得以成立。由于模型仅包括两个组,以及几个已知与预后相关的参数未包括在内,导致分组不够精细,

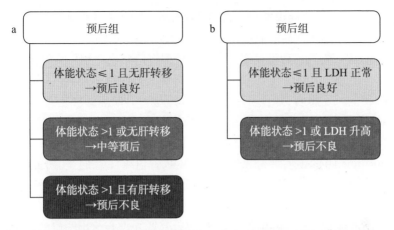

图 4.1 Culine 等[36]建立的 CUP 预后模型：模型（a）仅包含临床变量，模型（b）包含临床和血清变量

并且在 46% 的患者中采用了肝转移来代替 LDH 作为预后参数，使人们不禁提出质疑：在临床实践中应该首选哪些参数？

Seve 等[38] 对 317 例连续性 CUP 病例进行了分析，根据不同的预后划分了两个亚组（图 4.2）：预后良好组表现为无肝转移，且人血白蛋白水平正常；预后不良组表现为肝转移和 / 或人血白蛋白水平降低。两组患者的 1 年生存率分别为 39% 和 12%，中位总生存期分别为 371 天和 108 天。有趣的是，将该模型与先前 Culine 等建立的模型进行对比显示，在

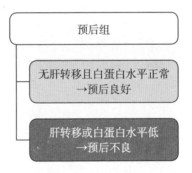

图 4.2 Seve 等[38]建立的 CUP 预后模型

Culine 的模型中预后不良组对比预后良好组的 1 年相对死亡风险为 2.3，而在 Seve 模型中死亡风险为 3.4[38]。此外，采用 81 例患者的独立队列对 Seve 的模型进行验证，结果显示该队列不仅证实了 Seve 模型的有效性，预后不良组对比预后良好组的 1 年相对死亡风险为 4.7，也证实了 Seve 模型比 Culine 模型能更好地判断疾病预

后[38]。研究者提出两种模型在判断预后方面结果不一致,原因是有 17 例 LDH 升高的病例,中位生存期为 363 天,Culine 模型将这部分患者归类为预后不良组,而 Seve 模型将其归类为预后良好组[38]。综上所述,由 Seve 等建立的模型已得到充分验证,可明显区分高风险和低风险患者,并且可用在常规诊疗中。其缺点同样是有几个能做到更加精准预测的相关预后因素未纳入至模型中。

Petrakis 等[43]根据 311 例 CUP 患者的预后资料建了一个 Ioannina 门诊预后评分系统(I-SCOOP)。值得注意的是,研究者并未排除那些预后良好的亚组。因此,建立该评分系统的第一步是按临床病理因素来进行分组。这些亚组的分类遵循了第 4.2 节中列出的经典 CUP 亚组的定义,然而研究者并没有给出明确的定义。基于这一分类,"浆液性腹膜癌""腋窝淋巴结转移"和"头颈部鳞状细胞癌"的亚组最终评分为 0(低风险)。与之相反,"淋巴结转移""神经内分泌癌"和"黏液性腹膜癌"的亚组评分为 1 分,"内脏转移"的亚组评分为 2 分。在所有评分高于 0 分的亚组中,还需考虑另外 2 个参数:当白细胞增多超过 10/nl 时,增加 1 分;当体能状态 >1 时,则再增加 1 分(图 4.3)。综上所述,这些亚组的得分在 0~4 分之间,0 分代表预后最佳,中位总体生存期为 36 个月,而 4 分代表预后最差,中位生存期为 5 个月(图 4.3)。显而易见,由于考虑了临床病理因素,该评分系统比上述其他评分系统更为复杂、严格。然而,我们应该首先考虑预后良好的亚组,这样更有意义。只有在排除了这些亚组之后,才可使用一般的评分标准。例如,如上所述,对于女性腋窝淋巴结转移性腺癌,有明确的证据表明患者的 5 年预期生存率远高于 50%[4],而 I-SCOOP 推测其中位总体生存期为 36 个月。因此,首先将腋窝淋巴结受累的 CUP 视作一个独立的亚组可以做出更有效的预测。I-SCOOP 的另一个缺点是在实践中按临床病理因素来进行分类较为困难,这也是研究者未对这些亚组提出确切定义的原因[43]。最后,I-SCOOP 的有效性尚未通过独立的验证队列来检验。

我们在自己纳入的 223 例 CUP 患者(腺癌或未分化癌)的队列中[2],根据治疗前的临床资料,建立了一个评分系统(图 4.4):预后良好组为体能状态 ≤1 且有 1 个转移器官部位,其中位总体生存期

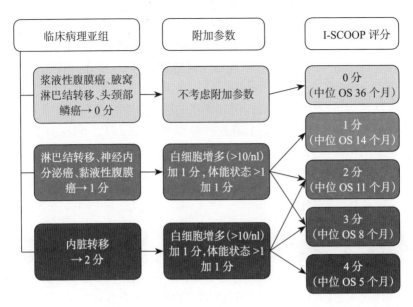

图 4.3　Petrakis 等[43]建立的预后评分系统,称为 I-SCOOP。每个最终评分对应了各个队列观察到的中位总体生存期(OS)[43]

为 36.6 个月;预后中等组为体能状态 >1 或有 1 个以上转移器官部位,其中位总体生存期为 12 个月;预后不良组为体能状态 >1 且有 1 个以上转移器官部位,其中位总体生存期为 8.7 个月。当排除接受手术切除联合或不联合放疗的患者(可能治愈的亚组)之后,该评分系统仍然有效:预后良好亚组的中位总体生存期为 28.2 个月[2]。因此,我们为非选择性的 CUP 患者提供了另外一种使用方便、区分度好的评分系统。该评分系统的有效性尚未得到独立队列的验证。与 Culine 等[36]和 Seve 等[38]建立的模型相比,我们

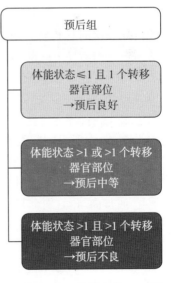

图 4.4　Löffler 等建立的 CUP 预后模型

的优势是无须进行任何抽血检测。

总之,已发表的一些评分系统包含了大量的预后参数,这些文献有助于我们加深对 CUP 预后因素的理解,但这些预后模型流程复杂,很难在常规诊疗中使用。与之相反,另外一些发表的评分系统在常规诊疗中易于操作,但其潜在的缺点是没有把对个别患者有用的预后信息都考虑进去。在这些模型中,Culine 等[36]和 Seve 等[38]建立的模型最为有效,后者的区分度更好。

4.6   结论

CUP 毕竟是一种异质性疾病。对每个患者都要考虑其预后信息,这一点很重要。其主要目的是从大多数预后不良的病例中找出预后良好的患者。因此,要考虑的是该如何应用本章提供的资料来实现这一目的,以及目前有关 CUP 预后的知识存在哪些局限性。

关于后一个问题,在评价预后因素的研究之间进行比较时或将这些因素应用于个体患者时,其难点在于纳入标准存在差异。因此,特定亚组是否纳入研究可以影响单个预后因素的有效性。当治疗方法改变时,特定预后因素的作用也可能改变。这一点在选择不同的治疗方法时显得特别重要,例如,是选择非特异性化疗还是选择基因表达谱指导下的部位特异性治疗。

如何将预后信息应用于个体患者? 采用循序渐进的方法似乎最为适合。第一步是考虑患者是否属于第 4.2 节中列出的“经典”亚组之一。首先考虑这些亚组不仅是判断预后的需要,而且是治疗的需要,因为亚组的归类最先影响到治疗的选择。此外,这些亚组最重要的预后信息并非来自一般性 CUP 研究,而是来自针对各个 CUP 亚组的研究,如女性孤立的腋窝淋巴结转移性腺癌(见第 4.5节)。通常而言,针对非选择性 CUP 患者的预后参数(如 LDH 或白蛋白水平)对这些特定的亚组并无预测意义。

只有排除了这些“经典”的亚组,才能进一步明确 CUP 的普通预后因素,如体能状态、转移部位的数目、肝脏或肾上腺转移、血清 LDH 和白蛋白等。在实践中,所有可能与患者有关的预后信息都应考虑进去。在这种情况下,明确哪个预后因素的作用小一点同样很重要,例如年龄作为预后指标的作用至少是有争议的。另一例子是脑转移,在其他多种肿瘤中提示预后极差,但在判断 CUP 的预后时并不起主要作用,我们的研究数据也突出了这一点:18 例脑转移的 CUP 患者中位总体生存期可达 16.5 个月[2]。

(付晓红 译,周启明 校)

参考文献

1. Levi F, Te VC, Erler G, Randimbison L, La Vecchia C. Epidemiology of unknown primary tumours. Eur J Cancer. 2002;38(13):1810–2. PubMed.
2. Löffler H, Puthenparambil J, Hielscher T, Neben K, Krämer A. Patients with cancer of unknown primary: a retrospective analysis of 223 patients with adenocarcinoma or undifferentiated carcinoma. Dtsch Arztebl Int. 2014;111(27–28):481–7. PubMed.
3. Hainsworth JD, Greco FA. Treatment of patients with cancer of an unknown primary site. N Engl J Med. 1993;329(4):257–63. PubMed.
4. Pentheroudakis G, Lazaridis G, Pavlidis N. Axillary nodal metastases from carcinoma of unknown primary (CUPAx): a systematic review of published evidence. Breast Cancer Res Treat. 2010;119(1):1–11. PubMed.
5. Pentheroudakis G, Pavlidis N. Serous papillary peritoneal carcinoma: unknown primary tumour, ovarian cancer counterpart or a distinct entity? A systematic review. Crit Rev Oncol Hematol. 2010;75(1):27–42. PubMed.
6. Cerezo L, Raboso E, Ballesteros AI. Unknown primary cancer of the head and neck: a multidisciplinary approach. Clin Transl Oncol. 2011;13(2):88–97. PubMed.
7. Hainsworth JD, Fizazi K. Treatment for patients with unknown primary cancer and favorable prognostic factors. Semin Oncol. 2009;36(1):44–51. PubMed.
8. Pavlidis N, Pentheroudakis G, Plataniotis G. Cervical lymph node metastases of squamous cell carcinoma from an unknown primary site: a favourable prognosis subset of patients with CUP. Clin Transl Oncol. 2009;11(6):340–8. PubMed.
9. Beldi D, Jereczek-Fossa BA, D'Onofrio A, Gambaro G, Fiore MR, Pia F, et al. Role of radiotherapy in the treatment of cervical lymph node metastases from an unknown primary site: retrospective analysis of 113 patients. Int J Radiat Oncol Biol Phys. 2007;69(4):1051–8. PubMed.
10. Colletier PJ, Garden AS, Morrison WH, Goepfert H, Geara F, Ang KK. Postoperative radiation for squamous cell carcinoma metastatic to cervical lymph nodes from an unknown primary site: outcomes and patterns of failure. Head Neck. 1998;20(8):674–81. PubMed.
11. Issing WJ, Taleban B, Tauber S. Diagnosis and management of carcinoma of unknown primary in the head and neck. Eur Arch Otorhinolaryngol. 2003;260(8):436–43. PubMed.
12. Ligey A, Gentil J, Crehange G, Montbarbon X, Pommier P, Peignaux K, et al. Impact of target volumes and radiation technique on loco-regional control and survival for patients with unilateral cervical lymph node metastases from an unknown primary. Radiother Oncol. 2009;93(3):483–7. PubMed.
13. Shoushtari A, Saylor D, Kerr KL, Sheng K, Thomas C, Jameson M, et al. Outcomes of patients with head-and-neck cancer of unknown primary origin treated with intensity-modulated radiotherapy. Int J Radiat Oncol Biol Phys. 2011;81(3):e83–91. PubMed.
14. Guarischi A, Keane TJ, Elhakim T. Metastatic inguinal nodes from an unknown primary neoplasm. A review of 56 cases. Cancer. 1987;59(3):572–7. PubMed.
15. Varadhachary GR, Karanth S, Qiao W, Carlson HR, Raber MN, Hainsworth JD, et al. Carcinoma of unknown primary with gastrointestinal profile: immunohistochemistry and survival data for this favorable subset. Int J Clin Oncol. 2013;28. PubMed.
16. Greco FA, Vaughn WK, Hainsworth JD. Advanced poorly differentiated carcinoma of

unknown primary site: recognition of a treatable syndrome. Ann Intern Med. 1986;104(4):547–53. PubMed.

17. Hainsworth JD, Johnson DH, Greco FA. Cisplatin-based combination chemotherapy in the treatment of poorly differentiated carcinoma and poorly differentiated adenocarcinoma of unknown primary site: results of a 12-year experience. J Clin Oncol. 1992;10(6):912–22. PubMed.

18. Hainsworth JD, Wright EP, Johnson DH, Davis BW, Greco FA. Poorly differentiated carcinoma of unknown primary site: clinical usefulness of immunoperoxidase staining. J Clin Oncol. 1991;9(11):1931–8. PubMed.

19. Hainsworth JD, Spigel DR, Thompson DS, Murphy PB, Lane CM, Waterhouse DM, et al. Paclitaxel/carboplatin plus bevacizumab/erlotinib in the first-line treatment of patients with carcinoma of unknown primary site. Oncologist. 2009;14(12):1189–97. PubMed.

20. Huebner G, Link H, Kohne CH, Stahl M, Kretzschmar A, Steinbach S, et al. Paclitaxel and carboplatin vs gemcitabine and vinorelbine in patients with adeno- or undifferentiated carcinoma of unknown primary: a randomised prospective phase II trial. Br J Cancer. 2009;100(1):44–9. PubMed.

21. Stoyianni A, Pentheroudakis G, Pavlidis N. Neuroendocrine carcinoma of unknown primary: a systematic review of the literature and a comparative study with other neuroendocrine tumors. Cancer Treat Rev. 2011;37(5):358–65. PubMed.

22. Kamposioras K, Pentheroudakis G, Pectasides D, Pavlidis N. Malignant melanoma of unknown primary site. To make the long story short. A systematic review of the literature. Crit Rev Oncol Hematol. 2011;78(2):112–26. PubMed.

23. Finn L, Markovic SN, Joseph RW. Therapy for metastatic melanoma: the past, present, and future. BMC Med. 2012;10:23. PubMed Central PMCID: 3308914.

24. Girotti MR, Saturno G, Lorigan P, Marais R. No longer an untreatable disease: how targeted and immunotherapies have changed the management of melanoma patients. Mol Oncol. 2014;8(6):1140–58. PubMed.

25. Robert C, Long GV, Brady B, Dutriaux C, Maio M, Mortier L, et al. Nivolumab in previously untreated melanoma without BRAF mutation. N Engl J Med. 2015;372(4):320–30. PubMed.

26. Postow MA, Chesney J, Pavlick AC, Robert C, Grossmann K, McDermott D, et al. Nivolumab and ipilimumab versus ipilimumab in untreated melanoma. New Engl J Med. 2015;372:2006–17.

27. Pavlidis N, Petrakis D, Golfinopoulos V, Pentheroudakis G. Long-term survivors among patients with cancer of unknown primary. Crit Rev Oncol Hematol. 2012;84(1):85–92. PubMed.

28. Gartrell BA, Saad F. Managing bone metastases and reducing skeletal related events in prostate cancer. Nat Rev Clin Oncol. 2014;11(6):335–45. PubMed.

29. Pentheroudakis G, Golfinopoulos V, Pavlidis N. Switching benchmarks in cancer of unknown primary: from autopsy to microarray. Eur J Cancer. 2007;43(14):2026–36. PubMed.

30. Altman E, Cadman E. An analysis of 1539 patients with cancer of unknown primary site. Cancer. 1986;57(1):120–4. PubMed.

31. Alberts AS, Falkson G, Falkson HC, van der Merwe MP. Treatment and prognosis of metastatic carcinoma of unknown primary: analysis of 100 patients. Med Pediatr Oncol. 1989;17(3):188–92. PubMed.

32. Pavlidis N, Kalef-Ezra J, Briassoulis E, Skarlos D, Kosmidis P, Saferiadis K, et al. Evaluation of six tumor markers in patients with carcinoma of unknown primary. Med Pediatr Oncol. 1994;22(3):162–7. PubMed.

33. Abbruzzese JL, Abbruzzese MC, Hess KR, Raber MN, Lenzi R, Frost P. Unknown primary carcinoma: natural history and prognostic factors in 657 consecutive patients. J Clin Oncol. 1994;12(6):1272–80. PubMed.

34. Hess KR, Abbruzzese MC, Lenzi R, Raber MN, Abbruzzese JL. Classification and regression tree analysis of 1000 consecutive patients with unknown primary carcinoma. Clin Cancer Res. 1999;5(11):3403–10. PubMed.

35. van de Wouw AJ, Janssen-Heijnen ML, Coebergh JW, Hillen HF. Epidemiology of unknown primary tumours; incidence and population-based survival of 1285 patients in Southeast

Netherlands, 1984–1992. Eur J Cancer. 2002;38(3):409–13. PubMed.

36. Culine S, Kramar A, Saghatchian M, Bugat R, Lesimple T, Lortholary A, et al. Development and validation of a prognostic model to predict the length of survival in patients with carcinomas of an unknown primary site. J Clin Oncol. 2002;20(24):4679–83. PubMed.

37. van de Wouw AJ, Jansen RL, Griffioen AW, Hillen HF. Clinical and immunohistochemical analysis of patients with unknown primary tumour. A search for prognostic factors in UPT. Anticancer Res. 2004;24(1):297–301. PubMed.

38. Seve P, Ray-Coquard I, Trillet-Lenoir V, Sawyer M, Hanson J, Broussolle C, et al. Low serum albumin levels and liver metastasis are powerful prognostic markers for survival in patients with carcinomas of unknown primary site. Cancer. 2006;107(11):2698–705. PubMed.

39. Ponce Lorenzo J, Segura Huerta A, Diaz Beveridge R, Gimenez Ortiz A, Aparisi Aparisi F, Fleitas Kanonnikoff T, et al. Carcinoma of unknown primary site: development in a single institution of a prognostic model based on clinical and serum variables. Clin Transl Oncol. 2007;9(7):452–8. PubMed.

40. Trivanovic D, Petkovic M, Stimac D. New prognostic index to predict survival in patients with cancer of unknown primary site with unfavourable prognosis. Clin Oncol. 2009;21(1):43–8. PubMed.

41. Thöm I, Rogers C, Andritzky B, Witzel I, Schuch G, Hossfeld DK, et al. Single-center management of 136 patients with cancer of unknown primary site (CUP syndrome) over a period of 10 years. Onkologie. 2009;32(12):741–6. PubMed.

42. Fernandez-Cotarelo MJ, Guerra-Vales JM, Colina F, de la Cruz J. Prognostic factors in cancer of unknown primary site. Tumori. 2010;96(1):111–6. PubMed.

43. Petrakis D, Pentheroudakis G, Voulgaris E, Pavlidis N. Prognostication in cancer of unknown primary (CUP): development of a prognostic algorithm in 311 cases and review of the literature. Cancer Treat Rev. 2013;39(7):701–8. PubMed.

44. Lenzi R, Hess KR, Abbruzzese MC, Raber MN, Ordonez NG, Abbruzzese JL. Poorly differentiated carcinoma and poorly differentiated adenocarcinoma of unknown origin: favorable subsets of patients with unknown-primary carcinoma? J Clin Oncol. 1997;15(5):2056–66. PubMed.

45. Oken MM, Creech RH, Tormey DC, Horton J, Davis TE, McFadden ET, et al. Toxicity and response criteria of the Eastern Cooperative Oncology Group. Am J Clin Oncol. 1982;5(6):649–55. PubMed.

46. van der Gaast A, Verweij J, Planting AS, Hop WC, Stoter G. Simple prognostic model to predict survival in patients with undifferentiated carcinoma of unknown primary site. J Clin Oncol. 1995;13(7):1720–5. PubMed.

47. Kodaira M, Takahashi S, Yamada S, Ueda K, Mishima Y, Takeuchi K, et al. Bone metastasis and poor performance status are prognostic factors for survival of carcinoma of unknown primary site in patients treated with systematic chemotherapy. Ann Oncol. 2010;21(6):1163–7. PubMed.

48. Pasterz R, Savaraj N, Burgess M. Prognostic factors in metastatic carcinoma of unknown primary. J Clin Oncol. 1986;4(11):1652–7. PubMed.

49. Piga A, Gesuita R, Catalano V, Nortilli R, Cetto G, Cardillo F, et al. Identification of clinical prognostic factors in patients with unknown primary tumors treated with a platinum-based combination. Oncology. 2005;69(2):135–44. PubMed.

第 5 章　原发灶不明癌的辅助检查：当前的推荐及依据

Alwin Krämer, Harald Löffler

5.1　前言

总是有人认为,CUP 的辅助检查和后续治疗存在符合循证依据的标准方案。但是,对文献的研究越深入,事态就变得越不明朗。例如,随着时间的推移,诊断和治疗的方法发生了变化,许多在不同的综述中反复提到的观点,引用的都是事实上证明已经过时的原始数据。另一个主要问题是,不同研究之间选择的患者缺乏可比性,这不仅是由于不同的研究对 CUP 的定义不同,而且也是因为诊断标准的进步。

举例说明,在 20 世纪 80 年代,认为在 CUP 中低分化癌(PDC)的预后良好,有部分患者能够长期生存[1,2],其中有相当一部分患者表现出生殖细胞癌的特征。从那时起,指南把 PDC 和生殖细胞癌一同归属于预后良好的 CUP 亚组。然而,早期研究并未采用目前用于鉴别淋巴瘤和癌的免疫组化方法。因此,那些长期生存的患者中有相当一部分可能是淋巴瘤,这也得到了其中一篇参考文献的原始数据支持,当初一些归类为 PDC 的病例采用新的免疫组化重新染色分析,最后诊断为淋巴瘤[2,3]。基于这些考虑,我们在本章节开始专门讨论 CUP 的辅助检查时,对这些循证依据传递了什么信息、如何转化成现行的指南以及对临床诊疗有什么帮助做了一般性的述评。

5.2　广泛的检查还是实用、快速的决策过程?

一般规则是,每次医疗干预都需要适当的诊断。至于 CUP,往往会令人感到不安，因为无法找到或明确原发部位，这可能会促使我们不遗余力地去做诊断性检查。然而，我们应该考虑到，CUP 患者的中位预期寿命最多只有 1 年，在开始治疗之前进行各种检查可能需要数周至数月的时间，而在此期间患者可能会出现症状却无法得到治疗。还有一点，我们应考虑特定诊断研究的结果是否会影响预后，或者是否给患者带来其他获益。

考虑到特定检查方法是否应该作为常规诊断的一部分，回顾历史和传统也许会有所帮助。例如，结肠镜检查在常规使用免疫组化和现代断层面扫描之前就已经问世，在后者缺乏的条件下来寻找腺癌的原发病灶时，常规的结肠镜检查确实起了很大作用。如今，如果腺癌表达 CK7 且不表达 CK20 和 CDX2（大多数情况），同时 CT 扫描中没有结直肠癌的迹象，那么原发灶来源于结直肠的可能性极小，在这种情况下，不需要结直肠镜检查（而如果免疫组化提示结肠直肠癌，则有必要结肠镜检查）。

另一方面，一些 CUP 的亚组预后较好，如果治疗得当，部分患者可能长期生存。因此，除了要排除像淋巴瘤或间皮瘤之类与 CUP 不同的疾病之外，辅助检查的主要任务是排除或明确患者是否属于这些预后良好的亚组，这将在本书的其他章节做详细讨论。

5.3 新方法在常规检查中的应用—机会和注意事项

不断有新的诊断和治疗方法呈现在医生面前，这为原本无法治愈的癌症患者带来了新的希望。这种希望以及医生和患者的偏爱可能会促使这种新的方法在临床实践中得到快速应用。另一方面，理想情况下，每种医疗干预都应该以设计合理的随机对照试验结果为基础。然而对于 CUP，新的诊治方法与循证依据之间存在很大分歧。我们将简要地讨论几个例子。

^{18}F- 脱氧葡萄糖（FDG）-PET/CT 将 CT 扫描（CUP 患者的标准辅助检查）与癌细胞的代谢标记物结合起来，这在理论上可以增加肿瘤检测的敏感性和特异性。事实上，一项含有 10 篇原始文献的荟萃分析得出的结论显示，FDG-PET（有或无 CT）在 37% 的患者

中检测到先前未被识别的转移瘤,并改变了 34.7% 的患者的临床治疗决策[4]。然而,在这 10 项研究中,只有 2 项研究在进行 FDG-PET 检测(作为补充检测)之前,将胸部、腹部和盆腔的 CT 扫描作为 CUP 患者常规检查的一部分[4]。因此,在常规进行高分辨率 CT 扫描时,FDG-PET 的价值可能会降低。此外,即使我们认为 FDG-PET/CT 能够在少数病例中发现从前未检测到的原发病灶,仍需证明这种检查是否可以给患者带来生存获益。最后,根据自身情况,患者 PDG-PET/CT 检查的机会有限,这可能会延误治疗。另一方面,及时的 FDG-PET/CT 检查可以节省时间并避免进一步的检查。该问题将在下一章更详细地讨论,但就目前而言,FDG-PET/CT 的诊断价值要具体问题具体分析。

　　通过基因表达谱分析检测 mRNA 或 microRNA 的表达水平,明显提高了识别 CUP 患者的可疑起源部位的能力。如今,有两种商业化的检测方法,通过临床分期和免疫组化的提示,可在 80% 或更多的病例中确定单一的起源部位、对原发灶明确的癌症进行正确分类以及与原发灶进行很好的关联[5,6]。这些检测方法将在第 11 章做进一步的阐述。在此,要指出基因表达谱分析在不同国家的普及存在差异:尽管这些检测在美国可纳入医疗保险,可以广泛地应用于 CUP 患者,但在德国(据我们所知,整个欧洲和全球其他国家 / 地区)并没有纳入医疗保险,因此,CUP 患者不能轻易地使用这项检测。通常情况下,如果原发部位明确的肿瘤治疗效果优于原发灶不明者,那么明确原发部位仅仅是改善了患者的预后。在这方面,结合临床分期和最新的免疫组化,即便在没有基因表达谱分析的情况下,依然可以高度准确地识别某些重要的亚组,部位特异性治疗可提高其生存率,例如,具有结直肠癌免疫组化特征的 CUP。对于其余的大部分病例,CUP 的治疗方案和其潜在的代表性的起源部位(例如肺癌)的治疗方案之间没有显著差异。此外,如第 3 章所述,始见于既定器官的 CUP 与各个器官的原发肿瘤之间可能存在生物学差异。因此,尽管这些差异仍然难以捉摸,但不能简单地认为部位特异性治疗对于起源部位不同的 CUP 同等有效。根据基因表达谱分析确定的原发灶来制定的治疗方案,与依照传统方法相比,其优点应通过随机对照试验加以验证。迄今为止,仅存在 II 期临床试验的数据，其总生存期约为 1 年左右[7]，这与根据非特异性检测结果来制定的治疗方案结果相似[8]。因此，迫切期待诸如 GEFCAPI 04 试验(一项法国协作组开展的Ⅲ期试验)的随机对照试验结果[9]。

除了基因表达谱分析，二代测序可能成为 CUP 的另一种重要诊断工具。因为理论上，它可能适用于识别肿瘤的原发部位。此外，检测到的分子畸变可能有助于预测分子靶向药物的疗效[10]。这种方法的临床应用远不及基因表达谱分析先进[10]。另一方面，已经在多种类型肿瘤中开展了特定基因的突变分析，例如，对肺癌的 EGFR 突变分析或结直肠癌的 RAS 突变分析，这两者对于治疗的选择非常重要。因此，只要临床有指征，CUP 的辅助检查应该包括特定基因的突变分析。这意味着在许多 CUP 病例中，对一组相关基因进行测序是合理的。

所有这些例子表明，关于是否可以与何时将这些新的诊治方法引入临床实践并没有明确答案。新方法的有效性要取决于具体情况，即在 CUP 患者的辅助检查中有哪些常规方法。这妨碍了新方法研究成果的推广。实际上，如果看起来额外使用的一种新方法可带来额外获益似乎是合理的，但尚未得到证实，那么是否使用这种方法则不仅是医学问题，而且还是政治问题，这意味着不仅需要考虑风险和收益，还需要考虑成本效益。在这一点上，我们将采用实际的做法对 CUP 患者进行辅助检查，并采取相对严格的措施来应对，以保证新方法的快速实施。

5.4　CUP 患者辅助检查的实际做法

CUP 患者通常是因为出现症状或体征才去做检查(如超声检查)，或者是因为其他原因行常规检查或影像学检查无意中发现可疑病灶(如图 5.1 所示)。如果怀疑是恶性肿瘤，下一步的任务是进行合适的组织活检，最好是通过针刺活检或切除活检。通常是根据横断面成像来选择合适的活检部位。组织学诊断，包括免疫组化和分子诊断(在第 7 章详细讨论)，可以指导临床做进一步的辅助检查。除了仔细询问病史和体格检查外，还包括胸部和腹部的横断面成像(通常是 CT 扫描)，这也可以作为评价后续治疗效果的重要基线检

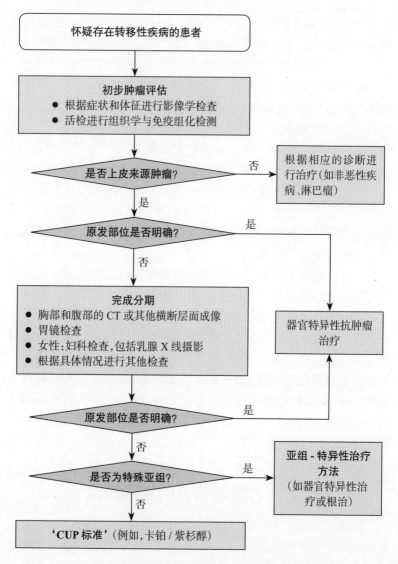

图 5.1　CUP 患者的辅助检查。详情参阅正文

查。因此，应尽可能缩短横断面成像和开始抗肿瘤治疗之间的时间间隔。

　　如前所述，对于 CUP 患者，应避免进行详尽的检查而忽视患者能否获益。事实上，除了先进的组织学诊断（可能还包括分子诊断）

和完备的横断面成像之外，其他检查对诊断的价值相对较小。当然，需进行血液检查，常规指标（如 LDH）可以提供有关预后的重要信息（请参阅前面章节）。此外，应检测血清肿瘤标记物，特别是 AFP、β-HCG 以及男性患者的 PSA。这些肿瘤标记物可能对某个特定的亚组有提示作用（请参阅前面章节）。另外，应检测最常见的肿瘤标记物，例如，对于腺癌，应检测 CEA 和 CA19-9，其中女性患者，还应检测 CA125 和 CA15-3。这些标记物的诊断价值较低，但对于后续抗肿瘤治疗疗效的评估有一定的价值。

由于食管癌和胃癌往往缺乏组织学或免疫组化特征，无法同其他原发肿瘤明显区分开来。这意味着在绝大多数 CUP 病例中，必须对其进行鉴别诊断，因此通常推荐胃镜检查。加上胃镜检查风险较低，权衡收益 - 风险支持常规进行胃镜检查。然而，如果组织学和定位明显与上消化道的原发性病变不符，胃镜检查不是非做不可。

正如前面所述，由于典型的免疫组化特征（CK7 表达阴性，CK20 和 CDX2 表达阳性）可以与其他原发性肿瘤区分开来，因此我们认为并不是所有的 CUP 患者都应该常规进行结肠镜检查[11]。对于并非结直肠起源的 CK7 阳性、CK20 阴性的癌症，通常不需要结肠镜检查来证实。如果疑似结直肠癌（如组织学、影像学检查发现的可疑病变、存在临床症状或体征），则有必要进行结肠镜检查。同样，如果患者临床疑似肺癌，则应该行支气管镜检查，同时应该记住，CT 扫描对于肺癌的检测非常敏感。如果 CT 扫描没有发现可疑迹象，则不大可能通过支气管镜检查发现恶性病变。

对于女性，常通过触诊、超声和乳腺 X 线摄影（根据需要行 MRI 检查）来进行乳腺癌的筛查。这种筛查应作为标准检查的一部分，但是肿瘤明显不是来源于乳腺时除外。由于下一章涉及有关乳腺癌筛查的影像学检查的内容，因此不在此处展开讨论。女性 CUP 患者的常规检查还应进一步行妇科检查和经阴道超声检查。

一些学者推荐将经直肠前列腺超声检查作为男性 CUP 患者常规检查的一部分。然而，转移性前列腺癌通常表现出一些独有的特征，如 PSA 升高、成骨性病变以及某些免疫组化特征。若缺乏这些特征，则无明确的经直肠超声检查的指征。因此，血清 PSA 水平可以作为前列腺癌唯一必需的常规检查项目。

鳞状细胞癌或头颈部肿瘤专门或主要累及颈部淋巴结是一个重要且界定明确的亚型。除了上述检查外，还应进行上呼吸消化道内视镜检查(鼻咽镜检查包括鼻咽、喉镜和食管镜检查)。对于鳞状细胞癌，通常包括直接活检和双侧扁桃体切除术。由于扁桃体通常是原发灶的隐匿部位，尽管关于是否要进行扁桃体切除术，或者扁桃体切除术的适应证是哪些，仍然存在一些争议[12,13]。要注意的是，FDG-PET/CT 在这种情况下比在一般的 CUP 病例中所起的作用更大。我们将在下一章进行更详细的讨论。

迄今为止，所列出的文献可能会因个人的考虑而做修正，即有关存在器官 / 部位特异性的假设是否成立。要再次强调的是，应该避免为了寻找任何蛛丝马迹而进行广泛的检查，这不仅会延误治疗，而且几乎不能使患者获益。

5.5 结论

在接下来的章节中，我们将更详细地探讨特定的辅助检查。应该记住，CUP 患者检查的主要目的是识别那些可以采用特定的治疗方法、比"标准"CUP 预后更好的亚组。应该避免与此目的相悖的辅助检查。

（马一楠 译，周启明 校）

参考文献

1. Greco FA, Vaughn WK, Hainsworth JD. Advanced poorly differentiated carcinoma of unknown primary site: recognition of a treatable syndrome. Ann Intern Med. 1986;104(4):547–53. PubMed.
2. Hainsworth JD, Johnson DH, Greco FA. Cisplatin-based combination chemotherapy in the treatment of poorly differentiated carcinoma and poorly differentiated adenocarcinoma of unknown primary site: results of a 12-year experience. J Clin Oncol. 1992;10(6):912–22. PubMed.
3. Hainsworth JD, Wright EP, Johnson DH, Davis BW, Greco FA. Poorly differentiated carcinoma of unknown primary site: clinical usefulness of immunoperoxidase staining. J Clin Oncol. 1991;9(11):1931–8. PubMed.
4. Seve P, Billotey C, Broussolle C, Dumontet C, Mackey JR. The role of 2-deoxy-2-[F-18] fluoro-D-glucose positron emission tomography in disseminated carcinoma of unknown primary site. Cancer. 2007;109(2):292–9. PubMed.

5. Meiri E, Mueller WC, Rosenwald S, Zepeniuk M, Klinke E, Edmonston TB, et al. A second-generation microRNA-based assay for diagnosing tumor tissue origin. Oncologist. 2012;17(6):801–12. PubMed Central PMCID: 3380879.

6. Erlander MG, Ma XJ, Kesty NC, Bao L, Salunga R, Schnabel CA. Performance and clinical evaluation of the 92-gene real-time PCR assay for tumor classification. J Mol Diagn. 2011;13(5):493–503. PubMed Central PMCID: 3157614.

7. Hainsworth JD, Rubin MS, Spigel DR, Boccia RV, Raby S, Quinn R, et al. Molecular gene expression profiling to predict the tissue of origin and direct site-specific therapy in patients with carcinoma of unknown primary site: a prospective trial of the Sarah cannon research institute. J Clin Oncol. 2013;31(2):217–23. PubMed.

8. Hainsworth JD, Spigel DR, Thompson DS, Murphy PB, Lane CM, Waterhouse DM, et al. Paclitaxel/carboplatin plus bevacizumab/erlotinib in the first-line treatment of patients with carcinoma of unknown primary site. Oncologist. 2009;14(12):1189–97. PubMed.

9. Martineau G, Laplanche A, Van de Wouw AW, Gedske Daugaard G, Balana C, Penel N, et al. GEFCAPI 04: a phase III trial comparing a treatment oriented by a molecular analysis with CancerTYPE ID test to cisplatin-gemcitabine in patients with carcinoma of an unknown primary (CUP). J Clin Oncol. 2014;32, TPS11134.

10. Tothill RW, Li J, Mileshkin L, Doig K, Siganakis T, Cowin P, et al. Massively-parallel sequencing assists the diagnosis and guided treatment of cancers of unknown primary. J Pathol. 2013;4. PubMed.

11. Varadhachary GR, Karanth S, Qiao W, Carlson HR, Raber MN, Hainsworth JD, et al. Carcinoma of unknown primary with gastrointestinal profile: immunohistochemistry and survival data for this favorable subset. Int J Clin Oncol. 2013;28. PubMed.

12. Strojan P, Ferlito A, Medina JE, Woolgar JA, Rinaldo A, Robbins KT, et al. Contemporary management of lymph node metastases from an unknown primary to the neck: I. A review of diagnostic approaches. Head Neck. 2013;35(1):123–32. PubMed.

13. Cerezo L, Raboso E, Ballesteros AI. Unknown primary cancer of the head and neck: a multidisciplinary approach. Clin Transl Oncol. 2011;13(2):88–97. PubMed.

第6章　原发灶不明癌的放射诊断

Philipp M. Kazmierczak, Axel Rominger, Clemens C. Cyran

6.1　前言

在组织病理学证实的癌症患者中,有 2%~4% 的病例即使采用现代的诊断方法也无法明确其原发部位,这种情况临床上称之为原发灶不明癌(CUP)[1,2],其发病率与胰腺癌、肾癌或白血病相似[3]。即使采用最先进的方法进行全面检查,也只有不到 20% 的患者能够明确原发部位。相比而言,大约 80% 的原发部位是通过尸检才明确的[4]。

在 CUP 中,腺癌占 40%~60%,未分化癌占 15%~20%,鳞状细胞癌占 5%~8%,神经内分泌肿瘤占 3%~5%,其他病理类型占 1%~3%[5]。最常见的原发部位是肺(占 20%~35%)和胰腺(占 15%~20%),其次是胃肠道和妇科恶性肿瘤。这组异质性癌症患者的中位生存期仅有 3~11 个月[6]。影像学是 CUP 的 4 个诊断和治疗步骤的根本[7]:确定原发部位、临床表现如何、哪些肿瘤(如乳腺癌、前列腺癌及淋巴瘤等)适合采取积极的治疗措施,以及对疾病进行分层。预后良好的亚组(约占 20%)分化好,和 / 或对化疗敏感,有明确的治疗方案可选。而另一方面,预后不良的亚组(约 80%)分类不清晰[6]。

现代影像学方法提高了 CUP 原发部位的检出率[8]。多种因素影响 CUP 患者的预后:年龄、性别、一般状况、体重减轻、组织病理学、血清肿瘤标记物、肿瘤负荷、肿瘤所处的部位和转移模式。这些因素有助于区分预后良好和预后不良的亚组[9],可对治疗产生直接的影响[10]。

影像学对准确评估肿瘤负荷、原发肿瘤 / 转移瘤所处部位及转移模式,是至关重要的,全身计算机断层扫描(computedtomography,

CT) 和局部磁共振成像 (magnetic resonance imaging, MRI) 尤为重要[7]。国际指南 (www.esmo.org, www.nccn.org) 推荐，CUP 患者的检查至少应该包括病史询问和体格检查、实验室检查以及颈胸腹部的 CT 检查。对于女性患者，还推荐乳房 X 线检查和经阴道超声检查，而对于男性患者，推荐经直肠前列腺超声检查[11,12]。通常而言，临床检查和寻找潜在的原发肿瘤应始终遵循合理的诊断流程，这些流程既要考虑患者的生存获益，又要考虑患者耗费的时间和金钱。

6.2　计算机断层扫描 (CT)

在 CUP 的诊断流程中，CT 在原发肿瘤的定位和疾病分期方面有着广泛的应用，尽管只有少数几项研究提供了详细的循证依据来支持其在 CUP 中的诊断作用。对于易出现转移的肿瘤，如肺癌、胰腺癌、结肠癌和肾细胞癌，CT 具有很高的敏感性[7]。在一项初始表现为转移性疾病而原发部位未明确的 879 例患者的研究中，CT 对胰腺癌的检出率为 86%、结肠癌的检出率为 36% 以及肺癌的检出率为 74%，总体的检出率为 55%[11,13]。同时也证明在诊断肺、肝、淋巴结及骨转移方面具有很高的价值。在一项头颈部转移性鳞状细胞癌的荟萃分析中显示，CT 对原发灶的检出率为 22%，MRI 的检出率为 36%，^{18}F- 脱氧葡萄糖 (FDG) 正电子发射断层扫描 (PET)-CT 的检出率为 28%~57%[14]。

在 CUP 的诊断流程中，开始就应区分识别预后良好的亚组，以便对这些患者立即采用既定的方案治疗，达到改善预后的目的[7]。在诊断伊始，建议行全身影像检查以识别典型的转移模式。对于肺和肝多发病灶并伴有主动脉旁淋巴结肿大和脾大的病例，应该尽可能与淋巴瘤进行鉴别诊断。对于年轻男性患者出现纵隔和 / 或腹膜后肿块 (中线疾病) 合并广泛的肺、肝、骨转移及罕见中枢神经系统转移，应与性腺外生殖细胞肿瘤进行鉴别诊断[7]。另外，在 CUP 的鉴别诊断时，还必须考虑类似恶性肿瘤的良性疾病。多发溶骨性和 / 或成骨细胞病变也可能与 Paget 病的特征一致[7]。肺结节的鉴别诊断包括肺炎、结节病或错构瘤。在鉴别诊断中，要考虑所有可及的重要临床信息。

在诊断肺部原发性肿瘤时,胸部 CT 要优于常规 X 射线[15]。胸部 CT 可以发现肺结节、评估纵隔淋巴结以及找到最适合活检的病灶。Latief 及其同事开展的一项研究纳入了 32 例脑转移且原发灶尚未明确的患者,有 31 例患者最终诊断为肺癌,常规 X 射线检查可以检出 19 例(61%),而胸部 CT 可以检出所有 31 例(100%)[15]。在这些病例中,尽管胸部 CT 在检测原发肿瘤方面显示出很高的敏感性,但是由于原发肿瘤常位于横膈下方,因此还建议行额外的腹部 CT 检查。CT 增强扫描,先获得动脉期扫描图像,再获得静脉期扫描图像。动脉期扫描有助于检测出富血供的肿瘤,如神经内分泌肿瘤[16]。

6.3   混合成像:PET/CT 和 PET/MRI

CT 检测可能遗漏较小的病变——这是 CUP 诊断的一个特殊问题[17]。结合 ^{18}F-FDG PET 可以增加检查的敏感度[18];然而,由于成本和可获得性的限制,PET/CT 联合成像往往限于全身状况良好且 CT 阴性的患者。^{18}F-FDG 是 PET/CT 成像中最常用的放射性示踪剂,因为有充足的证据表明,许多肿瘤对 ^{18}F-FDG 的亲和力高[19]。因此,绝大多数研究探索了 PET/CT 在 CUP 诊断及分期中的价值,且都使用了 ^{18}F-FDG。

6.3.1   原发灶不明的颈部淋巴结转移

大约 50%~70% 的颈部淋巴结转移是由位于头颈部的鳞状细胞癌所致,特别是位于颈部上三分之二的淋巴结转移[20]。颈部下三分之一的转移通常是由颈外原发病灶引起的,主要是位于锁骨水平以下的腺癌[20]。颈部 CUP 是预后较好、潜在可治愈的亚群组。因此,应该尽可能及时找到原发部位。同 CT 和 MRI 增强扫描相比,^{18}F-FDG PET/CT 具有更高的敏感性[21]。Lee 及其同事在一项前瞻性研究中分析了经组织学证实的颈部淋巴结转移的一组病例,这些病例经临床和内镜检查均未发现原发灶。^{18}F-FDG PET/CT 对原发部位检出的敏感性(69%)明显高于增强 CT(16%)和增强 CT 联合

MRI(41%)。但是总体敏感度依然很低,在特异性方面没有显著差异[21]。需要注意的是,该研究中 PET/CT 中的 CT 并未增强,这突显了 PET 的诊断价值。

6.3.2 原发灶不明的颈外病变

颈外 CUP 的检出同样受益于 ^{18}F-FDG PET/CT,但有文献提出,^{18}F-FDG PET 的价值逊于其在颈部 CUP 的价值。Møller 等在最近的一项研究发现,^{18}F-FDG PET/CT 的敏感性为 71%,特异性为 58%,而单独使用增强 CT 的敏感性为 61%,特异性为 65%[22]。此外,^{18}F-FDG PET/CT 作为一种预测 CUP 患者总生存期的影像学生物标记物,可以精确评估 CUP 的疾病总负荷[23]。对 ^{18}F-FDG 具有亲和力的肿瘤,如肺肿瘤、淋巴瘤、疑似原发结直肠癌、移行细胞癌、胆管细胞癌以及乳腺癌和卵巢癌等,可以考虑使用 ^{18}F-FDG PET/CT[24-27]。而对 ^{18}F-FDG 亲和力较低或无亲和力的肿瘤,如肾癌、肝细胞癌、某些黏液癌或低级别淋巴瘤,^{18}F-FDG PET/CT 诊断的敏感性受限[28]。

根据德国核医学会的一份报告显示,2013 年德国 PET 成像(PET 和 PET/CT)最常见的适应证是肺肿瘤(40%)、淋巴瘤(8%)、胃肠道肿瘤(5%)和神经内分泌肿瘤(5%)[29]。^{18}F-FDG PET/CT 作为标准的影像学检查,广泛应用于支气管癌,对肺恶性结节的检出具有较高的敏感性(约 96%),而特异性仍然较低(约 80%),因为肺部感染性或肉芽肿性疾病可能出现假阳性结果[30]。淋巴瘤对 ^{18}F-FDG 的亲和力较大,目前推荐使用 ^{18}F-FDG PET/CT 作为淋巴瘤分期和再分期的标准影像学检查[31]。

6.3.3 原发灶不明的神经内分泌癌

神经内分泌肿瘤(neuroendocrine tumors,NET)占全部 CUP 病例的 3%~5%[5]。生长抑素受体高表达(somatostatin receptors,SSTR)是这类疾病的一个显著特征,尤其是低级别的 NET,适合采用放射性元素标记的生长抑素类似物(如 ^{68}Ga-DOTATATE)方法来显像[32](图 6.1)。一般而言,在 NET 中,SSTR 类似物的摄取主要取决于它们的分化程度。低级别、高分化肿瘤显示 SSTR 高摄取,而

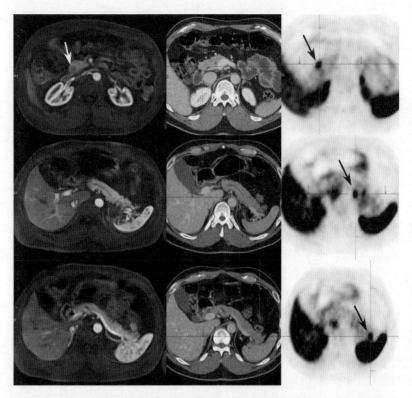

图 6.1　一名 43 岁患有 1 型多发内分泌肿瘤综合征的男性患者。增强 MRI 示胰头见一肿块,疑似神经内分泌肿瘤(上排,左图,白色箭头)。[68]Ga-DOTATATE PET/CT 显示相应的胰头肿块局部过表达生长抑素受体(上排,右图,黑色箭头),并在胰腺体(中排,右图,黑色箭头)和胰腺尾(下排,右图,黑色箭头)中发现另外两个局灶性 DOTATATE 浓聚,与胰腺多发局灶性 NET 一致。值得注意的是,MRI、CT 检查并未明确显示胰腺体尾局灶性 DOTATATE 积累所对应的病灶

未分化、高级别 NET 通常表现为 SSTR 低摄取或无摄取,也可能存在 PET 假阴性的结果[33]。Alonso 及其同事开展的一项回顾性研究评估了 ^{68}Ga-DOTATATE PET/CT 在原发灶不明的神经内分泌癌中的应用[34]。在研究人群中,有 59% 的患者成功找到原发部位。此外,还发现了其他未发现的转移性病灶,主要是淋巴结和肠系膜转移,因此,它对治疗提供了重要的分期信息。NET 依据组织学级别

对 ^{18}F-FDG 显示出中等程度的亲和力,但就高分化 NET 的分期而言,[68]Ga-DOTATATE PET/CT 要优于 ^{18}F-FDG PET/CT,而中高级别 NET 可能从 ^{18}F-FDG 和 ^{68}Ga-DOTATATE 的联合续贯检查获益[35]。这些数据表明,应根据组织病理学的结果,来选择合适的放射性示踪剂检测原发灶不明的神经内分泌癌的原发部位。最后,由于 ^{68}Ga-DOTATATE PET/CT 可提供有关生长抑素受体表达的无创的分子信息,从而可用于监测肽受体放射性核素治疗(即 [90]Y- 和 ^{177}Lu-DOTATATE/DOTATOC)的疗效[36]。

6.3.4　疑似前列腺癌的混合影像学检查

对疑似原发性前列腺癌的 CUP 病例,其基本的检查包括直肠指检、血清 PSA 和前列腺超声检查。对于局限期疾病,可进一步行盆腔 MRI 检查,该方法可以检出 90% 的中高危前列腺癌,并且还能够确定适合活检的病灶[37]。根据瑞典癌症登记系统的数据显示,尽管前列腺癌的发病率很高,特别是在老年人群中,但是其死亡人数仅占所有 CUP 死亡人数的 2%[38],其原因可能是初诊时原发性前列腺癌的检出率较高,这些原发部位已明确的病例不会归类为 CUP。MRI 可以准确评估局部肿瘤的范围和浸润程度(T 分期),因此有助于区分低危和高危肿瘤[39]——这些亚型的划分直接影响治疗决策。前列腺超声和盆腔 MRI 是局限期肿瘤分期(T 和 N 分期)的重要工具。但是,为了检测隐匿性原发肿瘤和远处转移(M 分期),准确评估疾病负荷,必须进行全身影像学检查。

前列腺癌最先进的检查包括采用 [68]Ga- 前列腺特异性膜抗原(prostate specificmembrane antigen,PSMA) 为示踪剂的全身混合成像。与 ^{18}F-FDG-PET/CT 相比,[68]Ga-PSMA PET/CT 对前列腺癌及相关转移的检出率更高[40]。最近的一项研究将 ^{68}Ga-PSMAPET/MRI 和 ^{68}Ga-PSMA PET/CT 检查作了对比,结果显示前者可以更准确地检出前列腺癌原发灶及转移灶[41]。研究者认为,这是因为与 CT 相比,MRI 采用器官特异性的扫描序列,且具有更高的软组织分辨率和对比度[41]。然而,该研究也存在些缺陷,由于 PET/MRI 检查主要针对腹部和盆腔,只有在之前的 PET/

CT 扫描中发现可疑病变时才将胸部包括进去。此外,虽然 PET/MRI 检测出更多的疑似病灶,但缺乏组织病理学诊断来排除混合影像检查中的假阳性和假阴性[42]。PET/MRI 检查的优点包括 MRI 没有电离辐射,便于重复检查,尤其是对于年轻患者。另一方面,全身 CT 扫描可以在几分钟之内完成,而全身 MRI 检查(包括器官特异性序列)至少 60 分钟。除此之外,PET/MRI 是一种相对较新的检查方法,其对区域和全身分期的实际诊断价值仍有待于前瞻性研究来证实。迄今为止,尚无研究阐述 PET/MRI 检查在 CUP 全身分期中的作用。另外,还要考虑到的一个重要方面是 PET/MRI 的可及性受限,目前仅限于少数大型学术机构。总而言之,[68]Ga-PSMA 混合影像学检查对临床决策具有重要影响,它在前列腺癌的治疗中发挥关键的作用,尤其对于低 PSA 肿瘤[43]。因此,对于所有疑似前列腺癌的 CUP 患者,可以考虑采用 ^{68}Ga-PSMA 全身混合影像检查。

6.4　CT 引导下的活检

在 CUP 中,CT 检查在筛选适合活检的病灶方面也起着重要作用。组织学、细胞学和免疫组织化学检查需要有代表性的组织样本,以便对恶性肿瘤做出诊断,缩小原发肿瘤的可能起源范围[44]。除了外周的病灶外,还可以通过内镜或支气管镜来查找肿瘤。CT 透视引导下的活检(图 6.2)通过获得实时成像以掌握活检针的位置,可以对中央型肿瘤进行精准取样。然而,这取决于准确的解剖定位

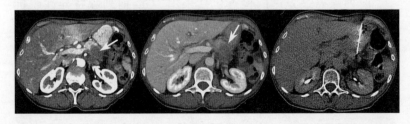

图 6.2　一名 57 岁的女性患者,腹部 CT 示胰体见一不清晰的低密度、乏血供肿块(白色箭头)。CT 引导下的经胃穿刺活检(右图)病理示未分化导管腺癌,CK-7 和 CK-20 共表达,CDX-2 弱、部分表达(图片由医学博士 Tobias Geith 提供)

以及介入放射科医生的技能水平[7]。Hewitt 等对 149 例女性腹膜癌患者的研究显示,通过 CT 和超声引导下穿刺活检取材,有 93% 的病例可经组织学和免疫组化检查来明确诊断。其他 7% 的病例有必要再次活检,因为这些病例大部分仍是妇科恶性肿瘤(81%)。研究显示,尽管存在某些局限性,CT 和超声引导下的穿刺活检是一种安全有效的诊断方法,在慎重考虑禁忌证的情况下,可能优于开腹或腹腔镜手术活检[45]。

6.5　磁共振成像(MRI)

MRI 因为软组织对比度和空间分辨率高而用于恶性肿瘤的分期[7]。除了显示肿瘤形态,功能性 MRI 技术也越来越多地用于评估肿瘤的病理生理学特性,包括肿瘤灌注和弥散。可通过对比增强或非对比增强技术来评估肿瘤微循环,其中动态对比增强成像应用最广泛。弥散加权成像(diffusion-weighted imaging,DWI)是一种无创的成像方法,反映组织内水分子的随机布朗运动。虽然弥散性和组织学之间的联系颇为复杂,但致密的细胞组织弥散系数较低,因此,弥散程度是肿瘤的特征之一。有循证依据支持使用 DWI 来检测女性乳腺癌的原发灶以及在肿瘤分期中确定转移范围[46-48]。因此,MRI 成像技术(包括形态学和功能成像)可以无创检测体内肿瘤病理生理学特性,达到提高诊断的准确性、敏感性和特异性的目的。

6.5.1　全身 MRI

全身 MRI 肿瘤分期检查时间通常小于 1 小时,具体时间取决于所选的序列的种类和数量[7,49,50],以及用于显示原发肿瘤的特征和局部分期的专用序列。然而,在某些情况下,无法做到将全身分期与原发肿瘤的专用序列有机的结合,例如,俯卧位的乳腺 MRI[7]。全身 MRI 检查可以对局部淋巴结(N 分期)以及远处转移(M 分期)进行分期。然而,研究表明,与 ^{18}F-FDG PET/CT 相比,传统的 MRI 序列淋巴结的评估敏感性和特异性较低。Antoch 等观察到,PET/CT 和全身 MRI 检出淋巴结转移的敏感性分别为

93% 和 79%[46]，这部分归因于 CT 比 MRI 具有更高的空间分辨率，特别是 MRI 通常无法充分检测到小于 12mm 的淋巴结以及所在的解剖区域容易产生搏动和运动伪影的淋巴结（如肺、纵隔及膈肌的淋巴结）[7]。此外，PET/CT 混合成像通过局灶性示踪剂浓聚和 CT 的解剖共定位来识别形态上肯定的淋巴结转移，从而提高诊断的敏感性（图 6.3）（见文末彩图）。迄今为止，尚未有证据表明，与常规 MRI 序列相比，DWI MRI 在鉴别淋巴结转移方面可以增加诊断的敏感性[51]。与 18F-FDG PET/CT 相比，DWI 可以提高肺癌的诊断敏感性[52]，但对乳腺癌未见提高[51]。18F-FDG PET/CT 检测恶性病变的敏感性与全身 DWI 相当，分别为 94% 和 91%；但是 DWI 的特异性（79%）要显著低于 18F-FDG PET/CT（99%）。研究指出，在一组纳入了不同肿瘤的患者中，DWI 和 18F-FDG PET/CT 对远处转移的诊断（M 分期）同样具有高度敏感性（93-100%）[46,53]。

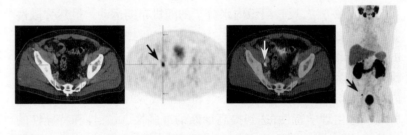

图 6.3 一例 67 岁的男性前列腺癌患者，在 18 个月前进行了根治性前列腺癌切除术及放疗。在过去的数月中，PSA 增加到 1.5ng/mL。68Ga-PSMA PET/CT 检查发现右侧髂外动脉旁见一转移的淋巴结（4mm），以及局灶性 PSMA 摄取（箭头所示），组织学证实前列腺癌右髂动脉旁淋巴结转移

针对形态和功能参数采用不同序列的多参数 MRI 特别适用于检测脑、软组织、肝脏和肌肉的转移瘤。超速自旋回声序列、脂肪饱和 T2 加权序列和对比增强 T1 闪烁序列作为全身 MRI 成像的一部分，可以用来检测≤3mm 的肺结节，具有与多层螺旋 CT 相似的高度诊断敏感性（MRI 敏感度为 87%~93%）[54]。在检测肝脏局灶性病变及显示其特征方面，T1 加权梯度回波增强多相 MRI 序列已被

证实优于 CT,特别是在使用肝胆 MRI 造影剂时[55]。

6.5.2 特定部位的 MRI 分期

6.5.2.1 前列腺癌

前列腺的多参数 MRI,包括高分辨率形态序列、弥散加权序列、动态增强序列和 / 或波谱分析,可以显示腺体解剖和生理学多方面的特征。无论是否使用直肠内线圈,临床上可以采用 1.5T 或 3.0T MRI 来检测前列腺。然而,有几项研究表明,3T MRI 无论是否使用直肠内线圈,两者在前列腺癌局部分期的总体准确性、敏感性和特异性方面没有显著差异[56]。对于前列腺癌,传统 MRI 序列已常规用于检测肿瘤和精确评估肿瘤大小和局部侵犯范围[7,57]。Abd-Alazeez 等在 PSA 持续升高而超声引导下活检结果阴性的隐匿性前列腺癌的病例中,评估多参数 MRI 的诊断价值[58]。结果显示,在使用直肠内线圈的情况下,1.5T 和 3T 多参数 MRI(T2,DWI 及动态增强 MRI)对直径≥4mm 及 Gleason 评分≥4+3 的前列腺癌的敏感性为 76%,特异性为 42%。对于直径≥6mm、Gleason 评分≥3+4 的肿瘤,敏感性提高到 90%,特异性保持在 42%。多参数 MRI 可发现经直肠超声检查遗漏的腺体内局灶性病变,并指导后续的活检计划。包含 T2 加权序列和至少其中两个功能性参数(DWI,DCE,波谱分析)的多参数 MRI 可以检测出 90% 的中高风险前列腺癌,而对微小肿瘤(<0.5cm^3)、移行区肿瘤和低级别肿瘤的诊断效能较低[37]。此外,多参数 MRI 是精确判断肿瘤边缘、准确评估肿瘤囊外扩散和相邻解剖结构潜在浸润的重要检查方法(图 6.4)[59],例如精囊有无受侵是正确定义 T 分期的重要参数[7]。此外,可以通过高分辨率 MRI 来指导治疗,如放射治疗或近距离放射治疗。

6.5.2.2 乳腺癌

有 0.3%~1.0% 的乳腺癌患者的临床首发症状是同侧腋窝淋巴结转移[60]。Buchanan 等分析了女性单侧腋窝淋巴结病变而临床或乳腺 X 线检查未见乳腺原发肿瘤的病例,发现增强 MRI 可以检测出超过 50% 的隐匿性原发性乳腺癌[47]。作者由此得出结论,MRI 诊断隐匿性乳腺癌优于乳房 X 线摄影。Orel 及其同事开展的一项

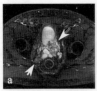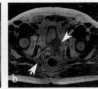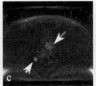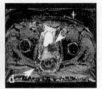

图 6.4　一例 68 岁的患者 PSA 水平升高（6.15ng/mL）。多参数 MRI（a）横断位增强 T1 加权，（b）横断位 T2 加权，（c）DWI b800 及对应的表观弥散系数图，（d）前列腺左叶见一肿块（白色空心箭头），浸润膀胱和精囊，符合前列腺癌 T4 分期。注意右髂部可疑的淋巴结（白色实心箭头）。空心针穿刺活检证实为高分化腺泡状腺癌

研究证实了这些结果，并报道 MRI 可以检测出 86% 的隐匿性原发乳腺癌[48]。MRI 也为肿瘤的局部分期提供了有价值的诊断信息，如精确判断肿瘤边界，评估对毗邻结构（胸肌）的浸润以及区域淋巴结的转移情况。磁共振引导下的活检可用于隐匿性乳腺癌的组织学取样[7]。

6.6　超声检查

根据不同的肿瘤类型，超声检查可用于局部和区域肿瘤的分期[7]。与横断层面成像相比，具有费用低、应用广、便捷以及无辐射等优点。主要缺点是 B 超医生之间的水平极不一致。

6.6.1　淋巴结的超声检查

带有高频探头的超声检查非常适合评估浅表淋巴结。根据超声的形态学标准，淋巴结可分为恶性、炎性或正常。Ashraf 等报道，同组织病理学标准相比，多普勒超声诊断颈部淋巴结转移的敏感性为 92%，特异性为 97%[61]，且超声联合多普勒检查比 CT（敏感度为 83%，特异性为 93%）更敏感。Mizrachi 等在甲状腺癌伴颈淋巴结转移的患者中也证实了这些结果，超声诊断的敏感性为 95%，特异性为 90%[62]。与之相反，超声检查评估乳腺癌腋窝淋巴结转移的适用性有限[63]。若超声检查结果为阴性，则极有可能排除区域

淋巴结转移(阴性预测值为 96%)。然而,若超声检测到可疑淋巴结,则通常会低判了淋巴结的受累情况。超声造影是否能提高淋巴结分期的准确性仍有待研究[64]。Rubaltelli 及其同事开展的一项540 例恶性黑色素瘤的研究初步证实了超声造影的潜在获益。同针吸细胞学标准相比,作者观察到超声造影检测淋巴结转移的敏感性为 100%,特异性为 99.5%[65]。

6.7 乳腺 X 线摄影

女性孤立性腋窝淋巴结转移是 CUP 患者的一个特殊亚组,有 75% 的病例最后诊断为乳腺癌,其诊断和治疗应遵循淋巴结阳性的乳腺癌的临床指南[66]。其他少见的原发肿瘤鉴别诊断包括肺癌、黑色素瘤、淋巴瘤和软组织肉瘤等[7]。根据临床指南,诊断流程包括病史和体格检查、双侧乳腺 X 线摄影(两种体位)及双侧乳腺超声检查。对可疑病变应进行影像引导下的活检以及组织学和免疫组织化学检测(包括激素受体状态和 c-erbB2 表达情况)。

虽然双侧乳腺 X 线摄影是女性 CUP 患者的标准检查之一,但有几项研究提出,在这类患者中,乳腺 X 线摄影诊断临床隐匿性原发性乳腺癌的敏感性较低[12,67,68]。尽管如此,乳腺 X 线摄影对乳腺癌的诊断仍具有特殊意义,因为根据乳腺癌的治疗,这类患者同其他 CUP 患者(如预后不良亚组)相比可以显著改善预后。因此,临床检查、乳腺 X 线摄影和超声检查未发现明显病灶的女性患者应该行乳腺增强 MRI 检查,来检测隐匿性肿瘤[69]。虽然乳腺增强MRI 诊断乳腺癌具有较高的敏感性,但特异性较低,因此,建议在手术切除之前对疑似病灶进行活检[70]。

6.8 结论

影像学在 CUP 的治疗中起着关键的作用,主要的挑战包括原发肿瘤的定位、明确治疗方法以及 CUP 亚组的临床病理学特征。CUP 患者初诊时要先进行全身影像学检查,来检测可能的原发肿瘤与全身其他病灶,以及确定适合活检的病灶。由于应用广泛和花费较低,通常采用颈部、胸部和腹部的增强 CT 来进行全身影像检查。尽管一些研究认为,[18]F-FDG PET/CT 在检测原发肿瘤和转移性病灶方面敏感性更高[71]。综上所述,对 CUP 患者进行诊断时,应该防止过度检查;多种影像联合检查有助于区分预后良好的亚组(如治疗方案明确的 CUP 亚组),显著缩短 CUP 的检查时间[7]。

(汤跃强 译,孙杰 校)

参考文献

1. Muir C. Cancer of unknown primary site. Cancer. 1995;75(1 Suppl):353–6.
2. van de Wouw AJ, Janssen-Heijnen ML, Coebergh JW, Hillen HF. Epidemiology of unknown primary tumours; incidence and population-based survival of 1285 patients in southeast Netherlands, 1984-1992. Eur J Cancer. 2002;38(3):409–13.
3. UK. CR: CancerStats monograph 2010. http://www.cancerresearchuk.org/cancer-info/cancer-stats/incidence/commoncancers/.
4. Pavlidis N, Briasoulis E, Hainsworth J, Greco FA. Diagnostic and therapeutic management of cancer of an unknown primary. Eur J Cancer. 2003;39(14):1990–2005.
5. Abbruzzese JL, Abbruzzese MC, Hess KR, Raber MN, Lenzi R, Frost P. Unknown primary carcinoma: natural history and prognostic factors in 657 consecutive patients. J Clin Oncol. 1994;12(6):1272–80.
6. Shaw PH, Adams R, Jordan C, Crosby TD. A clinical review of the investigation and manage-ment of carcinoma of unknown primary in a single cancer network. Clin Oncol. 2007;19(1):87–95.
7. Kazmierczak PM, Nikolaou K, Rominger A, Graser A, Reiser MF, Cyran CC. Radiological diagnostics in CUP syndrome. Radiologe. 2014;54(2):117–23.
8. Varadhachary GR, Raber MN, Matamoros A, Abbruzzese JL. Carcinoma of unknown primary with a colon-cancer profile-changing paradigm and emerging definitions. Lancet Oncol. 2008;9(6):596–9.
9. Pavlidis N, Pentheroudakis G. Cancer of unknown primary site. Lancet. 2012;379(9824):1428–35.
10. Pavlidis N, Fizazi K. Carcinoma of unknown primary (CUP). Crit Rev Oncol Hematol. 2009;69(3):271–8.
11. Abbruzzese JL, Abbruzzese MC, Lenzi R, Hess KR, Raber MN. Analysis of a diagnostic strategy for patients with suspected tumors of unknown origin. J Clin Oncol. 1995;13(8):2094–103.
12. Losa Gaspa F, Germa JR, Albareda JM, Fernandez-Ortega A, Sanjose S, Fernandez Trigo V. Metastatic cancer presentation. Validation of a diagnostic algorithm with 221 consecutive patients. Rev Clin Esp. 2002;202(6):313–9.
13. Delgado-Bolton RC, Fernandez-Perez C, Gonzalez-Mate A, Carreras JL. Meta-analysis of the performance of 18F-FDG PET in primary tumor detection in unknown primary tumors. J Nucl Med. 2003;44(8):1301–14.
14. Kwee TC, Kwee RM. Combined FDG-PET/CT for the detection of unknown primary tumors: systematic review and meta-analysis. Eur Radiol. 2009;19(3):731–44.
15. Latief KH, White CS, Protopapas Z, Attar S, Krasna MJ. Search for a primary lung neoplasm in patients with brain metastasis: is the chest radiograph sufficient? AJR Am J Roentgenol.

1997;168(5):1339–44.

16. Froeling V, Rottgen R, Collettini F, Rothe J, Hamm B, Brenner W, Schreiter N. Detection of pancreatic neuroendocrine tumors (PNET) using semi-quantitative [68Ga]DOTATOC PET in combination with multiphase contrast-enhanced CT. Q J Nucl Med Mol Imaging. 2014;58(3):310–8.

17. Pavlidis N. Forty years experience of treating cancer of unknown primary. Acta Oncol. 2007;46(5):592–601.

18. Stella GM, Senetta R, Cassenti A, Ronco M, Cassoni P. Cancers of unknown primary origin: current perspectives and future therapeutic strategies. J Transl Med. 2012;10:12.

19. Gallamini A, Zwarthoed C, Borra A. Positron emission tomography (PET) in oncology. Cancer. 2014;6(4):1821–89.

20. Strojan P, Ferlito A, Medina JE, Woolgar JA, Rinaldo A, Robbins KT, Fagan JJ, Mendenhall WM, Paleri V, Silver CE, et al. Contemporary management of lymph node metastases from an unknown primary to the neck: I. A review of diagnostic approaches. Head Neck. 2013;35(1):123–32.

21. Lee JR, Kim JS, Roh JL, Lee JH, Baek JH, Cho KJ, Choi SH, Nam SY, Kim SY. Detection of occult primary tumors in patients with cervical metastases of unknown primary tumors: comparison of F FDG PET/CT with contrast-enhanced CT or CT/MR imaging-prospective study. Radiology. 2014;274:764–71.

22. Moller AK, Loft A, Berthelsen AK, Pedersen KD, Graff J, Christensen CB, Costa JC, Skovgaard LT, Perell K, Petersen BL, et al. A prospective comparison of 18F-FDG PET/CT and CT as diagnostic tools to identify the primary tumor site in patients with extracervical carcinoma of unknown primary site. Oncologist. 2012;17(9):1146–54.

23. Breuer N, Behrendt FF, Heinzel A, Mottaghy FM, Palmowski M, Verburg FA. Prognostic relevance of (18)F-FDG PET/CT in carcinoma of unknown primary. Clin Nucl Med. 2014;39(2):131–5.

24. Ozis SE, Soydal C, Akyol C, Can N, Kucuk ON, Yagci C, Erkek AB, Kuzu MA. The role of 18F-fluorodeoxyglucose positron emission tomography/computed tomography in the primary staging of rectal cancer. World J Surg Oncol. 2014;12:26.

25. Mertens LS, Fioole-Bruining A, Vegt E, Vogel WV, van Rhijn BW, Horenblas S. Impact of (18) F-fluorodeoxyglucose (FDG)-positron-emission tomography/computed tomography (PET/CT) on management of patients with carcinoma invading bladder muscle. BJU Int. 2013;112(6):729–34.

26. Lee JW, Lee JH, Cho A, Yun M, Lee JD, Kim YT, Kang WJ. The performance of contrast-enhanced FDG PET/CT for the differential diagnosis of unexpected ovarian mass lesions in patients with nongynecologic cancer. Clin Nucl Med. 2015;40(2):97–102.

27. Haug AR, Heinemann V, Bruns CJ, Hoffmann R, Jakobs T, Bartenstein P, Hacker M. 18F-FDG PET independently predicts survival in patients with cholangiocellular carcinoma treated with 90Y microspheres. Eur J Nucl Med Mol Imaging. 2011;38(6):1037–45.

28. Long NM, Smith CS. Causes and imaging features of false positives and false negatives on F-PET/CT in oncologic imaging. Insights Imaging. 2011;2(6):679–98.

29. Kotzerke J, Oehme L, Grosse J, Hellwig D, Arbeitsausschuss PETdDGN. Positron emission tomography 2013 in Germany. Results of the query and current status. Nuklearmedizin . 2015;54(2):53–9.

30. De Wever W, Verschakelen J, Coolen J. Role of imaging in diagnosis, staging and follow-up of lung cancer. Curr Opin Pulm Med. 2014;20(4):385–92.

31. Meignan M, Itti E, Gallamini A, Younes A. FDG PET/CT imaging as a biomarker in lymphoma. Eur J Nucl Med Mol Imaging. 2015;42:623–33.

32. Etchebehere EC, de Oliveira SA, Gumz B, Vicente A, Hoff PG, Corradi G, Ichiki WA, de Almeida Filho JG, Cantoni S, Camargo EE, et al. 68Ga-DOTATATE PET/CT, 99mTc-HYNIC-octreotide SPECT/CT, and whole-body MR imaging in detection of neuroendocrine tumors: a prospective trial. J Nucl Med. 2014;55(10):1598–604.

33. Haug AR, Cindea-Drimus R, Auernhammer CJ, Reincke M, Wangler B, Uebleis C, Schmidt GP, Goke B, Bartenstein P, Hacker M. The role of 68Ga-DOTATATE PET/CT in suspected neuroendocrine tumors. J Nucl Med. 2012;53(11):1686–92.

34. Alonso O, Rodriguez-Taroco M, Savio E, Bentancourt C, Gambini JP, Engler H. (68) Ga-DOTATATE PET/CT in the evaluation of patients with neuroendocrine metastatic carcinoma of unknown origin. Ann Nucl Med. 2014;28(7):638–45.

35. Kayani I, Bomanji JB, Groves A, Conway G, Gacinovic S, Win T, Dickson J, Caplin M, Ell PJ. Functional imaging of neuroendocrine tumors with combined PET/CT using 68Ga-DOTATATE (DOTA-DPhe1, Tyr3-octreotate) and 18F-FDG. Cancer. 2008;112(11):2447–55.

36. Oh S, Prasad V, Lee DS, Baum RP: Effect of peptide receptor radionuclide therapy on somatostatin receptor status and glucose metabolism in neuroendocrine tumors: intraindividual comparison of Ga-68 DOTANOC PET/CT and F-18 FDG PET/CT. Int J Mol Imaging. 2011;2011:524130.

37. Thompson J, Lawrentschuk N, Frydenberg M, Thompson L, Stricker P. The role of magnetic resonance imaging in the diagnosis and management of prostate cancer. BJU Int. 2013;112 Suppl 2:6–20.

38. Riihimaki M, Hemminki A, Sundquist K, Hemminki K. Causes of death in patients with extranodal cancer of unknown primary: searching for the primary site. BMC Cancer. 2014;14:439.

39. Chang AJ, Autio KA, Roach 3rd M, Scher HI. High-risk prostate cancer-classification and therapy. Nat Rev Clin Oncol. 2014;11(6):308–23.

40. Afshar-Oromieh A, Zechmann CM, Malcher A, Eder M, Eisenhut M, Linhart HG, Holland-Letz T, Hadaschik BA, Giesel FL, Debus J, et al. Comparison of PET imaging with a (68) Ga-labelled PSMA ligand and (18)F-choline-based PET/CT for the diagnosis of recurrent prostate cancer. Eur J Nucl Med Mol Imaging. 2014;41(1):11–20.

41. Afshar-Oromieh A, Haberkorn U, Schlemmer HP, Fenchel M, Eder M, Eisenhut M, Hadaschik BA, Kopp-Schneider A, Rothke M. Comparison of PET/CT and PET/MRI hybrid systems using a 68Ga-labelled PSMA ligand for the diagnosis of recurrent prostate cancer: initial experience. Eur J Nucl Med Mol Imaging. 2014;41(5):887–97.

42. Purohit BS, Ailianou A, Dulguerov N, Becker CD, Ratib O, Becker M. FDG-PET/CT pitfalls in oncological head and neck imaging. Insights Imaging. 2014;5(5):585–602.

43. Demirkol MO, Acar O, Ucar B, Ramazanoglu SR, Saglican Y, Esen T. Prostate-specific membrane antigen-based imaging in prostate cancer: impact on clinical decision making process. Prostate. 2015;75:748–57.

44. Kaufmann O, Fietze E, Dietel M. Immunohistochemical diagnosis in cancer metastasis of unknown primary tumor. Pathologe. 2002;23(3):183–97.

45. Hewitt MJ, Hall GD, Wilkinson N, Perren TJ, Lane G, Spencer JA. Image-guided biopsy in women with breast cancer presenting with peritoneal carcinomatosis. Int J Gynecol Cancer . 2006;16 Suppl 1:108–10.

46. Antoch G, Vogt FM, Freudenberg LS, Nazaradeh F, Goehde SC, Barkhausen J, Dahmen G, Bockisch A, Debatin JF, Ruehm SG. Whole-body dual-modality PET/CT and whole-body MRI for tumor staging in oncology. JAMA. 2003;290(24):3199–206.

47. Buchanan CL, Morris EA, Dorn PL, Borgen PI, Van Zee KJ. Utility of breast magnetic resonance imaging in patients with occult primary breast cancer. Ann Surg Oncol. 2005;12(12):1045–53.

48. Orel SG, Weinstein SP, Schnall MD, Reynolds CA, Schuchter LM, Fraker DL, Solin LJ. Breast MR imaging in patients with axillary node metastases and unknown primary malignancy. Radiology. 1999;212(2):543–9.

49. Schmidt GP, Haug A, Reiser MF, Rist C. Whole-body MRI and FDG-PET/CT imaging diagnostics in oncology. Radiologe. 2010;50(4):329–38.

50. Kruger DG, Riederer SJ, Grimm RC, Rossman PJ. Continuously moving table data acquisition method for long FOV contrast-enhanced MRA and whole-body MRI. Magn Reson Med. 2002;47(2):224–31.

51. Heusner TA, Kuemmel S, Koeninger A, Hamami ME, Hahn S, Quinsten A, Bockisch A, Forsting M, Lauenstein T, Antoch G, et al. Diagnostic value of diffusion-weighted magnetic resonance imaging (DWI) compared to FDG PET/CT for whole-body breast cancer staging. Eur J Nucl Med Mol Imaging. 2010;37(6):1077–86.

52. Usuda K, Sagawa M, Motono N, Ueno M, Tanaka M, Machida Y, Matoba M, Kuginuki Y, Taniguchi M, Ueda Y, et al. Advantages of diffusion-weighted imaging over positron emission

tomography-computed tomography in assessment of hilar and mediastinal lymph node in lung cancer. Ann Surg Oncol. 2013;20(5):1676–83.

53. Schmidt GP, Baur-Melnyk A, Herzog P, Schmid R, Tiling R, Schmidt M, Reiser MF, Schoenberg SO. High-resolution whole-body magnetic resonance image tumor staging with the use of parallel imaging versus dual-modality positron emission tomography-computed tomography: experience on a 32-channel system. Invest Radiol. 2005;40(12):743–53.

54. Frericks BB, Meyer BC, Martus P, Wendt M, Wolf KJ, Wacker F. MRI of the thorax during whole-body MRI: evaluation of different MR sequences and comparison to thoracic multidetector computed tomography (MDCT). J Magn Reson Imaging . 2008;27(3):538–45.

55. Bottcher J, Hansch A, Pfeil A, Schmidt P, Malich A, Schneeweiss A, Maurer MH, Streitparth F, Teichgraber UK, Renz DM. Detection and classification of different liver lesions: comparison of Gd-EOB-DTPA-enhanced MRI versus multiphasic spiral CT in a clinical single centre investigation. Eur J Radiol. 2013;82(11):1860–9.

56. Kim BS, Kim TH, Kwon TG, Yoo ES. Comparison of pelvic phased-array versus endorectal coil magnetic resonance imaging at 3 Tesla for local staging of prostate cancer. Yonsei Med J. 2012;53(3):550–6.

57. Mazaheri Y, Shukla-Dave A, Muellner A, Hricak H. MRI of the prostate: clinical relevance and emerging applications. J Magn Reson Imaging . 2011;33(2):258–74.

58. Abd-Alazeez M, Ahmed HU, Arya M, Charman SC, Anastasiadis E, Freeman A, Emberton M, Kirkham A. The accuracy of multiparametric MRI in men with negative biopsy and elevated PSA level-can it rule out clinically significant prostate cancer? Urol Oncol. 2013;32:17–22.

59. Counago F, Recio M, Del Cerro E, Cerezo L, Diaz Gavela A, Marcos FJ, Murillo R, Rodriguez Luna JM, Thuissard IJ, Martin JL. Role of 3.0 T multiparametric MRI in local staging in prostate cancer and clinical implications for radiation oncology. Clin Transl Oncol. 2014;16(11):993–9.

60. de Bresser J, de Vos B, van der Ent F, Hulsewe K. Breast MRI in clinically and mammographically occult breast cancer presenting with an axillary metastasis: a systematic review. Euro J Surg Oncol. 2010;36(2):114–9.

61. Ashraf M, Biswas J, Jha J, Nayak S, Singh V, Majumdar S, Bhowmick A, Dam A. Clinical utility and prospective comparison of ultrasonography and computed tomography imaging in staging of neck metastases in head and neck squamous cell cancer in an Indian setup. Int J Clin Oncol. 2011;16(6):686–93.

62. Mizrachi A, Feinmesser R, Bachar G, Hilly O, Cohen M. Value of ultrasound in detecting central compartment lymph node metastases in differentiated thyroid carcinoma. Eur Arch Otorhinolaryngol. 2014;271:1215–8.

63. Schipper RJ, van Roozendaal LM, de Vries B, Pijnappel RM, Beets-Tan RG, Lobbes MB, Smidt ML. Axillary ultrasound for preoperative nodal staging in breast cancer patients: is it of added value? Breast. 2013;22(6):1108–13.

64. Delorme S. Ultrasound in oncology: screening and staging. Internist. 2012;53(3):271–81.

65. Rubaltelli L, Beltrame V, Scagliori E, Bezzon E, Frigo AC, Rastrelli M, Stramare R. Potential Use of contrast-enhanced ultrasound (CEUS) in the detection of metastatic superficial lymph nodes in melanoma patients. Ultraschall Med. 2013;35:67–71.

66. Senkus E, Kyriakides S, Penault-Llorca F, Poortmans P, Thompson A, Zackrisson S, Cardoso F, Group EGW. Primary breast cancer: ESMO clinical practice guidelines for diagnosis, treatment and follow-up. Ann Oncol. 2013;24 Suppl 6:vi 7–23.

67. Kirsten F, Chi CH, Leary JA, Ng AB, Hedley DW, Tattersall MH. Metastatic adeno or undifferentiated carcinoma from an unknown primary site--natural history and guidelines for identification of treatable subsets. Q J Med. 1987;62(238):143–61.

68. Stevens KJ, Smith SL, Denley H, Pinder SE, Evans AJ, Chan SY. Is mammography of value in women with disseminated cancer of unknown origin? Clin Oncol. 1999;11(2):90–2.

69. Destounis S. Breast magnetic resonance imaging indications. Top Magn Reson Imaging. 2014;23(6):329–36.

70. Taylor MB, Bromham NR, Arnold SE. Carcinoma of unknown primary: key radiological issues from the recent national institute for health and clinical excellence guidelines. Br J Radiol. 2012;85(1014):661–71.

71. Schramm N, Rominger A, Schmidt C, Morelli JN, Schmid-Tannwald C, Meinel FG, Reiser MF, Rist C. Detection of underlying malignancy in patients with paraneoplastic neurological syndromes: comparison of 18F-FDG PET/CT and CT. Eur J Nucl Med Mol Imaging. 2013;40(7):1014–24.

第 7 章　原发灶不明癌的病理学探讨

Albrecht Stenzinger，Wilko Weichert

7.1　前言

大约有 15% 的恶性肿瘤病例在初诊时已出现远处转移。根据文献报道,大约有 70% 的病例可以找到原发肿瘤,而其余病例未能发现原发灶。因此,CUP 并非罕见疾病,占所有确诊恶性肿瘤的2%~5%[1]。在全球范围内,CUP 在男性和女性的发病率可能分别占常见恶性肿瘤的第 7 位和第 8 位[2]。在德国,预期年龄标准化的发病率为 3.9~9.1/100 000(2000—2010 年),2010 年的新发病例(男女合计)约为 123 000 例,约占所有新发恶性肿瘤病例的 2.5%(图 7.1)[2]。这些数据与美国和其他欧洲国家的结果相一致[1]。

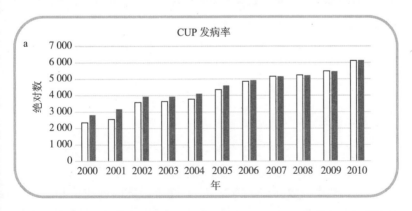

图 7.1　德国 CUP 综合征的发病率(数据来源于 Robert Koch 研究所(见[3])并改编自[2])。(a) 2000—2010 年,德国男性(白色)、女性(灰色)的绝对 CUP数量。男女患者人数分别从 2 400 和 2 800(2000 年)上升至 6 100 左右(2010 年)

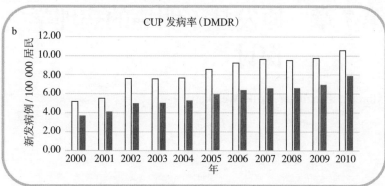

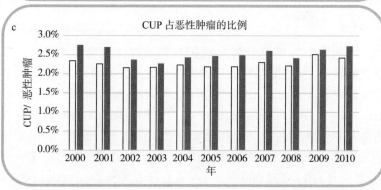

图 7.1（续）（b）2000—2010 年，德国男女患者 CUP 的年龄标化发病率（DMDR）。每 10 万居民中男性和女性的 CUP 发病率分别从 5.19 和 3.70（2000 年）显著增加到 10.6 和 7.9（2010 年），各自增加 105% 和 140%。（c）德国所有新发恶性肿瘤患者中，CUP 综合征所占比例（2000—2010 年）。男女数据相对稳定。男性比女性平均低 0.2%

7.2   定义

CUP 是一种经过组织学证实、采用标准的诊断方法仍不能明确其原发部位的转移性肿瘤[4]。目前，对于确诊 CUP 的最低检查要求尚未达成一致。许多专家认为，除了详细的现病史和既往史以及体格检查外，全血细胞计数、生化检测以及胸部、腹盆腔 CT 检查是必不可少的。根据临床表现，还需要进一步的诊断性检查（胃镜、结肠镜及全消化道内镜检查等）。有人将其他影像检查方法（如

PET-CT 等)也列入常规检查[5]。

7.3　临床表现和生物学

与恶性肿瘤的典型临床表现相比,CUP 在时间和空间上表现出不同的特点,这不利于采用现有的检查方法进行原发肿瘤检测[4]。CUP 转移发生在早期阶段,或者说转移方式不常见或不典型。超过 50% 的 CUP 患者在初诊时即有多部位转移,常见部位包括肝、肺、脑、颈部、腋窝或腹股沟淋巴结,以及胸腔和腹腔等。

根据这些临床观察,CUP 发病机制在理论上基本上分为两种[6],这两者之间有重叠。第一种理论认为所有 CUP 病灶都具有独特的生物学行为,导致疾病侵袭性强,早期就出现转移扩散,而原发肿瘤生长缓慢,或者根本未生长(休眠),或退化“消失”。在这种背景下,典型的 CUP 肿瘤细胞不是由癌变前的中间状态逐渐发展而来,而是克隆演化非常迅速,并具有转移能力,可导致原发灶退化。这种生物学特点导致初诊时肿瘤已经形成且出现明显的广泛转移。第二种理论认为 CUP 的发生基于器官特异性、功能异质性的机制。根据这一理论,不存在通用的适合所有 CUP 的生物学特征,但存在几种器官特异性 CUP 相关的分子特征。然而,同样根据这一理论,原发肿瘤特异性退化现象和非常早期的转移潜能起主要作用[7]。

7.4　尸检数据

大量尸检研究显示,CUP 综合征最常见的原发肿瘤位于肺和胰腺(分别约占 20%~25%),其次是肝和胆管、结直肠、肾和肾上腺、生殖器和胃(分别约占 5%~10%)[8]。然而,在这些研究中,仅有 60%~80% 的病例可以找到潜在的原发肿瘤,还有很多 CUP 病例即使经过细致的尸检诊断,依然未能发现原发肿瘤。

7.5　肿瘤亚型和预后

经组织学确认的 CUP,90% 的病例属于上皮源性恶性肿瘤,其余 10% 主要是黑色素瘤和肉瘤。在上皮源性恶性肿瘤中,中高分化腺癌占比 60%,多于低分化腺癌(30%)。鳞状细胞癌和未分化癌相对罕见(各自约占 5%)。

一般而言,CUP 的中位生存期较短,大约为 10 周至 17 个月[1,2,4-9]。仅有 25% 的 CUP 患者的生存期超过 1 年。初诊时患者的中位年龄为 65~70 岁;CUP 综合征在儿童中极为罕见。从临床病理学的角度来看,CUP 患者可分为预后较好的亚组(20% 的患者)和预后较差的亚组[10]。前者化疗效果较好,异质性强,包括腹腔乳头状腺癌、仅有腋窝淋巴结转移的腺癌、孤立的颈部或腹股沟淋巴结受累的鳞状细胞癌、沿中线分布的低分化癌、男性腺癌伴有成骨性转移且 PSA 升高、形态学和免疫表型高度提示结肠癌以及潜在可切除的小转移瘤。

从病理学的角度来看,除了预后较差的亚组,这类异质性肿瘤之间的关联比较明显:尽管这些肿瘤已按照标准归类为 CUP(如果原发灶未知),特定的转移模式和 / 或肿瘤分化仍可以提示特定器官来源(例如与上述相同的顺序:卵巢癌、乳腺癌、头颈部鳞状细胞癌、睾丸生殖细胞癌、前列腺癌等)。因此,在临床上不能确定但推断可能是原发肿瘤的情况下,如果患者采用这种相对应原发性肿瘤的治疗方案,同样也能获益[10]。然而,大多数 CUP 患者(80%)的预后差,包括非肠型腺癌的肝脏和其他器官转移、多发性脑或多发性肺 / 胸膜转移、腹腔非乳头状腺癌、腹部或盆腔的鳞状细胞癌,多发性溶骨性骨转移以及其他异质性强的肿瘤。

7.6　病理诊断的目的

每一个病理学诊断的主要目的都是利用组织形态学和免疫组化[10]以及辅助性分子检测方法(见下文)对肿瘤进行精准的分型,以指导最佳的临床治疗。除了对特定的肿瘤进行精确分类外,运用基因分型和其他分子表达谱方法(例如转录组学与蛋白质组学)来检测有临床意义的分子学改变在不久的将来会变得越来越重要。

7.7　常规病理诊断的原则：组织准备

在临床上对 CUP 病灶都应尽可能活检，至少取一条组织。因为细胞学标本和细胞涂片不能显示肿瘤与其周围微环境的关系，即仅能显示细胞学的改变（如细胞异型性），而不能评估组织学特征（如生长模式和结构）。而后者在病理诊断中起至关重要的作用，特别对那些诊断难度比较大的 CUP 病例。然而，即使如此，获得的组织样本量依然很少，标准的石蜡包埋活检组织平均也只能制备出 15-25 张具有足够肿瘤细胞结构的组织切片。由于需要组织切片用于常规的形态学评估和免疫组化染色，同时又要准备稍厚一点的切片抽提核酸，用于进一步 mRNA、miRNA 或 DNA 水平的分子分析，因此合理使用组织标本至关重要。方法学的技术优化以及结合所有可能获得的临床相关信息（病史、影像检查及实验室检查）对诊断起着至关重要的作用。组织处理的优化包括：(1) 免疫组化双染色（见下文）；(2) 准确地计划初步的检查流程，在首次切取组织蜡块时留有足够的空白切片，以避免因再次切取标本造成不必要的组织丢失；(3) 使用成熟稳定的分子引物，这样得到有效的结果所需的核酸量和肿瘤细胞数最少。另外，使用多重分子引物明显优于使用序贯的单引物分子检测（见下文）。

7.8　诊断的金标准：组织形态学、免疫组化和分子靶点检测相结合

对于 CUP 标准的诊断性检查，推荐采用渐进的综合诊断方法（图 7.2）。在日常的病理诊断路径中，偏离标准路径对个别病例来讲是有必要且有意义的。然而，在保护组织标本的同时，为了快速准确的获得临床上有用的结果，严格采用标准的诊断方法。标准诊断步骤概述见框 7.1。

框 7.1：CUP 形态学诊断的流程

步骤 1. 从组织形态学证实，组织材料中包含有了临床上

观察到的病灶

　　步骤 2. 组织形态学证实,临床上观察到的病灶为恶性肿瘤

　　步骤 3. 鉴别诊断排除局部原发性肿瘤

　　步骤 4. 确定肿瘤类型 / 谱系(癌肉瘤、黑色素瘤、淋巴瘤)

　　步骤 5. 确定肿瘤亚型(例如腺癌、鳞状细胞癌)

　　步骤 6. 推断组织来源(器官)

　　步骤 7. 为判断预后和 / 或预测疗效而进一步分子检测

诊断流程

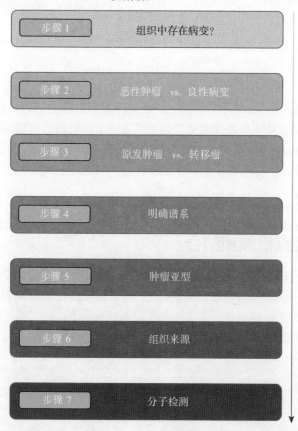

步骤 1	组织中存在病变?
步骤 2	恶性肿瘤　vs. 良性病变
步骤 3	原发肿瘤　vs. 转移瘤
步骤 4	明确谱系
步骤 5	肿瘤亚型
步骤 6	组织来源
步骤 7	分子检测

图 7.2 流程图显示了 CUP 的诊断步骤(改编自[2])

评估组织的形态学始终是诊断的第一步,通常采用苏木精 - 苏红(HE)和过碘酸希夫(PAS)进行染色。首先,明确活检标本中是否包括临床观察到的病灶。在这种情况下,必须合理使用组织蜡块以获得更深、更有价值的组织切片。研究表明,大约有 15% 的病例在完成组织学检查后,剩余的组织标本不足以用于进一步的诊断流程(定量和 / 或定性)[10]。对于这些情况,病理医生必须告知临床医生,应尽量再做一次活检。因为组织标本不足而把肿瘤归类于 CUP 是不恰当的,这样会影响对 CUP 预后的判断。

如果在组织蜡块中包含有病灶,则必须检查该病灶是否为恶性肿瘤,这可通过常规的细胞学(例如核异型、[不典型]有丝分裂增多)和组织学(例如生长模式,与周围组织、血管或神经是否受侵)评估来实现。为了确定肿瘤是局部原发灶还是转移灶,除了获取基本的临床信息外(在相同 / 不同部位具有性质相似的单一或多发病灶),组织形态学非常关键。在这种情况下,必须仔细整合组织学的结果,以获取准确而有意义的信息(如与组织来源直接关联、存在前体病变、与器官系统的空间关系等)。例如结肠肌层中的腺癌直接接触黏膜上皮层,肿瘤边缘发育不良的腺瘤几乎可以肯定是原发性肿瘤,而结肠壁深层的腺癌,如果未接触黏膜,也不伴有前体病变,则可能是转移性肿瘤。首先对组织进行细致的形态学评估必不可少,这也是所有病理分型的基础,无论是通过免疫组化还是分子检测。

如果形态学不明确,则使用免疫组化来确定肿瘤的主要谱系 / 来源(上皮性 = 癌,淋巴样 = 淋巴瘤,间质 = 肉瘤,黑色素细胞 = 黑色素瘤)[11](示例见图 7.3、图 7.4)。CUP 诊断所需的主要免疫组化指标取决于肿瘤的形态学特征。如果形态学完全不清楚,那么主要的免疫组化指标包括:(1)用于检测上皮分化的泛角蛋白抗体;(2)用于检测黑色素细胞的抗体;(3)用于检测淋巴样细胞的抗体。鉴别间质来源的肿瘤主要是基于上皮、黑色素细胞和淋巴细胞标记物表达阴性,以及同时检测到(4)“一线标记物”波形蛋白的表达。然而,在解读时应该特别谨慎,由于波形蛋白经常在各种肿瘤中表达,包括伴有上皮间质转化的低分化癌[12]。因此,必须综合评估其他免疫组化结果。上皮性恶性肿瘤、肉瘤、黑色素瘤或白血病 / 淋巴瘤

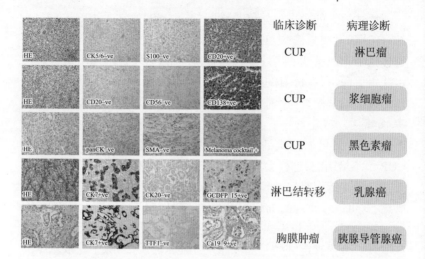

图 7.3 典型诊断示例对于未分化病例,通过免疫组化来实现进一步的亚型分类。CD:分化簇,CK:细胞角蛋白,GCDEP:大囊性病液体蛋白,HE:苏木精-苏红,SMA:平滑肌肌动蛋白,TTF:甲状腺转录因子,PDAC:胰腺导管腺癌(图改编自[2])

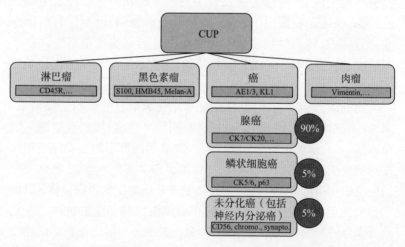

图 7.4 CUP 中不同病理类型所占的百分比和形态学非特征性病例的分类(图改编自[2])

的最终诊断需要肿瘤的形态学以及相应的免疫组化结果，必要时还需进一步进行其遗传学检测。

在这种情况下，一些通用的原则可用于肿瘤谱系的分类。

● 除了形态学，免疫组化检测到角蛋白和器官特异性标记物的表达也提示恶性肿瘤。

● 除了符合形态学标准，肉瘤分型[12]还可以通过各种标记物（例如波形蛋白、肌动蛋白、结蛋白、MyoD1、S100、CD34、CD99、c-KIT 等）以及遗传学方法（特别是染色体易位；见下文）来实现。

● 应用免疫组化检测 S100 和 melan-A，以及使用抗体克隆HMB45 识别细胞质糖蛋白 gp100 对诊断黑色素瘤有所帮助。突变分析（见下文）可提供有用的信息[13]。

● 对于淋巴瘤或造血系统肿瘤的鉴别诊断，可以使用免疫组化检测多种分化抗原簇和其他标记蛋白。此外，分子检测（特别是细胞遗传学）有助于做出正确的诊断[14]。

7.9　肿瘤亚型的分类方法

大多数 CUP 病例需进行鉴别诊断和分型，形态学结合免疫组化起了很重要作用（步骤 5，方框 7.1）。在理想状态下，可应用双染来节省组织切片（图 7.5）。在某些情况下，该方法可以确定组织起源（步骤 6，框 7.1）。鳞状细胞分化标记物（如高分子量的细胞角蛋白 CK5/6）可用于鉴别鳞状细胞样肿瘤。

虽然 CK5/6 的表达非常敏感，但对于鳞癌不具有特异性，核p40 和 / 或 p63 染色对鳞癌诊断的特异性和敏感性约为 90% 和70%[16]。CK7 和 CK20 一般在腺癌中表达，在鳞癌中通常呈阴性。此外，神经内分泌肿瘤的确定需要检测嗜铬蛋白 A、突触素和 CD56（神经细胞黏附分子，N-CAM），CD56 非常敏感，但特异性较前两个标记物低[17]。作为神经内分泌分化的第 4 种抗原，神经元特异性烯醇化酶（NSE）同样具有敏感高而特异性低的特点，因此它在诊断方面的应用和重要性有限。腺癌和其他上皮源性肿瘤构成了 CUP最大的亚组，根据 CK7 和 CK20 的表达情况，可以初步将其分为四

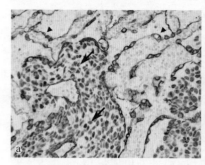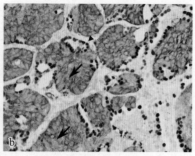

图 7.5 同时进行双抗体染色可以节省组织样本。(a)肺鳞状细胞癌。p63(细胞核)染色与 CK7(细胞质)染色相结合。注意肿瘤内 p63 阳性和 CK7 阴性(箭头),而肺泡壁上皮层显示 CK7 阳性(箭头)。(b)同一例肺鳞状细胞癌标本中同时使用不同抗体染色,包括 CK5/6(细胞质)和 TTF1(核)抗体。注意肿瘤 CK5/6 染色(箭)、TTF1 染色呈阴性,而肺泡壁 TTF1 染色呈阳性(箭头)。在这两种情况下,均同时使用了细胞质蛋白的抗体与核蛋白的抗体。通过抗体的有效组合,在大多数情况下,仅有其中一种蛋白表达阳性(图改编自[15])

种类型(图 7.6)[1,2,4-14,16-18]。

1. CK20+/CK7+:例如,胃肠道腺癌、移行细胞癌、卵巢黏液性肿瘤。

2. CK20+/CK7−:例如,结直肠腺癌和 Merkel 细胞型神经内分泌肿瘤。

3. CK20−/CK7−:例如,前列腺癌、肝细胞癌、肾透明细胞癌和小细胞癌。

4. CK20−/CK7+:例如,胰腺癌、胆管癌、乳腺癌、肺腺癌、唾液腺癌、子宫内膜癌。

当然,应该注意的是,这个列表并不是绝对的,显著影响诊断准确性的异常免疫表型在 CUP 中并不少见。完成初步分型之后,再使用那些有助于判定器官来源的标记物进一步对腺癌进行分类。前列腺癌的标记物包括雄激素受体、PSMA 和 PSA[19];肺腺癌的标记物包括 NapsinA 和 TTF1[20];胃肠道腺癌的标记物包括尾型同源盒转录因子 2(CDX2)[19]。乳腺癌的分型可以通过检测 GCDFP-15 抗原、乳腺球蛋白、GATA3 抗原以及雌激素受体、孕激素受体的表达来实现。许多卵巢腺癌可见 CA-125、间皮素、PAX8 和

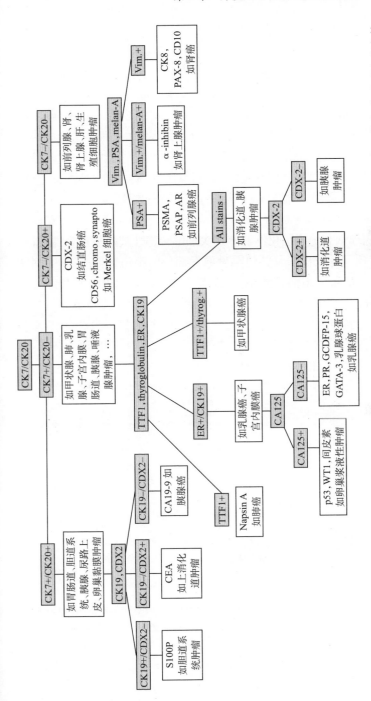

图 7.6　免疫组化分型的决策图表 (改编自 [2,4-7])。列举的肿瘤类型和标记物组合仅是举例,并不全面;标记物组合对于这些实体肿瘤也并非完全特异的;详情请参阅正文

WT1（核）以及 ER[21]表达阳性。对于肾细胞癌的诊断，可通过波形蛋白、CD10、PAX8 和细胞角蛋白的共同表达来决定。另外，在某些情况下，近端肾小管刷状缘蛋白的表达亦支持肾透明细胞癌的诊断[22]。甲状腺癌表现为 TTF1 和甲状腺球蛋白阳性[22]，而 α 抑制素和 melan-A 是肾上腺癌的标记物[23]。OCH1E5 和精氨酸酶 -1 的表达可用于诊断肝细胞癌[24,25]。然而，虽然付出了很多努力来明确器官特异性的标记物（如蛋白质 / 抗原），但需要注意的是，在常见的肿瘤中（如胆管癌、胰腺导管癌、胃癌等）仍然缺乏特异性的标记物，而且这些标记物可能会通过异常的方式进行表达。

　　对鳞状细胞癌而言，器官特异性的标记物完全缺乏。常规的组织病理学和免疫组化不能鉴别头颈部转移性鳞癌与食管、泌尿系统、宫颈、肛门、皮肤及其他罕见原发部位的鳞癌。目前，唯一例外的是 HPV 基因组的检测，它能够有效地提示口咽部或宫颈来源的原发肿瘤。例如，HPV 检测已经成功地用于鉴别原发性肺癌与头颈部鳞癌的肺转移[26]。这是仅凭单独的分子检测便可为 CUP 的诊断提供有效信息的典型例子。在这种情况下，既可以采用原位杂交，也可以通过 PCR 的方法来对 HPV 进行检测（图 7.7）（见文末彩图）。

　　表 7.1 列出了用于器官分类的常见免疫组化标记物。然而，这

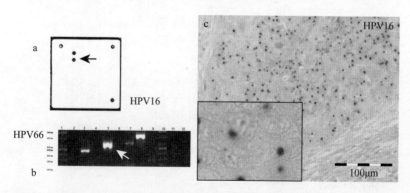

图 7.7 检测肿瘤组织 HPV 的不同方法（本示例为口咽鳞状细胞癌）。(a) 从肿瘤组织中提取核酸，在微阵列中采用特异性的杂交探针，对 HPV 进行检测及进一步分型。(b) 采用多重 PCR 和凝胶电泳技术检测核酸提取物 HPV 的表达，并进行分型。(c) 采用染色体基因原位杂交（CISH）来检测 HPV 基因组（图改编自[26]）

表 7.1　CUP 免疫组化分型标记物

肿瘤谱系的鉴别

癌	*AE1/3*,KL1,其他细胞角蛋白抗体组合
黑色素瘤	*S100*,HMB45,melan-A,MITF
淋巴瘤 / 白血病	*CD45R*(白细胞共同抗原),CD34
肉瘤	波形蛋白(有局限性;更多详细信息请参阅正文)

肿瘤亚型的鉴别

通用的标记物

腺癌	CK7,CK20,其他低分子量细胞角蛋白
鳞状细胞癌	CK5/6,其他高分子量细胞角蛋白,p40,p63

特异性的标记物

神经内分泌癌	嗜铬蛋白 A,突触素,CD56,NSE
移行细胞癌	CK7,CK20,尿溶蛋白 Ⅲ,GATA3
肾细胞癌	CD10,PAX8,波形蛋白
甲状腺癌	TTF1,甲状腺球蛋白,PAX8
肾上腺癌	melan-A,α- 抑制素
肝细胞癌	OCH1E5,磷脂酰肌醇蛋白聚糖 -3,精氨酸酶 -1
生殖细胞瘤	PLAP,OCT4,CD30,SALL4,AFP,βHCG
间皮瘤	钙结合蛋白,D2-40,WT1

起源组织（器官）的鉴别

肺	TTF1,NapsinA,表面活性蛋白 A
胰胆管	CA19-9
结肠	CDX2,绒毛蛋白
乳腺	GCDFP-15,乳腺球蛋白,ER,PR,GATA3
卵巢	CA-125,WT1,间皮素,ER,PAX8
前列腺	PSA,AR,PSMA

注:该列表并不详尽,所提到的标记物的特异性有限。有关更多详细信息,请参阅正文。

里要强调的是,这些标记物仅在与组织形态学结果相结合后才具有诊断价值。此外,肿瘤免疫组化的特异性是通过对全部抗体(如全染模式)染色结果的解释体现出来的,而不是孤立的考虑单个抗体的染色结果。

后面两点对于诊断至关重要,因为一方面,表 7.1 中列出的蛋白质在正常组织、非恶性组织及良性肿瘤中均有表达。另一方面,每一种肿瘤都是独特的生物体,对某种肿瘤来说,单个或多个标记物的特异性不是 100%。因此,原发性肿瘤中某种蛋白质的异常表达并不罕见(如:TTF1 在妇科恶性肿瘤、泌尿生殖系统肿瘤[27-29]和结肠癌[30]的表达),所谓的器官特异性标记物也是如此。此外,"器官特异性"以及更广谱的免疫组化标记物通常用于筛选一组器官,而不是单个器官 / 部位(如雄激素受体表达于前列腺癌、某些唾液腺肿瘤及许多其他少见的实体肿瘤)。

一旦通过形态学和免疫组化缩小了鉴别诊断的范围或明确了诊断,就可以筛查分子水平的改变情况。其必要性体现在两个方面:(1)进一步支持特定肿瘤的分类(即提高诊断准确性);(2)检测潜在的治疗靶点(见下文)。

如果形态学和免疫组化不能完全确诊,那么上述第一点就显得非常重要。在这种情况下,实体肿瘤典型的分子特征有助于做出正确诊断,这不仅包含了检测体细胞突变(如在疑诊甲状腺癌时检测 BRAF 突变),也包含了检测特定的染色体易位。虽然染色体易位在肉瘤和淋巴瘤中常见,但在上皮性恶性肿瘤中也越来越多见,例如前列腺癌的 TMPRSS-ERG 易位、唾液腺表皮黏液样癌的 MECT1-MAML2 易位(图 7.8)(见文末彩图)及其他的染色体易位[32-35]。表 7.2 列举了肿瘤的一些特征性分子改变。

应该指出,单分子检测越来越多地被复合性的分子检测所取代。这种复合性的检测(如二代多基因深度测序)将为更精确的 CUP 分型发挥作用(见下文)。

和免疫组化一样,遗传学分析同样也存在缺陷和局限性。单凭染色体畸变不能做出诊断。例如,除了甲状腺乳头状癌外,肺癌和结直肠癌等多种肿瘤都可能出现 BRAF 突变,因此,必须结合所有可及的病理和临床资料对分子检测结果进行谨慎分析。

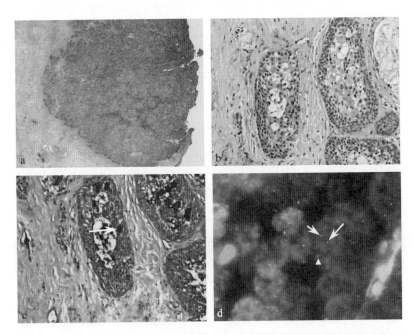

图 7.8　以腮腺表皮黏液样癌为例来说明与染色体易位相关的癌症。(a,b) HE 染色显示了该肿瘤典型的鳞状细胞样分化特征。(c) Alcian-PAS 特殊染色显示存在杯状细胞(箭),这是黏液表皮样癌的另一个典型特征。(d) MAML2-FISH 断裂分离试验。注意短箭和长箭信号之间的距离,两者代表染色体易位和细胞中 MAML2 杂交探针。在毗邻处,可以看到 MAML2 染色体无易位的细胞(箭头),两个信号在此处是未分开的(图摘自[31])

表 7.2　包括体细胞突变和染色体易位在内的分子改变以及病毒
DNA 作为辅助的诊断方法有助于肿瘤分型。某些分子改变
也可以通过特异性的抗体来检测(例 BRAF)

癌症类型	遗传变异
前列腺癌	*TMPRSS-ERG*(t)
甲状腺乳头状癌	*BRAF*
胰腺导管癌	*KRAS*
黏液表皮样癌	*MECT1-MAML2*(t)
腺样囊性癌	*MYB-NFIB*(t)
黑色素瘤	*BRAF*,*NRAS*

续表

癌症类型	遗传变异
口咽部鳞状细胞癌	HPV
子宫颈鳞状细胞癌	HPV
鼻咽癌	EBV

注:该列表并不完全,列举的 SNVs 对诊断肿瘤不具有特异性,但是可以结合其他参数(包括形态学和基因表达数据)来协助肿瘤的分型。对于简单的体细胞突变,可以参考某些特定的数据库,如癌症体细胞突变目录(COSMIC),来验证在实体瘤中反复出现的某种基因的突变,如胃肠间质瘤 KIT 基因 11 号外显子突变)。

7.10　CUP 与肉瘤、黑色素瘤和淋巴瘤的区别

原发灶"未知"的肉瘤与上述上皮源性 CUP 的不同体现在以下几个方面:首先,许多软组织肿瘤的起源部位不能归因于单一的"器官系统",而是作为原发性肿瘤发生在人体的多个部位。这不足为奇,因为肉瘤的组织来源(间质/软组织)几乎可见于身体的任何部位。因此,脂肪肉瘤可能以脂肪组织来源的原发性肿瘤的形式出现,这些脂肪组织广泛分布在乳腺、大腿深层软组织、腹膜后、皮下、甚至胰腺等实质器官内/附近。其次,目前转移性肉瘤的治疗策略很少是部位特异性的,例如,乳腺转移性血管肉瘤与皮肤转移性血管肉瘤的化疗方案相同。因此,在转移性肉瘤中,肿瘤病理分型(而非肿瘤的原发部位)就显得至关重要。后者仅在没有广泛转移且可以通过手术和放疗可达到根治的情况下才突显其重要性。因此,在确定某个具体的肉瘤是原发性还是转移性时(方框 7.1,步骤 3),肿瘤的类型通常是次要的,因为各个肿瘤类型的划分对临床资料依赖很大,(如该类型肿瘤在特定年龄、特定部位的发生情况及影像学特点与转移模式等)。

如上所述,病理分型(如血管肉瘤)对制定治疗策略极为重要,亦有助于预测疗效。一般而言,肉瘤的诊断性检查遵循与上皮源性肿瘤相同的步骤。经过仔细地组织学评估后,采用免疫表型来鉴定其属哪一类谱系(肌肉、神经元、骨及脂肪等)和特定的亚型。另外,在肉瘤中,常用到分子手段来对可疑的实体瘤进行证实,特别适用

于疾病相关分子事件已知的实体肿瘤。与上皮源性肿瘤相比,这种情况在肉瘤中更为常见。这些分子改变通常表现为易位或特异性扩增,可通过荧光原位杂交、PCR 或二代测序来检测。更多关于此类的详细信息(包括新技术的应用),请参阅相应的文献(如[36])。在本章节中,已通过表格列举了有助于肉瘤诊断的特异性的分子改变[37]。

原则上,针对肉瘤提出的上述所有问题也同样适用于黑色素瘤。黑色素瘤可以发生在任何部位的皮肤,也可以发生在胃肠道、呼吸道和泌尿生殖道的黏膜层以及脉络膜(如葡萄膜黑色素瘤),其他部位相对少见。然而,如果肿瘤分型证实转移性 CUP 为黑色素瘤,治疗方案与原发灶明确的转移性黑色素瘤一致。目前,黑色素瘤的治疗在很大程度上依赖于是否存在特定的分子改变(例如 *BRAF*、*NRAS* 或 *KIT* 突变)以及免疫检查点抑制剂之类的抗体依赖的免疫治疗(如 PD-L1 抑制剂)。详情请参阅当前相应的文献[38]。在不同原发部位的黑色素瘤中,采用二代测序法检测出的基因突变频率不同,因此,特异的突变基因有助于推断出原发灶的部位。如上所述,在转移的情况下,检测原发灶的临床意义有限。只有肿瘤较局限可手术切除时,确定原发灶才有意义。在这种情况下,主要通过临床资料(如淋巴结的转移途径)来对原发灶进行定位。

淋巴瘤的情况更为复杂[39]。淋巴细胞本身能够浸润组织并发生"转移",因此,肿瘤的原发灶通常不存在,CUP 的概念可能不适用于淋巴瘤。然而,某些淋巴瘤(如霍奇金淋巴瘤)也倾向于局部生长,只有到了疾病晚期才逐步扩散至较远的部位。同样,对于黑色素瘤和肉瘤,同样是依据肿瘤分型(而不是肿瘤的原发部位)来指导临床治疗。

7.11　CUP 的预测生物标记物

就检测 CUP 中临床有用的分子靶点而言,应该注意的是,某些原发肿瘤的特定基因突变在临床试验中显示的预后作用或预测能力不能简单地照搬到 CUP。分子改变的重要性与每种肿瘤的生物学行为相关,并且在每种肿瘤都不相同,例如,某种癌基因的突变

（如肺癌的驱动基因 EGFR）在 CUP 的肿瘤发生中所起的作用不同，因此，仍不能确定在 CUP 中抗 EGFR 治疗临床是否获益。尽管如此，值得注意的是，对已有靶向治疗药物的基因突变进行筛查可能让个别患者获益，特别是对传统化疗快速耐药的 CUP 患者[41,42]。因而建议在临床试验中进行全面的基因突变检测，以便采用不同的靶向药物对 CUP 患者进行分层治疗[43]。更多详情，请参阅本书的各个章节。

7.12   方法学的局限性

上述方法均具有局限性，从临床和病理学的角度来看并不总是令人满意。其中一个局限性是，肿瘤 TNM 分期系统作为肿瘤研究和治疗的基础，依赖于对肿瘤原发灶的界定。为了满足这一点，器官特异性的病理分型常要考虑原发灶部位的临床信息（如对胃癌的可疑病灶进行活检），或者对肉眼观察到的可切除的原发肿瘤进行病理检查。因此，结合临床信息、肉眼特征、组织学特征和免疫组化结果可以精准地对肿瘤做出诊断。把各种资料结合起来可提高诊断的准确性。对于 CUP，这种结合诊断的可能性自然不存在。而且，在很多情况下单独依靠组织形态学、免疫组化和分子检测（原发灶未知）来预测的作用和有效性是有限的。另一个问题是，CUP 通常属于低分化，甚至未分化肿瘤，单独根据形态学和免疫组化难以作出诊断，更严重的是 CUP 的病理诊断活检组织切片小、肿瘤细胞含量少、肿瘤坏死面积大和存在组织碾压，干扰了组织形态学的观察、抗原检测和其他分子检测结果的解析。

7.13   CUP 诊断的新视野：分子多标记物表达谱

随着大量用于肿瘤基因表达谱检测的高通量技术问世，在这基础上研发出能够鉴别 CUP 组织 / 器官来源的引物。传统的线性单靶点检测逐渐为这种平行的多靶点检测所取代。目前，已有两种基于基因表达谱的商业化 CUP 诊断方法，至少有部分结果已经得到了验证。

　　癌症分型 ID 引物[44]是基于肿瘤组织的 mRNA 表达谱研发而成的,可用于检测甲醛溶液固定、石蜡包埋的活检组织,甚至是细胞学标本。该方法采用 RT-PCR 检测 92 条 mRNA 的表达水平。第二个商业化的检测方法 miRviewmets2[45]运用微阵列技术来检测 64 条 miRNA 的表达,也可以对石蜡包埋的组织标本进行检测。这些方法必须适用于石蜡包埋组织标本,因为用于病理诊断(主要基于形态学)所用的组织通常都经过石蜡包埋处理,以保证得到最佳保存和组织学评估。

　　这两种引物设计都依赖于收录了一定数量的肿瘤基因表达谱的数据库。将由 RT-PCR 或转录引物检测的 CUP 基因表达谱与数据库中的表达谱进行比对,随后通过计算评分来体现这两者之间的相似程度。根据这些结果,可对 CUP 的组织来源进行预测。这种方法有个明显的缺点,即不能对未收录在数据库中的肿瘤分子表达谱进行分类。据文献报道,这些检测特异性极高(≥99%),而敏感性的变动较大(约 70%~95%)[45,46]。并且,应该注意的是,这些数据是对原发灶已知的肿瘤分类之后进行的估算结果,并不能真实反映其溯源 CUP 原发灶的特异性和敏感性。

　　有几项研究[45-47]将传统的形态学和免疫组化与商业化的基因表达谱检测方法进行了准确性方面的比较,结果显示基因表达谱方法所需的组织更少(基因表达谱 VS 传统方法:平均 3 张切片 vs. 平均 8 张切片)。有趣的是,其中有两项研究指出,与基于基因表达谱的诊断相比,采用传统的联合诊断方法时,随着诊断所需的免疫组化染色指标的增加,诊断的准确性和可信度反而降低[10],这与我们的观察结果相一致。需强调的是,如果病理医生对组织形态学进行全面评估,并经免疫组化支持后对鉴别诊断有充足的把握,那么传统的联合诊断方法将达到很高的准确率。在此种情况下,基于基因表达谱的检测方法似乎并无诊断优势。然而,对组织形态学和免疫组化难以诊断的 CUP 病例而言,基于基因表达谱的诊断方法似乎可以提供一些重要补充。

　　目前,仍然缺乏大规模的前瞻性研究来验证基因表达谱在 CUP 真实世界的有效性及分析它的成本效益。尽管当前认为基因表达谱是一种有效的辅助诊断手段,但仍无法取代上述的常规病理学方法。所以,在日常的临床实践中尚未将其广泛用于 CUP 的诊断。

7.14 二代测序

近年来,大规模的平行测序技术(二代测序)彻底颠覆了我们对人类肿瘤基因组改变的认知,它揭示了肿瘤的典型重复突变。研究表明,在某些特定的情况下,基因组谱可用于肿瘤的分型。与基因表达谱类似,尤其适合那些没有明显形态学和免疫组化特征的未分化肿瘤。例如,根据外显子组测序数据,肺大细胞癌可归类为鳞状细胞癌或腺癌[48]。原则上,这也适用于 CUP 的诊断[40,42-48]。由于目前在 CUP 的临床常规诊断中应用高通量外显子组测序费用高、效率低,因此研究者推荐对可提供有效信息的一组基因(包含 10~500 个基因)进行大规模的深度平行测序。由于突变谱通常不具有肿瘤特异性,甚至在生物学特征极其不同的肿瘤之间广泛重叠,因此它的整体诊断价值有限,仅在某些特定的诊断条件下才有助于肿瘤的分型(如在没有明显的形态学和免疫组化特征的肉瘤中同时检测出许多特异的染色体易位)[49]。除了在肿瘤诊断中的作用外,基因分型还有助于发现药物治疗的靶点(见上文)。

7.15 其他高通量技术

多重蛋白表达的质谱分析仅需要极少量的组织标本,可用于 CUP 的分类[50]。不但是基于组织的技术(如 MALDI-TOF),还有以提取物为基础的定量质谱寡标记物检测方法,在不久的将来会变得越来越重要。然而,这些方法目前尚不能用于常规诊断。高通量表观遗传谱芯片(450K)已经应用于肿瘤分型,并在脑肿瘤中取得了一定效果[51],这种方法可能会在今后几年成为 CUP 的辅助诊断工具。

7.16 诊断方法的整合

把所有基于组织诊断的方法(组织形态学、单个免疫组化标记的表达、mRNA 和 miRNA 表达谱及可能的基因组合突变谱）整合起来为能够准确地将 CUP 归类提供了最为可靠的途径[52]。然而,组织形态学仍然是肿瘤诊断的基础,它提供了迄今为止最快速和最经济的方法来回答活检标本中是否含有肿瘤细胞之类的最基本的问题。此外,结合免疫组化,几乎总是能够在肿瘤的鉴别诊断中缩小肿瘤的范围,在许多情况下,还可以对肿瘤作出进一步的分型[11]。对于分类不明的肿瘤,mRNA/miRNA 表达谱一定程度上对诊断有帮助。然而,这些检测的结果应该完全把形态学和免疫组化结合起来进行评估(结果的一致性)。肿瘤的突变谱在 CUP 诊治中的作用尚未进行系统的评估,但在今后可能变得愈发重要。

7.17　所有结果的整合

基于组织学的肿瘤分型通常不充分也不完整。只有通过仔细评估所有可及的病理资料,并结合临床和影像学的信息,才能做出具有临床意义的诊断(见本书的其他章节)。因此,持续的多学科交流(如肿瘤联合会诊)是临床上成功的关键,参与 CUP 治疗的所有学科应该密切交流。总之,研究者认为多学科会诊可能是 CUP 检查过程中最有效、最重要的"诊断方法"。

致谢:感谢 Sandra Schork 出色的编辑协助,感谢德国柏林的罗伯特科赫研究所(RKI)Klaus Kraywinkel 博士提供了德国 CUP 流行病学的最新数据(见[2]),感谢 Mark Kriegsmann 博士对图片制作的支持。

（高小平　译,张靖　校）

参考文献

1. Pavlidis N, Pentheroudakis G. Cancer of unknown primary site. Lancet. 2012;379:1428–35.
2. Stenzinger A, Kriegsmann M, Weichert W. The role of pathology in the diagnostics of CUP syndrome. Radiologe. 2014;54:124–33.
3. Berlin: Center for Cancer Registry Data, Robert Koch-Institute (RKI), Berlin, Germany.
4. Varadhachary GR, Raber MN. Cancer of unknown primary site. N Engl J Med. 2014;371:757–65.
5. Pavlidis N, Briasoulis E, Pentheroudakis G, et al. Cancers of unknown primary site: ESMO Clinical Practice Guidelines for diagnosis, treatment and follow-up. Ann Oncol.

2010;21:228–31.

6. Pentheroudakis G, Briasoulis E, Pavlidis N. Cancer of unknown primary site: missing primary or missing biology? Oncologist. 2007;12:418–25.

7. Stella GM, Senetta R, Cassenti A, et al. Cancers of unknown primary origin: current perspectives and future therapeutic strategies. J Transl Med. 2012;10:12.

8. Pentheroudakis G, Golfinopoulos V, Pavlidis N. Switching benchmarks in cancer of unknown primary: from autopsy to microarray. Eur J Cancer. 2007;43:2026–36.

9. Greco FA, Pavlidis N. Treatment for patients with unknown primary carcinoma and unfavorable prognostic factors. Semin Oncol. 2009;36:65–74.

10. Hainsworth JD, Rubin MS, Spigel DR, et al. Molecular gene expression profiling to predict the tissue of origin and direct site-specific therapy in patients with carcinoma of unknown primary site: a prospective trial of the Sarah Cannon research institute. J Clin Oncol. 2013;31:217–23.

11. DeYoung BR, Wick MR. Immunohistologic evaluation of metastatic carcinomas of unknown origin: an algorithmic approach. Semin Diagn Pathol. 2000;17:184–93.

12. Heim-Hall J, Yohe SL. Application of immunohistochemistry to soft tissue neoplasms. Arch Pathol Lab Med. 2008;132:476–89.

13. Ivan D, Prieto VG. Use of immunohistochemistry in the diagnosis of melanocytic lesions: applications and pitfalls. Future Oncol. 2010;6:1163–75.

14. Garcia CF, Swerdlow SH. Best practices in contemporary diagnostic immunohistochemistry: panel approach to hematolymphoid proliferations. Arch Pathol Lab Med. 2009;133:756–65.

15. Warth A, Stenzinger A, Weichert W. Novel morphological and molecular aspects of lung cancer. Pathologe. 2013;34:419–28.

16. Kim MJ, Shin HC, Shin KC, et al. Best immunohistochemical panel in distinguishing adenocarcinoma from squamous cell carcinoma of lung: tissue microarray assay in resected lung cancer specimens. Ann Diagn Pathol. 2013;17:85–90.

17. Spigel DR, Hainsworth JD, Greco FA. Neuroendocrine carcinoma of unknown primary site. Semin Oncol. 2009;36:52–9.

18. Taliano RJ, LeGolvan M, Resnick MB. Immunohistochemistry of colorectal carcinoma: current practice and evolving applications. Hum Pathol. 2013;44:151–63.

19. Downes MR, Torlakovic EE, Aldaoud N, et al. Diagnostic utility of androgen receptor expression in discriminating poorly differentiated urothelial and prostate carcinoma. J Clin Pathol. 2013;66:779–86.

20. Mani H, Zander DS. Immunohistochemistry: applications to the evaluation of lung and pleural neoplasms: part 1. Chest. 2012;142:1316–23.

21. Shen SS, Truong LD, Scarpelli M, et al. Role of immunohistochemistry in diagnosing renal neoplasms: when is it really useful? Arch Pathol Lab Med. 2012;136:410–7.

22. Lloyd RV, Buehler D, Khanafshar E. Papillary thyroid carcinoma variants. Head Neck Pathol. 2011;5:51–6.

23. Sangoi AR, Fujiwara M, West RB, et al. Immunohistochemical distinction of primary adrenal cortical lesions from metastatic clear cell renal cell carcinoma: a study of 248 cases. Am J Surg Pathol. 2011;35:678–86.

24. Radwan NA, Ahmed NS. The diagnostic value of arginase-1 immunostaining in differentiating hepatocellular carcinoma from metastatic carcinoma and cholangiocarcinoma as compared to HepPar-1. Diagn Pathol. 2012;7:149.

25. Fan Z, van de Rijn M, Montgomery K, Rouse RV. Hep par 1 antibody stain for the differential diagnosis of hepatocellular carcinoma: 676 tumors tested using tissue microarrays and conventional tissue sections. Mod Pathol. 2003;16:137–44.

26. Weichert W, Schewe C, Denkert C, Morawietz L, Dietel M, Petersen I. Molecular HPV typing as a diagnostic tool to discriminate primary from metastatic squamous cell carcinoma of the lung. Am J Surg Pathol. 2009;33:513–20.

27. Matoso A, Singh K, Jacob R, Greaves WO, Tavares R, Noble L, Resnick MB, Delellis RA, Wang LJ. Comparison of thyroid transcription factor-1 expression by 2 monoclonal antibodies in pulmonary and nonpulmonary primary tumors. Appl Immunohistochem Mol Morphol. 2010;18:142–9.

28. Kubba LA, McCluggage WG, Liu J, Malpica A, Euscher ED, Silva EG, Deavers MT. Thyroid

transcription factor-1 expression in ovarian epithelial neoplasms. Mod Pathol. 2008;21:485–90.

29. Bejarano PA, Baughman RP, Biddinger PW, Miller MA, Fenoglio-Preiser C, al-Kafaji B, Di Lauro R, Whitsett JA. Surfactant proteins and thyroid transcription factor-1 in pulmonary and breast carcinomas. Mod Pathol. 1996;9:445–52.

30. Reis HG, Metz CH, Baba HA, et al. TTF-1 (8G7G3/1) positive colon adenocarcinoma: diagnostic implications. Pathologe. 2011;32:349–51.

31. Stenzinger A, Kriegsmann M, Weichert W. Pathology of head and neck cancer– epidemiology and histological subtypes. Onkologe. 2014;20:116–29.

32. Salagierski M, Schalken JA. Molecular diagnosis of prostate cancer: PCA3 and TMPRSS2:ERG gene fusion. J Urol. 2012;187:795–801.

33. Tomlins SA, Rhodes DR, Perner S, Dhanasekaran SM, Mehra R, Sun XW, Varambally S, Cao X, Tchinda J, Kuefer R, Lee C, Montie JE, Shah RB, Pienta KJ, Rubin MA, Chinnaiyan AM. Recurrent fusion of TMPRSS2 and ETS transcription factor genes in prostate cancer. Science. 2005;310:644–8.

34. Tonon G, Modi S, Wu L, Kubo A, Coxon AB, Komiya T, O'Neil K, Stover K, El-Naggar A, Griffin JD, Kirsch IR, Kaye FJ. t(11;19)(q21;p13) translocation in mucoepidermoid carcinoma creates a novel fusion product that disrupts a Notch signaling pathway. Nat Genet. 2003;33:208–13.

35. Hunt JL. An update on molecular diagnostics of squamous and salivary gland tumors of the head and neck. Arch Pathol Lab Med. 2011;135:602–9.

36. van de Rijn M, Guo X, Sweeney RT, Beck AH, West RB. Molecular pathological analysis of sarcomas using paraffin-embedded tissue: current limitations and future possibilities. Histopathology. 2014;64:163–70.

37. Ordóñez JL, Osuna D, García-Domínguez DJ, Amaral AT, Otero-Motta AP, Mackintosh C, Sevillano MV, Barbado MV, Hernández T, de Alava E. The clinical relevance of molecular genetics in soft tissue sarcomas. Adv Anat Pathol. 2010;17:162–81.

38. Bastian BC. The molecular pathology of melanoma: an integrated taxonomy of melanocytic neoplasia. Annu Rev Pathol. 2014;9:239–71.

39. Bradish JR, Cheng L. Molecular pathology of malignant melanoma: changing the clinical practice paradigm toward a personalized approach. Hum Pathol. 2014;45:1315–26.

40. Gatalica Z, Millis SZ, Vranic S, Bender R, Basu GD, Voss A, Von Hoff DD. Comprehensive tumor profiling identifies numerous biomarkers of drug response in cancers of unknown primary site: analysis of 1806 cases. Oncotarget. 2014;15:12440–7.

41. Tan DS, Montoya J, Ng QS, et al. Molecular profiling for druggable genetic abnormalities in carcinoma of unknown primary. J Clin Oncol. 2013;31:237–9.

42. Tothill RW, Li J, Mileshkin L, Doig K, Siganakis T, Cowin P, Fellowes A, Semple T, Fox S, Byron K, Kowalczyk A, Thomas D, Schofield P, Bowtell DD. Massively-parallel sequencing assists the diagnosis and guided treatment of cancers of unknown primary. J Pathol. 2013;231:413–23.

43. Pentheroudakis G, Pavlidis N. Perspectives for targeted therapies in cancer of unknown primary site. Cancer Treat Rev. 2006;32(8):637–44.

44. Weiss LM, Chu P, Schroeder BE, et al. Blinded comparator study of immunohistochemical analysis versus a 92-gene cancer classifier in the diagnosis of the primary site in metastatic tumors. J Mol Diagn. 2013;15:263–9.

45. Varadhachary GR, Abbruzzese JL, Lenzi R. Diagnostic strategies for unknown primary cancer. Cancer. 2004;100:1776–85.

46. Kulkarni A, Pillai R, Ezekiel AM, et al. Comparison of histopathology to gene expression profiling for the diagnosis of metastatic cancer. Diagn Pathol. 2012;7:110.

47. Handorf CR, Kulkarni A, Grenert JP, et al. A multicenter study directly comparing the diagnostic accuracy of gene expression profiling and immunohistochemistry for primary site identification in metastatic tumors. Am J Surg Pathol. 2013;37:1067–75.

48. Clinical Lung Cancer Genome Project (CLCGP), Network Genomic Medicine (NGM). A genomics-based classification of human lung tumors. Sci Transl Med. 2013;30:209.

49. Qadir MA, Zhan SH, Kwok B, Bruestle J, Drees B, Popescu OE, Sorensen PH. ChildSeq-

RNA: a next-generation sequencing-based diagnostic assay to identify known fusion transcripts in childhood sarcomas. J Mol Diagn. 2014;16:361–70.

50. Meding S, Nitsche U, Balluff B, et al. Tumor classification of six common cancer types based on proteomic profiling by MALDI imaging. J Proteome Res. 2012;11:1996–2003.

51. Koelsche C, Hovestadt V, Jones DT, Capper D, Sturm D, Sahm F, Schrimpf D, Adeberg S, Böhmer K, Hagenlocher C, Mechtersheimer G, Kohlhof P, Mühleisen H, Beschorner R, Hartmann C, Braczynski AK, Mittelbronn M, Buslei R, Becker A, Grote A, Urbach H, Staszewski O, Prinz M, Hewer E, Pfister SM, von Deimling A, Reuss DE. Melanotic tumors of the nervous system are characterized by distinct mutational, chromosomal and epigenomic profiles. Brain Pathol. 2015;25:202–8.

52. Centeno BA, Bloom G, Chen DT, et al. Hybrid model integrating immunohistochemistry and expression profiling for the classification of carcinomas of unknown primary site. J Mol Diagn. 2010;12:476–86.

第8章 广泛转移性原发灶不明癌的治疗

Gerdt Hübner

8.1 背景

原发灶不明癌(CUP)作为一种特定的实体肿瘤,始见于 20 世纪 40 年代,最初是指颈部淋巴结转移[1,2]。20 年后才开始有内脏器官 CUP 的描述[3,4]。CUP 的治疗已经发展了几十年。在有效治疗匮乏的年代,CUP 的第一代研究主要来自单中心的回顾性调查和一系列的尸检分析报告[5-10]。许多研究把重点放在寻找肿瘤原发灶和评价某些诊断方法,例如,与 CT 扫描[12]相比,肠道 X 线检查的价值有限[11]。既往的研究已经阐述了 CUP 的生物学特性、临床表现和预后,并区分出预后相对较好的亚组。

8.2 治疗概述

CUP 患者的治疗分为以下两大类:

1. 需要特定治疗的亚组

这部分患者为临床获益的亚组,预后比其他 CUP 患者要好,常将其定义为"预后良好"的亚组。

2. 广泛转移性 CUP 预后不良亚组

这部分患者临床获益不佳,生存期数日至数年不等,通常将这部分患者称作"预后不良"亚组。

CUP 的异质性很大,仅 15%~25% 的患者预后较好,需要特定的治疗[13](详见第 10 章)。本章将重点探讨 CUP 中预后不良的那部分:此类患者占比 75%~85%,原发灶不明,全身多处发生转移,组织学绝大多数表现为腺癌或低分化(腺)癌,少数为鳞状细胞癌或未分化癌(未特指型)。遗憾的是,临床医生对肿瘤原发部位的推断通常不是基于循证医学证据,而主要是根据个人经验或病理医生的意见来判断,这些常常会有误导作用,导致患者无法得到最佳的治疗。

大部分 CUP 患者预后不佳,中位生存期仅 3~11 个月,1 年生存率为 25%~40%[14-18]。长期生存罕见,5 年生存率约为 3%~15%。仅有不到 10% 的患者能找到原发灶[19]。CUP 患者常表现为淋巴结、肝、骨和肺的多发性转移[15](详见第 3 章和第 4 章)。

广泛转移性 CUP 的治疗受以下几个因素影响:

- 转移部位和转移方式
- 患者的体能状态
- 年龄
- 组织学和免疫组化特点
- 肿瘤遗传特征
- 患者的个人意愿

8.3　特定亚群

避免遗漏预后良好的亚组,这一点至关重要。(见表 8.1 和第 10 章)。

8.4　预后不良的广泛转移性 CUP

8.4.1　单臂 II 期临床试验

在 1964 年至 1989 年间开展的有关 CUP 治疗的第一代研究大部分是单臂的小型研究,使用的药物包括表柔比星、5- 氟尿嘧啶、丝裂霉素、氨甲蝶呤、长春花生物碱、顺铂和环磷酰胺等,这些都是在其他肿瘤中已证实有效的药物[20-24]。在这些研究中,患者的中位生存期从数周至 8 个月不等。当时的临床医生普遍认为治疗效果不理想。

在 1990 年至 2003 年间开展的第二代临床试验是前瞻性、单中心或寡中心的 II 期研究,其中大部分只研究了单药治疗方案。研究者只纳入了他们认为可能从这种治疗方案中受益的患者,而其他患者未包含进去,很显然这种 CUP 的单臂试验存在相当大的选择性偏倚。此外,也未系统地排除那些预后较好的患者(见表 8.1)。这些研究确立了铂类化合物(主要是卡铂)、紫杉烷类和吉西他滨在广泛转移性 CUP 治疗中的地位,入组的患者总生存期可达到 7~13 个月[16,25-28]。

表 8.1 预后良好需要特定治疗的亚组

可切除肿瘤("寡转移")	仅一处淋巴结区域受累(如腹股沟淋巴结),单发病灶,可切除的肝转移
鳞癌或未分化癌的颈部淋巴结转移	与头颈部癌极其相似
女性腋窝淋巴结转移	若无其他肿瘤证据,则当作淋巴结阳性乳腺癌处理
女性腹膜癌,尤其是乳头状或浆液性腺癌	若无其他肿瘤证据,则当作卵巢癌或原发性腹膜癌处理
性腺外的生殖细胞肿瘤	男性,<50 岁,未分化癌,腹膜后 / 纵隔 / 肺部受累,进展迅速,等臂染色体 i12p
神经内分泌肿瘤和癌	NET I- II°,生长抑素受体阳性 NET III-IV°,类似小细胞肺癌(SCLC)
肠型腺癌	细胞角蛋白 20、CDX20 免疫组化阳性,细胞角蛋白 7 阴性(CK7−,CK20+,CDX2+)
激素敏感型肿瘤	雌激素或孕激素受体表达主要见于女性患者(ER+,PR+),而雄激素受体或 PSA 的表达多见于男性
非特指型癌	如黑色素瘤、肉瘤、淋巴瘤等

8.4.2 随机临床试验(RCT)

只有 RCT 才能最大限度地减少 CUP 治疗研究中的主要混杂因素——选择性偏倚。遗憾的是,此类随机对照试验较少,迄今为止,所有已发表的随机对照试验纳入的患者总数不足 1 000 例(截至 2015 年 2 月共有 986 例)。然而,早在 1980 年《新英格兰医学杂志》就发表了 CUP 的第一项 RCT 研究成果[29]。随后陆续有第一代治疗研究的结果发表(表 8.2)。

表 8.2　第一代随机对照临床试验

作者	N	方案	ORR/%	PFS/月	OS/月
Woods 等 (1980)[29]	47	C/M/FU	4		1.7
		MMC/Doxo	36		4.5
Eagan 等 (1987)[30]	55	MMC/Doxo	14		5.5
		MMC/Doxo/Cis	27		4.6
Millike 等 (1987)[31]	95	MMC/Doxo	42		4.5
		Cis/Vbl/Bleo	32		6.2
Falkson 和 Cohen (1998)[32]	84	MMC/Epi/Cis	50		9.4
		MMC	17		5.4
Dowell 等 (2001)[33]	34	Carbo/Eto	19		8.4
		Pac/FA/FU	19		6.5
Assersohn 等 (2003)[34]	88	FU cont	12	3.6	4.7
		FU cont/MMC	20	4.1	6.7

注：患者人数，ORR：总缓解率，PFS：无进展生存期，OS：总生存期，C：环磷酰胺，M：氨甲蝶呤，FU：5- 氟尿嘧啶，MMC：丝裂霉素 C，Doxo：阿霉素 C，Cis：顺铂，Vbl：长春花碱，Bleo：博来霉素，Epi：表柔比星，Pac：紫杉醇，FA：叶酸，cont：连续给药。

CUP 的第二代研究又增加了一些现代化疗的相关成果（表 8.3）。这些研究系统地排除了预后良好的亚组，并随机分组，从而将选择性偏倚最小化。一项迄今为止已发表的最大规模的Ⅲ期临床试验，因未能达到预期目标而提前终止，最终招募了 198 例患者[36]。其余的二代研究均为Ⅱ期随机试验，每项研究只纳入了 80~100 例患者[14,17,37,38]。这些试验为广泛转移的 CUP 腺癌或低分化癌的一线治疗奠定了基础。

铂类化合物、紫杉烷类、吉西他滨及伊立替康等是治疗 CUP 的有效药物。由于疗效相当而毒性较小，双药联合方案优于三药联合方案。

最近的一项荟萃分析结果显示，在 32 项临床试验（包括 7 项随机试验）的 1 830 例"预后不良"的 CUP 患者中，含紫杉烷类方案的疗效较不含紫杉烷类方案有显著优势，而含铂方案与不含铂方案的疗效相比，OS 有延长趋势，但统计学上无显著差异[18]（表 8.4）。这

表 8.3 第二代随机对照临床试验

作者	N	方案	ORR/%	PFS/月	OS/月	1年生存率/%
Culin 等 (2003)[17]	80	Cis/Gem	55		8	
		Cis/Iri	38		6	
Palmeri 等 (2006)[35]	66	Cis/Gem/Pac	49		9.6	
		Cis/Gem/Vino	42		13.6	
Hübner 等 (2009)[14]	92	Carbo/Pac	24	6.1	11.0	38
		Gem/Vino	20	3.2	7.0	29
Hainswort 等 (2010)[36]	198	Carbo/Pac/Eto	18	3.3	7.4	28
		Gem/Iri	18	5.3	8.5	35
Gross-Goupil 等 (2012)[37]	52	Cis/Gem	19	5	11	46
		Cis	16	3	8	35
Hainsworth 等 (2015)[38]	89	Carbo/Pac/Belino	45	5.4	12.4	
		Carbo/Pac	21	5.3	9.1	

注:患者人数,ORR:总体缓解率,PFS:无进展生存期,OS:总体生存期,Carbo:卡铂,Eto:依托泊苷,Pac:紫杉醇,Cis:顺铂,Gem:吉西他滨,Iri:伊立替康,Vino:长春瑞滨,Belino:贝利司他。

表 8.4 荟萃分析[18]

	N	OS/月	1年生存率/%	2年生存率/%	P 值
32 项试验	1 830	9.0	36	19	
卡铂 –/ 顺铂	1 450	9.4	37	20	N.S.
非铂类	425	7.2	30	12	
紫杉醇 –/ 多西他赛	808	9.6	41	21	P=0.03
非紫杉烷类	1 067	8.3	31	16	
铂类 + 紫杉烷类	755	9.6	42	22	P=0.06
非铂类 + 非紫杉烷类	358	6.6	28	14	

注:数量,OS:总体生存期,N.S.:不显著。

篇荟萃分析尽管缺乏强有力的数据,但凸显了紫杉烷类和铂类化合物在预后不良 CUP 经验治疗中的疗效。

8.4.3　CUP 鳞状细胞癌

CUP 鳞状细胞癌多见于颈部淋巴结转移,而少见于预后不良的广泛转移的 CUP 中,约占所有 CUP 病例的 5%~7%。目前尚未发现有意义的临床研究,这与颈部淋巴结转移以鳞状细胞癌多见相匹配。有些研究在试验中仅简单地将患者划分为腺癌组和低分化癌组,但因为人数太少,未能得出有意义的结论。

实际上,研究人员建议把原发灶已知的鳞癌治疗经验,应用到原发灶不明的转移性鳞癌治疗中。顺铂联合氟尿嘧啶是一种常用且相当有效的治疗方案,尤其是在局灶性病变同步放疗中。卡铂联合紫杉烷类药物是一种合理的替代方案——特别是对于肾衰竭或体能状态下降的患者来说。根据非小细胞癌的治疗结果,白蛋白结合型紫杉醇也可能有效。鉴于 EGFR 抗体在头颈部恶性肿瘤、非小细胞癌以及某些腺癌患者中的疗效,其对于个别 CUP 患者也是一种选择。

8.4.4　结肠癌样治疗方案

有两项研究采用了卡培他滨、奥沙利铂和伊立替康等结肠癌的一线治疗药物,用于治疗广泛转移的 CUP[39,40]。虽然这两项单臂Ⅱ期临床试验排除了组织学表现为典型结肠癌样改变(预后良好亚组)的患者,但纳入的研究人群大多数仍表现出胃肠道来源的特点。两项试验的结果都不理想:无进展生存期为 2.5~3.5 个月,总生存期低于 10 个月。在二线治疗中,奥沙利铂联合卡培他滨的疗效与其在一线治疗的疗效相当(见表 8.6)。综上所述,结肠癌样的治疗方案不推荐为广泛转移性 CUP 的一线治疗,可作为二线治疗的一种选择。

8.4.5　二线治疗

只有少数几个小型单臂试验对预后不良 CUP 进行了二线化疗方案研究,结果提示,在以铂类为基础的一线化疗后,吉西他滨、伊立替康、奥沙利铂和卡培他滨等药物仅表现出微弱的疗效(表 8.5)。

表 8.5　二线治疗

作者	N	方案	ORR/%	PFS/月	OS/月	
Culine 等 (2003)[41]	25	FA/FU	0		3	顺铂治疗后
Hainsworth 等 (2001)[42]	39	Gem	8	4		铂类和紫杉烷治疗后
Pouessel 等 (2003)[43]	15	Gem/Doce	29		8	顺铂治疗后
Hainsworth 等 (2005)[44]	40	Gem/Iri	10		4.5	
Hainsworth 等 (2007)[45]	51	Erlotinib/Beva	10		7.4	一线 14 例,二线 24 例,三线 14 例
Moller 等 (2010)[46]	25	Cape/Ox	13	2.3	3.9	顺铂、紫杉醇和吉西他滨治疗后
Hainsworth 等 (2015)[38]	48	Cape/Ox	19	3.7	9.7	

注:患者人数,ORR:总体缓解率,PFS:无进展生存期,OS:总体生存期,FA:亚叶酸,FU:5-氟尿嘧啶,Gem:吉西他滨,Doce:多西他赛,Iri:伊立替康,Beva:贝伐单抗,Cape:卡培他滨,Ox:奥沙利铂。

8.4.6　支持和姑息治疗

因为大多数广泛转移的 CUP 患者预后不佳,所以从一开始便给予支持和姑息治疗显得格外重要。当出现骨转移或高钙血症时,应使用双膦酸盐或地诺单抗治疗,合并疼痛的局部转移灶(骨骼和其他部位)应接受放疗。疼痛和其他症状应该给予适当的对症处理。

8.4.7　目前的治疗标准与国际指南

治疗的目的是延长生命和/或改善或维持生活质量。大多数广泛转移的 CUP 患者都采取经验性治疗包括化疗。选择联合还是单药治疗取决于患者的年龄、体能状态、合并症情况和功能状态(参照老年患者评估标准)。

根据随机临床试验的研究结果,有几种联合治疗方案可供广泛转移的 CUP 患者选择(表 8.6)。紫杉烷联合铂类方案的循证依据最为充分。尽管这种治疗方案仍有各种不足,但它们可作为广泛转移 CUP 的一种"标准治疗",其中位生存期为 8~11 个月,1 年生存率为 37%~45%,2 年生存率为 18%~26%[18]。

表 8.6   一线治疗选择

药物	剂量	给药方法	时间
卡铂 / 紫杉醇[14]			
紫杉醇	175mg/m²	180 分钟,静脉滴注	第 1 天
卡铂	AUC=5	30~60 分钟,静脉滴注	第 1 天
每 3 周			
顺铂 / 吉西他滨("法式疗法")[37]			
吉西他滨	1 250mg/m²	30 分钟,静脉滴注	第 1、8 天
顺铂	100mg/m²	30~60 分钟,静脉滴注	第 1 天
每 3 周			
吉西他滨 / 伊立替康[36]			
吉西他滨	1 000mg/m²	30 分钟,静脉滴注	第 1、8 天
伊立替康	100mg/m²	30 分钟,静脉滴注	第 1、8 天
每 3 周			

这个"标准治疗"方案在三大国际指南均有推荐:ESMO 临床实践指南(2011 年)[48],德国 Onkopedia 指南(2014 年)[49]和 NCCN 指南(2015 年,第 1 版)[50]。

尽管目前缺乏证明单药疗效的研究证据,但对于体能状态差或有相关合并症的患者来说,单药治疗仍然是可选择的方案。对那些体质衰弱、一般状态极差或伴严重合并症的患者,放弃化疗可能是最好的选择。

广泛转移 CUP 的二线治疗研究尚不成熟,其临床是否获益仍不明确。表 8.7 列出了一些适合患者的二线治疗方案。

表 8.7　二线治疗选择

药物	剂量	给药方法	时间
厄洛替尼 / 贝伐单抗[45]			
厄洛替尼	150mg/m²	口服	每日一次
贝伐单抗	15mg/kg	30~90 分钟, 静脉滴注	第 1 天
每 3 周			
吉西他滨 / 伊立替康[44]			
吉西他滨	1 000mg/m²	30 分钟, 静脉滴注	第 1、8 天
伊立替康	100mg/m²	30 分钟, 静脉滴注	第 1、8 天
每 3 周			
卡培他滨 / 奥沙利铂[46,47]			
卡培他滨	1 000mg/m²	口服	每日二次第 1~14 天
奥沙利铂	130mg/m²	120 分钟, 静脉滴注	第 1 天
每 3 周			
吉西他滨[42]			
吉西他滨	1 000mg/m²	30 分钟, 静脉滴注	第 1、8、15 天
每 4 周			

8.5　治疗模式的改进和未来展望

当前, 对基因表达的分析、药物治疗靶点的识别及免疫治疗的研究进展正在使癌症治疗模式发生改变, 这些进展推动了 CUP 治疗决策的改变: 尽管癌症的原发部位仍旧未知, 但其分子通路、驱动基因突变和免疫检查点配体的研究正不断深入。希望在不久的将来, 这些研究能让广泛转移的 CUP 患者得到更精准的个体化治疗。第 11 章和第 12 章将重点探讨这些进展。尽管如此, 我们仍需牢记, 迄今为止还没有强有力的证据证明这些进展已经成为 CUP 治疗的基石。

（李朴朴　译, 周启明　校）

参考文献

1. Deuel H. Primäre Halsgeschwülste und deren Differentialdiagnose gegenüber Lymphknotenmetastasen. Radiol Clin. 1942;11:297–316.
2. Martin H, Morfit HM. Cervical lymph node metastasis as the first symptom of cancer. Surg Gynecol Obstet. 1944;78:133–59.
3. Fenster LF, Klatskin G. Manifestations of metastatic tumors of the liver. Am J Med. 1961;31:238–48.
4. Johnson RO, Castro R, Ansfield FJ. Response of primary unknown cancers to treatment with 5-fluorouracil. Cancer Chemother Rep. 1964;38:63–4.
5. Didolkar MS, Fanous N, Elias EG, Moore RH. Metastatic carcinomas from occult primary tumors. A study of 254 patients. Ann Surg. 1977;186:625–30.
6. Hübner G, Tamme C, Wildfang I, Schöber C, Schmoll H-J. Management of patients with carcinoma of unknown primary (CUP-Syndrome). J Cancer Res Clin Oncol. 1990;116(Suppl Part I):190.
7. Altman E, Cadman E. An analysis of 1539 patients with cancer of unknown primary site. Cancer. 1986;57:120–4.
8. Muir C. Cancer of unknown primary site. Cancer. 1995;75(1 Suppl):353–6.
9. Snee MP, Vyramuthu N. Metastatic carcinoma from unknown primary site: the experience of a large oncology centre. Br J Radiol. 1985;58:1091–5.
10. Le Chevalier T, Cvitkovic E, Caille P, Harvey J, Contesso G, Spielmann M, et al. Early metastatic cancer of unknown primary origin at presentation. A clinical study of 302 consecutive autopsied patients. Arch Intern Med. 1988;148:2035–9.
11. Nystrom JS, Weiner JM, Wolf RM, Bateman JR, Viola MV. Identifying the primary site in metastatic cancer of unknown origin Inadequacy of roentgenographic procedures. JAMA. 1979;241:381–3.
12. McMillan JH, Levine E, Stephens RH. Computed tomography in the evaluation of metastatic adenocarcinoma from an unknown primary site. A retrospective study. Radiology. 1982;143:143–6.
13. Yi JH, La CY, Lee SJ, Ahn HK, Baek KK, Lim T, et al. Clinical presentation of carcinoma of unknown primary: 14 years of experience. Tumour Biol. 2011;32(1):45–51.
14. Hübner G, Link H, Kohne CH, Stahl M, Kretzschmar A, Steinbach S, et al. Paclitaxel and carboplatin vs gemcitabine and vinorelbine in patients with adeno- or undifferentiated carcinoma of unknown primary: a randomised prospective phase II trial. Br J Cancer. 2009;100:44–9.
15. Hess KR, Abbruzzese MC, Lenzi R, Raber MN, Abbruzzese JL. Classification and regression tree analysis of 1000 consecutive patients with unknown primary carcinoma. Clin Cancer Res. 1999;5(11):3403–10.
16. Greco FA, Burris III HA, Litchy S, Barton JH, Bradof JE, Richards P, et al. Gemcitabine, Carboplatin, and Paclitaxel for patients with carcinoma of unknown primary site: a minnie pearl cancer research network study. J Clin Oncol. 2002;20(6):1651–6.
17. Culine S, Lortholary A, Voigt JJ, Bugat R, Theodore C, Priou F, et al. Cisplatin in combination with either gemcitabine or irinotecan in carcinomas of unknown primary site: results of a randomized phase II study–trial for the French Study Group on Carcinomas of Unknown Primary (GEFCAPI 01). J Clin Oncol. 2003;21(18):3479–82.
18. Lee J, Hahn S, Kim DW, Kim J, Kang SN, Rha SY, et al. Evaluation of survival benefits by platinums and taxanes for an unfavourable subset of carcinoma of unknown primary: a systematic review and meta-analysis. Br J Cancer. 2013;108(1):39–48.
19. Greco FA, Spigel DR, Yardley DA, Erlander MG, Ma XJ, Hainsworth JD. Molecular profiling in unknown primary cancer: accuracy of tissue of origin prediction. Oncologist. 2010;15(5):500–6.
20. Moertel CG, Reitemeier RJ, Schutt AJ, Hahn RG. Treatment of the patient with adenocarcinoma of unknown origin. Cancer. 1972;30:1469–72.

21. Bedikian AY, Bodey GP, Valdivieso M, Burgess MA. Sequential chemotherapy for adenocarcinoma of unknown primary. Am J Clin Oncol. 1983;6:219–24.

22. Fiore JJ, Kelsen DP, Gralla RJ, Casper ES, Magill G, Cheng E, et al. Adenocarcinoma of unknown primary origin: treatment with vindesine and doxorubicin. Cancer Treat Rep. 1985;69:591–4.

23. Kelsen D, Coit D, Houston C, Martin D, Sawyer R, Colofiore J. Phase II trial of pala, methotrexate (Mtx), fluorouracil (FU), and leucovorin (L) in adenocarcinoma of unknown primary site (ACUP). Proc ASCO. 1989;8:A1141.

24. Bécouarn Y, Brunet R, Barbe-Gaston C. Fluorouracil, doxorubicin, cisplatin and altretamine in the treatment of metastatic carcinoma of unknown primary. Eur J Cancer Clin Oncol. 1989;25:861–5.

25. Hainsworth JD, Erland JB, Kalman LA, Schreeder MT, Greco FA. Carcinoma of unknown primary site: treatment with 1-hour paclitaxel, carboplatin, and extended-schedule etoposide. J Clin Oncol. 1997;15(6):2385–93.

26. Briasoulis E, Kalofonos H, Bafaloukos D, Samantas E, Fountzilas G, Xiros N, et al. Carboplatin plus paclitaxel in unknown primary carcinoma: a phase II hellenic cooperative oncology group study. J Clin·Oncol. 2000;18(17):3101–7.

27. Munoz A, Barcelo JR, Lopez-Vivanco G. Gemcitabine and docetaxel as front-line chemotherapy in patients with carcinoma of an unknown primary site. Cancer. 2004;101(3):653–4.

28. Park YH, Ryoo BY, Choi SJ, Yang SH, Kim HT. A phase II study of paclitaxel plus cisplatin chemotherapy in an unfavourable group of patients with cancer of unknown primary site. Jpn J Clin Oncol. 2004;34(11):681–5.

29. Woods RL, Fox RM, Tattersall MH, Levi JA, Brodie GN. Metastatic adenocarcinomas of unknown primary site: a randomized study of two combination-chemotherapy regimens. N Engl J Med. 1980;303:87–9.

30. Eagan RT, Therneau TM, Rubin J, Long HJ, Schutt AJ. Lack of value for cisplatin added to mitomycin-doxorubicin combination chemotherapy for carcinoma of unknown primary site. A randomized trial. Am J Clin Oncol. 1987;10:82–5.

31. Milliken ST, Tattersall MH, Woods RL, Coates AS, Levi JA, Fox RM, et al. Metastatic adenocarcinoma of unknown primary site. A randomized study of two combination chemotherapy regimens. Eur J Cancer Clin Oncol. 1987;23:1645–8.

32. Falkson CI, Cohen GL. Mitomycin C, epirubicin and cisplatin versus mitomycin C alone as therapy for carcinoma of unknown primary origin. Oncology. 1998;55:116–21.

33. Dowell JE, Garrett AM, Shyr Y, Johnson DH, Hande KR. A randomized phase II trial in patients with carcinoma of an unknown primary site. Cancer. 2001;91(3):592–7.

34. Assersohn L, Norman AR, Cunningham D, Iveson T, Seymour M, Hickish T, et al. A randomised study of protracted venous infusion of 5-fluorouracil (5-FU) with or without bolus mitomycin C (MMC) in patients with carcinoma of unknown primary. Eur J Cancer. 2003;39(8):1121–8.

35. Palmeri S, Lorusso V, Palmeri L, Vaglica M, Porta C, Nortilli R, et al. Cisplatin and gemcitabine with either vinorelbine or paclitaxel in the treatment of carcinomas of unknown primary site: results of an Italian multicenter, randomized, phase II study. Cancer. 2006;107(12):2898–905.

36. Hainsworth JD, Spigel DR, Clark BL, Shipley D, Thompson DS, Farley C, et al. Paclitaxel/carboplatin/etoposide versus gemcitabine/irinotecan in the first-line treatment of patients with carcinoma of unknown primary site: a randomized, phase III Sarah Cannon Oncology Research Consortium Trial. Cancer J. 2010;16(1):70–5.

37. Gross-Goupil M, Fourcade A, Blot E, Penel N, Negrier S, Culine S, et al. Cisplatin alone or combined with gemcitabine in carcinomas of unknown primary: results of the randomised GEFCAPI 02 trial. Eur J Cancer. 2012;48(5):721–7.

38. Hainsworth JD, Daugaard G, Lesimple T, Hübner G, Greco FA, Stahl MJ, et al. Paclitaxel/carboplatin with or without belinostat as empiric first-line treatment for patients with carcinoma of unknown primary site: a randomized, phase 2 trial. Cancer. 2015;121:1654–61.

39. Briasoulis E, Fountzilas G, Bamias A, Dimopoulos MA, Xiros N, Aravantinos G, et al. Multicenter phase-II trial of irinotecan plus oxaliplatin [IROX regimen] in patients with poor-prognosis cancer of unknown primary: a hellenic cooperative oncology group study. Cancer

Chemother Pharmacol. 2008;62(2):277–84.

40. Schuette K, Folprecht G, Kretzschmar A, Link H, Koehne CH, Gruenwald V, et al. Phase II trial of capecitabine and oxaliplatin in patients with adeno- and undifferentiated carcinoma of unknown primary. Onkologie. 2009;32(4):162–6.

41. Culine S, Ychou M, Fabbro M, Romieu G, Cupissol D. 5-fluorouracil and leucovorin as second-line chemotherapy in carcinomas of unknown primary site. Anticancer Res. 2001;21(2B):1455–7.

42. Hainsworth JD, Burris III HA, Calvert SW, Willcutt NT, Scullin Jr DC, Bramham J, et al. Gemcitabine in the second-line therapy of patients with carcinoma of unknown primary site: a phase II trial of the Minnie Pearl Cancer Research Network. Cancer Invest. 2001;19(4):335–9.

43. Pouessel D, Culine S, Becht C, Romieu G, Fabbro M, Ychou M, et al. Gemcitabine and docetaxel after failure of cisplatin-based chemotherapy in patients with carcinoma of unknown primary site. Anticancer Res. 2003;23(3C):2801–4.

44. Hainsworth JD, Spigel DR, Raefsky EL, Kuzur ME, Yost K, Kommor M, et al. Combination chemotherapy with gemcitabine and irinotecan in patients with previously treated carcinoma of an unknown primary site: a Minnie Pearl Cancer Research Network Phase II trial. Cancer. 2005;104(9):1992–7.

45. Hainsworth JD, Spigel DR, Farley C, Thompson DS, Shipley DL, Greco FA. Phase II trial of bevacizumab and erlotinib in carcinomas of unknown primary site: the Minnie Pearl Cancer Research Network. J Clin Oncol. 2007;25(13):1747–52.

46. Moller AK, Pedersen KD, Abildgaard J, Petersen BL, Daugaard G. Capecitabine and oxaliplatin as second-line treatment in patients with carcinoma of unknown primary site. Acta Oncol. 2010;49(4):431–5.

47. Hainsworth JD, Spigel DR, Burris III HA, Shipley D, Farley C, Dias-Perez IM, et al. Oxaliplatin and capecitabine in the treatment of patients with recurrent or refractory carcinoma of unknown primary site: a phase 2 trial of the Sarah Cannon Oncology Research Consortium. Cancer. 2010;116(10):2448–54.

48. Fizazi K, Greco FA, Pavlidis N, Pentheroudakis G. Cancers of unknown primary site: ESMO Clinical Practice Guidelines for diagnosis, treatment and follow-up. Ann Oncol. 2011;22 Suppl 6:vi64–8.

49. Hübner G, Borner M, Neben K, Stöger H (2014) Onkopedia Leitlinien: CUP-Syndrom – Krebserkrankungen mit unbekanntem Primärtumor. https://www.dgho-onkopediade/de/onkopedia/leitlinien/cup-syndrom-krebserkrankungen-mit-unbekanntem.

50. NCCN Guidelines (2015) Occult primary. https://www.nccnorg/store/login/loginaspx?ReturnURL=http://www.nccnorg/professionals/physician_gls/pdf/occultpdf; 1.205.

第9章 原发灶不明癌的放射治疗

David Krug,Florian Sterzing

9.1 根治性放疗

9.1.1 腋窝原发灶不明癌

9.1.1.1 前言

腋窝原发灶不明癌(CUP)是指腋窝淋巴结有(腺)癌浸润,而在常规影像学检查中无法确定原发灶部位的一类疾病的总称。William S. Halsted 最先报道了 3 例腋窝 CUP。腋窝 CUP 的发病率占所有恶性肿瘤的 0.12%~0.67%[2]。由于其发病率低,所有已发表的相关文献几乎都是基于回顾性病例分析,且大多数来自单中心的报道,所使用的治疗方法很多是从乳腺癌的治疗方案演绎而来。

影像检查在 CUP 的诊断中起着关键作用。Pentheroudakis 等发表的荟萃分析提示,早期的影像诊断缺乏敏感性,疑似腋窝 CUP 的患者接受乳腺切除术后,72% 的手术标本可发现临床上隐匿的原发性肿瘤[2]。近年来,磁共振(MRI)的问世极大地改变了腋窝 CUP 的诊断能力。一项系统性回顾分析显示,乳腺 MRI 检查的总体敏感性和特异性分别为 90% 和 31%[3]。

9.1.1.2 一般治疗原则

尽管在一些早期研究中,已经采用腋窝淋巴结活检后腋窝放射治疗的方法,但是由于腋窝淋巴结清扫术(ALND)可以提高局部控制率,且准确的腋窝分期也可改善预后,因此 ALND 已经成为腋窝 CUP 的一种标准治疗[2]。

同侧乳腺的最佳治疗方案目前尚存争议。可供选择的方案有观察、乳腺切除术和全乳放疗。美国乳腺外科医师协会的一项调查显示,43% 的专家支持乳腺切除术,37% 的专家倾向于全乳放疗,

6% 的专家建议临床观察[4]。

腋窝手术后单纯临床观察的患者局部复发风险较高。Pentheroudakis 等发表的荟萃分析提示,有 42% 的病例经过 4~64 个月的中位潜伏期后出现同侧乳腺复发。其他一些回顾性研究也显示,单纯采取临床观察的患者局部复发率可高达 70%~80%[5-9]。

乳腺切除术可以提高局部控制率,改善无病生存期和总生存期。Wang 等对 51 例患者的回顾性研究显示,乳腺切除术与观察组相比,复发风险从 77% 降低至 26%,同时将中位生存期从 23 个月提高至 76 个月[10]。同样,Blanchard 和 Farley 的研究结果也提示,同侧乳腺切除术与单纯观察组相比,患者的无病生存期和总生存期明显延长[11]。

9.1.1.3　保乳治疗

在二十世纪 80 年代,首次报道了腋窝 CUP 的保乳治疗[12]。与乳腺癌保乳治疗相类似,术后辅助放疗的复发风险可降低约 50%,患者的 15 年绝对生存获益可提高 4%[13]。CUP 患者在腋窝淋巴结清扫术后接受全乳放疗,有利于根除同侧乳腺的隐匿性病灶。在最初的研究报道中,75% 的腋窝 CUP 患者采用了保乳治疗,10 年生存率可达到 72%[12]。此后,陆续发表了许多关于腋窝 CUP 保乳治疗的研究(表 9.1)。

韩国的一项全国性回顾研究显示,在 1990 年至 2009 年间有 142 例腋窝 CUP 患者接受治疗[14],N1 的患者约占三分之二。总体来说,有 23% 的患者接受了 ALND,有 40% 的患者还接受了全乳放疗或乳腺切除术。全乳放疗和乳腺切除术的 10 年总生存率分别为 98% 和 93%,与单纯行 ALND 患者的 10 年总生存率(81%)相比有改善的趋势(P=0.061),但是 N3 的患者在单纯 ALND 组中所占比例过高,淋巴结转移成为仅有的一个预后不良因素。有趣的是,一项配队的队列分析显示,对于 N1 的患者,腋窝 CUP 的生存率明显高于乳腺癌,而 N2/N3 患者的生存率没有显著差异。

MD Anderson 癌症中心最新发表的一项回顾性研究纳入了 2000 年至 2011 年间接受治疗的 36 例腋窝 CUP 患者[15]。其中大多数患者是 N1 期,超过 90% 的患者进行了 MRI 检查以排除隐匿性乳腺肿瘤。75% 的患者接受了保乳治疗,92% 的患者接受了乳

表 9.1　腋窝 CUP 患者接受腋窝淋巴结清扫术后观察、放疗和乳腺切除术的对比研究

作者	研究时期	N	随访时间	LRC (Obs/RT/M)			OS (Obs/RT/M)		
Barton[5]	1975—2009	48	68m	34%	87%	—	83%	92%	—
Ellerbroek[7]	1944—1987	42	131m	43%	83%	—	—	—	—
Foroudi[6]	1979—1996	20	73m	17%	75%	—	—	—	—
Masinghe[8]	1974—2003	53	9y	46.3%	71.7%	—	58.3%	72.8%	—
Rueth[15]	2000—2011	36	64m		100%	100%		100%	100%
Shannon[9]	1975—2001	29	44m	31%	87.5%	—	—	—	—
Sohn[14]	1990—2009	142	78m				81%	98%	93%
Vlastos[18]	1951—1998	45	7y	—	85%	83%	—	75%	79%
Walker[16]	1983—2006	750	SEER	—	—	—	63.5%	67.1%	

改编自 Krug 等[1]。

LRC:局部区域控制率,OS:总体生存率,Obs:观察,RT:放疗,M:乳腺切除术,m:月数,y:年数,SEER:监测、流行病学、终点和结果。

腺 / 胸壁放疗,77% 的患者接受了锁骨上 / 下区域淋巴结放疗。几乎所有患者均接受了全身治疗,大部分为新辅助治疗。中位随访时间为 64 个月,总体生存率为 97.2%,仅有 1 例患者发生远处转移,最终导致死亡,所有患者未出现局部或区域性复发。

规模最大的研究数据来自一项基于 SEER 数据库的流行病学报告,其中包括 750 例腋窝 CUP 患者[16]。研究发现,乳腺切除术的比例从 1998 年前的 50% 显著下降到 1998 年后的 42%。该研究

结果表明,乳腺切除术和全乳放疗的总体生存率均明显优于单纯ALND 或选择性淋巴结切除术;而在乳腺切除术与全乳放疗之间,10 年肿瘤特异性的生存率无显著差异。在多因素分析中,雌激素受体阴性、大于或等于 10 个淋巴结受累、淋巴结清扫数目少于或等于 10 个是预后不良因素。

9.1.1.4　美国和国际指南

美国国立综合癌症网络(NCCN)关于 CUP 和乳腺癌的指南为腋窝 CUP 患者的诊断和治疗提供了参考。无论是否进行淋巴结照射,乳腺切除术和全乳放射治疗疗效相当。因为同乳腺 X 线和超声检查相比,MRI 具有更高的灵敏度,所以指南推荐进行乳腺 MRI检查。

德国妇科肿瘤工作组(AGO)在其每年更新的指南中也推荐腋窝 CUP 患者使用乳腺 MRI。与 NCCN 指南相反,该指南并未推荐乳腺切除术,尤其是对乳腺 MRI 检查阴性的患者[17]。尽管该指南声称应该与患者商讨全乳放疗在局部控制和生存方面获益的可能性,但尚无明确的建议支持或反对全乳放疗,这也与 NCCN 指南的推荐不一致。

9.1.1.5　放射治疗

由于腋窝 CUP 的现有证据有限,所以其治疗大多数都参照乳腺癌文献推荐的方案。在这些研究中,照射剂量、分割方式和靶区范围不一致。在少数提供了放疗信息的研究中[5-7,18],放射治疗同乳腺癌相类似。尽管在两篇文献中有少数患者使用了大剂量分割(40Gy/15 次),但其最常见的全乳照射剂量和分割方式仍是50~50.4Gy/25~28 次[5,6]。Barton 等提供的一组亚组数据分析显示,照射剂量超过 50Gy(或大剂量分割时超过 40Gy),局部复发和无复发生存没有获益,但这项分析仅包含了 31 例 CUP 患者[5]。自从关于大剂量分割临床试验的 10 年随访结果发表以来,国内外大多数乳腺癌治疗指南已经开始将大剂量分割放疗推荐为标准治疗[19,20]。

在乳腺癌的保乳治疗中,给予术后瘤床推量 10~16Gy/5~8 次,在不影响生存率的情况下可将局部复发风险降低约 50%[21]。在腋窝 CUP 的治疗中,尽管有肿瘤残留,并且不能再次切除,但没有证据表明需要对瘤床进行加量放疗。对于腋窝淋巴结清扫术后接受放疗的乳腺癌患者，I-Ⅲ组腋窝淋巴结通常不包括在临床靶区体积（CTV）中，尽管其非常靠近乳腺，特别是第 I 组淋巴结会受到一定剂量照射。将腋窝勾画入 CTV 中的适应证包括腋窝淋巴结清扫不彻底、肿瘤有残瘤且无法再次切除，以及淋巴结分期较晚，尤其是 N3 分期，且淋巴结受累与未受累的比率超过 0.75。对于有 4 个或以上淋巴结转移的患者，应将锁骨上下淋巴引流区勾画入 CTV 中。最近的两项大型随机临床试验提出，对于乳腺癌 N1 的患者，以及部分有高危因素的淋巴结阴性患者，局部区域放疗（包括锁骨上下和胸骨旁淋巴引流区）可以降低局部复发以及远处转移，但其最终结果仍未定论。因此，局部区域放疗在 N0/N1 患者中的作用仍不明确[22]。通常推荐有 4 个及以上淋巴结转移的乳腺癌患者行术后放疗（PMRT）。最近，EBCTCG 荟萃分析的最新结果显示，有 1~3 个淋巴结受累的乳腺癌患者采用 PMRT 同样可获益，20 年乳腺癌特异性生存率的绝对值提高约 8%[23]。

乳腺癌患者的胸壁和局部淋巴引流区的放疗通常采用常规分割，尽管大剂量分割试验纳入了部分全乳切除术和局部放疗后的患者[19]。

在大多数情况下，腋窝 CUP 的辅助性乳腺照射，无论是否包括锁骨上窝，都可通过三维适形放疗来实现。调强放疗（IMRT）可用于特殊的解剖部位，特别是漏斗胸[24]。图 9.1（见文末彩图）显示了同一个胸壁明显弯曲的患者三维适形放疗和 IMRT 的剂量曲线图。如果把内乳淋巴链也包括在靶区范围内，那么 IMRT 同样具有优势[25]。

9.1.1.6　小结

腋窝 CUP 放射治疗的证据有限。许多回顾性研究表明，全乳放疗是乳腺切除术的一种安全的替代方案，与单独腋窝淋巴结清扫术相比，能够显著改善局部控制，生存率在某些研究中也有显著提高。然而，这些获益可能与这些研究中影像质量低和全身治疗不足有关。尽管如此，没有数据支持 AGO 指南所提出的在乳腺 MRI 检查阴性的情况下不推荐乳腺的局部治疗（全乳放疗或乳腺切除术）。乳腺癌的前瞻性研究表明，乳腺 MRI 检查不会导致再切除率进一

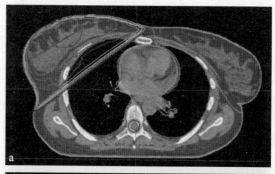

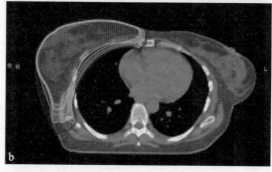

图 9.1   在解剖部位特殊的患者中的三维适形放疗（a）和 IMRT（b）。IMRT 明显改善了对右肺的保护

步下降，反而会增加乳腺切除术的可能性。

要考虑乳腺切除术对乳腺癌患者的生活质量产生的负面影响，特别是对体形和性功能的影响[26]，而现代放疗技术具有较低的严重晚期毒性发生率和同等的生存率，全乳放疗为腋窝 CUP 患者提供了一种合理的乳腺切除术替代方案。目前缺乏有关腋窝 CUP 患者 PMRT 和局部放疗疗效的临床数据，这些适应证应该参考当前乳腺癌腋窝淋巴结转移的指南推荐。

9.1.2   颈部 CUP

颈部 CUP 是一种罕见的实体瘤，仅占头颈部恶性肿瘤的 5%。组织学上，大多数病例显示淋巴结转移性鳞状细胞癌，尽管少数病例诊断为未分化癌、腺癌或恶性黑色素瘤[27]。

关于危险因素，德国的一项回顾性分析显示，80% 的患者现在或曾经有吸烟史[28]。该分析还检测了 HPV，大约一半的患者具有 HPV-DNA 和 / 或 p16-INK4A 免疫组化阳性。一些文献显示 p16

和 / 或 HPV 阳性推测原发灶可能来源于口咽[29,30]。同样,EBV 阳性或病理为淋巴上皮癌提示原发灶在鼻咽部。

在作出颈部 CUP 诊断之前,患者应该进行全身分期检查,包括广视野内镜检查、CT 和 / 或头颈部的 MRI 检查、胸部 CT 或 X 线检查。FDG-PET 可以进一步提高影像诊断的敏感性,但是如果已经进行了内镜检查和其他影像学检查,它的重要性就会降低[31]。

9.1.2.1 一般治疗原则

颈部 CUP 的治疗方法首选颈淋巴结清扫术序贯辅助放疗,其次是淋巴结活检后行根治性的放(化)疗。其重要的预后因素包括淋巴结受累范围[32-35],淋巴结包膜外受侵犯程度[32,35-38],以及首诊时的体能状态[33,39]。

有几篇文章讨论了手术范围对颈部 CUP 患者的影响。例如,Christansen 等[40]、Hauswald 等[38]和 Issing 等[41]研究发现,同活检后放疗相比,范围更广泛的手术(颈淋巴结清扫术、扁桃体切除术)使得颈部淋巴结复发率显著降低。虽然如此,一项包括 18 项回顾性研究(共 1 726 例患者)的系统评价显示,虽然接受更广泛手术的患者 5 年总体生存率在数值上更高,但是手术范围对生存率的影响无统计学意义[42]。既往临床试验得出阳性结果可能的原因包括:由于合并症或技术上不可切除而排除了手术治疗,从而导致选择偏倚,以及低估了根治性放疗患者的临床分期。对于根治性放(化)疗后病变有残留的患者,可以考虑行挽救性颈淋巴结清扫术[43]。

9.1.2.2 放疗靶区的定义

对于颈部 CUP,放疗靶区不仅包括淋巴结受累区域,而且还包括可能的隐匿性黏膜病变的部位。单纯外科手术治疗的早期研究表明,黏膜原发灶的异时出现是颈部 CUP 的一个相关终点。丹麦头颈部癌症研究组(DAHANCA)发表的一项研究表明,有 54% 仅接受手术治疗的患者在 5 年后出现黏膜原发肿瘤,相比之下,仅接受颈部放疗或颈部及黏膜放疗的患者中,这一比例分别为 23% 和 13%[33]。肿瘤最常见的原发部位是口咽,约有一半的患者发生在这个部位,其次是肺部和食管。

颈淋巴结清扫术后分期为 N1 且无包膜外侵犯的患者,由于复发率低以及长期预后较好[36,44],这一亚组患者可以免予辅助放疗。

因为双侧颈部放疗会增加早期和晚期毒性，所以单侧颈部淋巴结转移者是否需要进行对侧颈部放疗一直存在争议[37,45]。文献报道，单侧颈部放疗后，淋巴结或黏膜复发率并没有显著升高（表9.2）。值得注意的是，在这些研究中大多数患者在颈淋巴结清扫术后接受了辅助放疗。大约40%的患者为N1或N2a，而接受根治性放疗和有N3等不良预后因素的患者在双侧颈部放疗组中更为常见，这可能造成选择偏倚[39,46]。Grau等发表了277例患者的研究结果，这些患者在淋巴结活检后大多数接受了双侧颈部根治性放疗（包括潜在病变所处的黏膜部位）[33]。调整临床协变量后，单侧颈部放疗与局部区域失败的相对风险为1.9，而疾病特异性生存率的差异无统计学意义。Reddy和Marks的一项研究提供了按淋巴

表9.2 颈部CUP单侧颈部（UL）和双侧颈部（BL）放疗的研究对比

作者	研究时期	n	随访时间	LC UL/BL	DFS UL/BL	OS UL/BL	详细信息
Fakhrian[37]	1988—2009	65	64m	n.a.	58%/62%	44%/49%	79% ND 87% N1-N2b
Grau[33]	1975—1995	277	137m	27%/51% (p=0.05)	n.a.	28%/45% (DSS)	2% ND 62% N1-N2b
Ligey[39]	1990—2007	95	3.3y	66%/75%		22%/23%	83% ND 67% N1-N2b 45% 化疗
Perkins[46]	1989—2008	46	4.6y	n.a.	n.s.	77% overall	80% ND 76% N1-N2b
Reddy[45]	1974—1989	52	n.a.	66%/73%	53%/47%	n.a.	60% ND 51% N1-N2b

文献改编自Krug等[1]。

LC:局部控制率,DFS:无病生存率,DSS:疾病特异性生存率,OS:总体生存率,ND:颈部淋巴结清扫术,m:月数,y:年数,n.a.:未分析,n.s.:未说明。

结分期治疗的结果,尽管单侧颈部和双侧颈部放疗在 N1 期患者中无显著差异,但在 N2/N3 期患者中双侧颈部放疗显著提高了淋巴结和黏膜病变的局部控制率[45],两组患者的生存率相似。因此,单侧颈部辅助放疗主要适用于初次颈淋巴结清扫术后淋巴结转移较少的患者[44]。

　　已经有一些文献探讨了对颈部 CUP 选择性黏膜放疗的问题。在Ⅲ区淋巴结未受累的患者中,对下咽部和喉部免予放疗,其 5 年黏膜疾病控制率可达 100%[34]。基于一项 87 例患者的研究数据,Glynne-Jones 等建议将鼻咽排除在选择性照射靶区之外。然而,鼻咽黏膜是黏膜复发的第二常见部位,在 19 例未接受鼻咽放疗的患者中有 4 例出现鼻咽黏膜复发[47]。Mourad 等对 68 例患者采用小范围放疗,放射野包括口咽、咽后淋巴结和双侧颈部,3.5 年的局部控制率达到 95.5%,1 例出现黏膜复发,2 例淋巴结复发。值得注意的是,上述大多数研究结果是通过早期的影像和放疗技术来完成的。随着现代影像技术、预测隐匿性原发灶的指标(如 p16-INK4A)和放疗技术的进展,在不久的将来术后个体化的靶区勾画将成为一个重要的议题。

9.1.2.3　联合放化疗

　　在局部晚期头颈部鳞状细胞癌(laHNSCC)的根治性放疗中,同步化疗在局部控制率和总体生存率方面显示出明显的优势[48]。在 laHNSCC 的辅助放疗中,通常对有肿瘤残留和淋巴结包膜外侵犯等不良预后因素(例如)的患者推荐采用同步化疗[49]。在颈部 CUP 中,联合放化疗的适应证与同步放化疗相同,但相应的临床证据有限。

　　Argiris 等报道了 25 例颈部 CUP 患者采用不同方案进行同步放化疗的前瞻性研究结果[50],治疗包括放疗同步联合 5- 氟尿嘧啶和羟基脲进行化疗。此外,两项试验采用诱导化疗;两项试验同步使用了紫杉醇;还有一项试验同步采用顺铂联合加速超分割放疗。有 56% 的患者在治疗前进行了颈淋巴结清扫术,约 70% 的患者分期为 N2a/N2b。治疗结果满意,只有 1 例患者出现局部淋巴结复发,5 年无进展生存率和总生存率分别为 75% 和 83%。仅有 1 例患者出现治疗相关性死亡,有 16% 的患者在治疗 1 年后仍需通过胃造瘘进行营养支持,有44%的患者出现口腔干燥。

Shehadeh等报道了37例颈部CUP患者在颈淋巴结清扫术后采用含铂类药物为基础的辅助放化疗的经验[51]。大多数患者接受了3个周期的顺铂同步化疗,约60%的患者分期为N1-N2b,仅有2例淋巴结包膜外侵犯的N3患者出现局部复发,4例患者发生远处转移,3例出现食管狭窄,毒副反应可控,没有长期依赖鼻饲的患者。

Chen等进行的一项60例颈部CUP的单中心回顾性研究,显示顺铂同步放化疗未能带来临床获益[52]。采用顺铂同步化疗既没有改善局部控制率,也没有提高总体生存率。有70%的患者在颈淋巴结清扫术后接受了辅助治疗,其中约80%的患者为N1-N2b期。加入顺铂后,放疗的急性和慢性毒副作用均显著增加。

Ligey等和Hauswald等在回顾性研究中进行了亚组分析,同步化疗也未显示临床获益[38,39]。在Fakhrian等的回顾性研究中,总生存率有提高的趋势($P=0.051$),但无复发生存率没有变化[37]。

综上所述,在颈部CUP的放疗中增加同步化疗目前缺乏临床获益证据。现有证据表明同步化疗毒性增加,且在局部控制或延长生存方面无获益。但是,由于回顾性研究以及对多项前瞻性单臂研究的汇总分析证据等级较低,而且化疗和放疗方案异质性较大,因此导致偏倚的风险较高。对于高危、体能状态尚可且没有严重合并症的患者可进行同步化疗,特别是对淋巴结分期较晚且有包膜外侵犯、采用根治性放疗的患者。

9.1.2.4 颈部CUP的调强放疗(IMRT)

在过去的几十年中,放疗的计划和实施有了明显的进步。随着IMRT的使用日益增多,已广泛用于头颈部肿瘤。IMRT一方面可以显著提高放疗剂量的适形度,从而优化靶区体积的剂量覆盖范围。另一方面,陡峭的剂量梯度可以明显改善对周围正常组织的保护。图9.2(见文末彩图)为双侧颈部放疗计划的示例。

PARSPORT试验(Ⅲ期随机临床试验)对头颈部鳞状细胞癌三维适形放疗与IMRT进行了比较,结果显示IMRT可减少腮腺的照射剂量,显著降低口腔干燥和唾液分泌障碍的发生率,并改善患者的生活质量[53]。在治疗1年后2级或以上的口腔干燥症发生率从

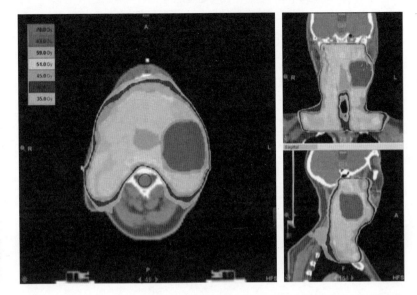

图 9.2　颈部 CUP 患者双侧颈部和黏膜的放疗。该患者首诊接受了颈淋巴结清扫术,左颈Ⅱ区淋巴结受累,并伴有淋巴结包膜外侵犯。处方剂量是预防区域 54Gy,瘤床加量区(左颈Ⅱ区)66Gy,分 30 次完成。腮腺(绿色)、脊髓(蓝色)、气管和食管颈段得到最佳防护

74% 降低到 38%。Chen 等在一项回顾性研究中分析了 51 例颈部 CUP 患者接受三维适形放疗或 IMRT 的照射剂量参数,同样发现 IMRT 可显著降低对侧腮腺的放射剂量,下降幅度与 PARSPORT 结果相似[54],使晚期口腔干燥症发生率从 58% 明显下降至 11%,胃管依赖的发生率从 42% 降低到 11%,3 级或以上毒性的总体发生率从 63% 下降到 29%。其他研究也发表了类似的结果[55]。

　　Ligey 等发表了唯一一项显示放疗技术可以影响临床结果的回顾性研究。在该研究中,95 例患者接受二维放疗(采用外侧楔形野或平行对穿野,伴有下颈部前垂直野)或三维适形放疗 /IMRT[39]。多因素分析显示,放疗技术是影响局部控制率和总体生存率的独立预后因素。

　　最近 Janssen 等报道了根据不同的淋巴结受累风险采用了 3 种不同放射剂量进行 IMRT[56],结果显示 3 年总体生存率、无病生存率和淋巴结局部控制率分别为 76%、81% 和 93%,无 2 级或以上的

晚期毒副作用。

　　大多数有关 IMRT 的研究均显示出令人满意的临床效果(表9.3)。但是,所有这些研究均来自单中心,且样本量小。与既往的研究相比,其能获得更满意的临床效果可能归因危险因素的改变、外科手术方式的改进和化疗的应用。与三维适形放疗相比,虽然 IMRT 的毒副反应显著降低,且临床可控,但 IMRT 和同步化疗会增加食管狭窄发生率,这值得进一步研究[57]。

表 9.3　颈部 CUP 的 IMRT

作者	研究时期	n	随访时间	LC	DFS	OS	详细信息
Chen[54]	2001—2009	24	29m	92%	—	87%	63% 化疗,70% ND,
Janssen[56]	2006—2012	28	30.5m	93%(颈部),100%(黏膜)	81%	76%	71% 化疗,71% ND
Frank[92]	1998—2005	52	3.7y	94.2%	88%	81%	27% 化疗,25% ND
Sher[57]	2004—2009	24	2.1y	100%	92%	92%	92% 化疗,13% ND
Shoushtari[93]	2002—2008	27	41.9m(存活)	88.5%(颈部)	85.2%	70.9%	30% 化疗,80% ND
Klem[94]	2002—2005	21	20m	90%	—	85%	76% 化疗,67% ND
Madani[55]	2003—2006	23	17m	100%(黏膜)	—	74.8%	13% 化疗,83% ND
Villeneuve[95]	2005—2008	25	38m	100%	100%	100%	72% 化疗,8% ND

文献改编自 Krug 等[1]。

　　LC:局部控制率,DFS:无病生存率,OS:总生存率,ND:颈部淋巴结清扫术,m:月数,y:年数。

9.1.2.5　小结

　　颈部 CUP 的治疗代表了肿瘤学各个学科间的挑战。虽然 N1期无淋巴结包膜外侵犯的患者可选择单纯手术治疗,但对于淋巴结分期较晚的患者可从多学科协作诊疗中获益。随着时间的推移,颈部 CUP 患的预后显著改善,这不仅是由于影像学的进步改善了分期,提高了临床隐匿性原发灶的检出率,而且是由于放疗的晚期毒性明显减少。从放射肿瘤学的角度来看,今后最大的挑战将是基于整合当代影像学、分子生物学和病理学的结果来进行个体化的靶区勾画。

9.2　姑息治疗

9.2.1　脑转移瘤

大约 50% 原发灶不明的脑转移瘤中,其组织学类型是腺癌[27]。在一项 33 例患者的前瞻性研究中,82% 的病例最终找到原发灶,78% 的原发灶位于肺部。一项来自瑞典癌症登记系统的研究入组了 645 例原发灶不明的脑转移患者,中位生存期为 7 个月[27]。这些患者的生存率与原发灶明确的脑转移患者相似,但结直肠癌患者除外(死亡风险更低)[58]。

预后分级评分(Graded Prognostic Assessment,GPA)[59]可以根据卡氏体能状况量表(Karnofsky Performance Index)、脑转移瘤的数目、患者年龄和颅外转移情况来预测罕见的脑转移患者的生存(包括脑转移性 CUP)[60]。一项 39 例 CUP 患者的复合队列研究显示,对 GPA 评分为 0-1、1.5-2、2.5-3 和 3.5-4 的患者,中位生存期分别为 2.5 个月、4.5 个月、5.8 个月和 8.3 个月。Bartelt 等[61]和 Rades 等[62]采用肿瘤放射治疗协作组(RTOG)开发的递归分割分析(recursive partitioning analysis,RPA)评分系统[63],预测相应的 CUP 患者生存率有所改善。其他影响脑转移性 CUP 患者预后的因素包括脑转移瘤数目[64]、手术切除或立体定向放射外科治疗(相对于全脑放射治疗)[60,61,64]以及颅外肿瘤转移情况[62,65]。

9.2.1.1　姑息性手术治疗

符合下列条件者应评估是否适合手术切除:脑转移病灶数目较少(通常为 1~3 个);体能状况良好;颅外病变范围有限,尤其是无法获取病理者;脑转移的发生和 CUP 首次诊断之间的时间相隔较长。

颅内孤立性病变应考虑与高级别胶质瘤或颅内感染相鉴别。手术切除还有一个适应证是肿瘤压迫敏感结构(如脑干)、脑积水或因局限性脑转移的占位效应导致脑疝,这些病例解除压迫后可获得良好的预后。

　　如前所述,在几项研究中发现,与单纯全脑放疗相比,手术切除是一个有利的预后因素。然而,这可能体现了在患者的一般状况、合并症、转移灶数目和肿瘤所处部位方面的选择偏倚。在原发灶明确的肿瘤患者中,与单纯全脑放疗相比,手术治疗的生存获益仅见单发脑转移瘤患者[66](表 9.4)。

表 9.4　脑转移瘤患者的预后评分

预后分级评分(GPA[59])	0	0.5	1
患者年龄	>60	50~59	<50
KPS 评分	<70	70~80	90~100
脑转移瘤的数目	>3	2~3	1
颅外转移瘤	存在		无
递归分割分析(RPA[63])			
Ⅰ(患者年龄 <65 岁,KPS 评分 70~100,原发肿瘤控制满意,无颅外转移)			
Ⅱ 不符合Ⅰ组或Ⅲ组			
Ⅲ KPS <70			

9.2.1.2　立体定向放射外科治疗

　　对于局限性脑转移瘤患者,还有一种非侵入性治疗模式是立体定向放射外科治疗(SRS)。该技术是一种使用钴 -60 源的定向放射外科治疗技术,由瑞典神经外科医生 Lars Leksell 首次提出(他后来开发了伽马刀)。简而言之,通过使用定向放射外科治疗设备(如伽马刀、射波刀或改进的直线加速器),分 1~5 次给予较高的放疗剂量。以前需要在放疗设备上安装定位系统来进行目标定位。如今,大多数放疗设备不再需要这种外部定位系统,而是采用最先进的图像引导技术来进行精确定位。图 9.3(见文末彩图)显示一例单发脑转移瘤患者的立体定向放射外科治疗。

　　立体定向放射外科技术(SRS)最初是作为增加全脑放疗

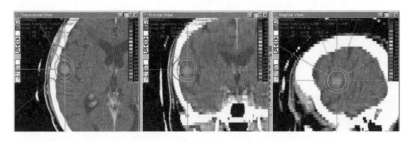

图 9.3　右颞叶脑转移瘤的立体定向放射外科治疗。肿瘤周边处方剂量为 20Gy,病灶中心最大为 25Gy

(WBRT)的局部推量而开发的。在一项包括了 3 项随机对照试验的 Cochrane 系统评价中比较了单纯 WBRT 与 WBRT 联合 SRS 的疗效,结果显示总体生存率相似,但是 WBRT 联合 SRS 局部控制率显著提高[67]。尽管其中有一项研究显示,接受 WBRT 联合 SRS 的单发脑转移瘤患者的总体生存率(6.5 个月)优于单纯 WBRT(4.9 个月)[68]。

匹兹堡大学研究人员报道了在 15 例脑 CUP 患者 31 个病灶中使用伽马刀进行 SRS 的经验[65],其中 80% 单发脑转移瘤的患者接受了 SRS 治疗。除 1 例患者外,所有患者均接受了 WBRT。SRS 主要用于 WBRT 后的局部推量;在某些患者中,SRS 是初次切除和 WBRT 后的挽救治疗。SRS 治疗后的中位生存期为 15 个月,颅外病灶具有活动性和脑干转移的患者预后明显较差。其后他们在一篇含有 29 例患者 87 个病灶的文章中更新了数据[69]。结果显示,接受 SRS 治疗的患者中位总生存期为 12 个月,1 年生存率为 57.2%,仅有 10% 的患者死于颅内肿瘤进展。中位影像随访时间为 18.6 个月,局部控制率为 88.5%。同样,脑干转移的患者预后较差。

适用于立体定向放射外科治疗的转移灶数目和 SRS 治疗的最佳入选标准仍然存在争议。最近,一项前瞻性观察性研究显示,SRS 治疗可用于多达 10 个脑转移灶的患者[70]。其中 2~4 和 5~10 个转移灶的患者生存期均为 10.8 个月,而单发脑转移患者中位生存期更长(13.9 个月),仅有 8% 的患者死于神经系统疾病。然而,这项研究设计受到了质疑,因为肿瘤的最大径被限制在 3cm 以内,所有转移瘤的最大累计体积不超过 15ml;有 5~10 个转移灶的患者的平均累计体积为 3.5ml,而 2~4 个转移瘤患者的平均累计体积为 3.1ml;出现转移症状的患者数量相似,这意味着可能存在选择偏倚。

9.2.1.3 全脑放疗

全脑放疗(WBRT)仍然是多发性脑转移患者的标准治疗。仅接受 WBRT 的脑 CUP 患者生存期为 4.8~6 个月[61,64]。

由于单纯切除或 SRS 后颅内复发的风险很高,因此 WBRT 通常作为脑转移瘤数目较少的这部分患者的一种补充治疗。两项随机试验都未能证明脑转移瘤多达 4 个的患者在手术切除或 SRS 后补充 WBRT 治疗可以改善总体生存率,但可以显著改善局部和远处颅内控制率[71,72]。在 EORTC 研究中,单纯接受 SRS 或手术切除,2 年后远处颅内复发发生率分别为 48% 和 42%,而增加 WBRT 后,远处颅内复发发生率分别为 33% 和 23%[72]。在 JROSG 研究中,单纯接受 SRS 治疗后 1 年的远处颅内复发率是 64%,而 SRS 联合 WBRT 的复发率是 42%[71]。

虽然普遍认为颅内治疗失败是脑转移瘤患者神经功能下降的最常见原因,但是 WBRT 联合手术或 SRS 在没有生存获益的情况下,对神经认知功能的损害已经受到越来越多的关注。Chang 等对 1~3 个脑转移瘤患者进行 SRS 和补充 WBRT 治疗发现,根据霍普金斯语言学习测试标准(修订版),患者 4 个月后的神经认知功能显著下降[73]。EORTC 的研究结果显示,与单纯接受手术或 SRS 相比,联合治疗可导致生活质量显著下降。由于依从性有限,研究仅限于治疗后 1 年,认为生理功能、认知功能和疲劳等方面的差异与临床治疗相关[74]。因此,对 4 个以内的脑转移瘤在 SRS 或手术后免予 WBRT 治疗可能是合理的[75]。

WBRT 最常用的分割方案是 30Gy 分 10 次在 2 周内完成。Rades 等开展的一项回顾性研究对 4 周内接受 10 次 ×3Gy 或 20 次 ×2Gy 与 1 周内接受 5 次 ×4Gy 治疗的患者进行对比[62],长程治疗和短程治疗在总生存或颅内控制方面没有差异。然而,由于高分割剂量可能会对神经认知功能有损伤,所以短程治疗应该用于预后较差的患者。

9.2.1.4　小结

原发灶不明的脑转移患者和原发灶明确的脑转移患者预后相似。单发脑转移瘤应考虑手术切除,尤其是在没有颅外病灶或存在占位效应的情况下。对于脑转移瘤数目有限的患者(通常不超过 4 个),SRS 是一种可供选择的无创治疗方法。WBRT 适用于颅内广泛转移的患者和局限性脑转移且一般情况较差的患者。因为WBRT 与严重的神经认知障碍有关,对于局限性颅内转移的患者,是否应在手术或 SRS 后补充 WBRT 尚存争议。

9.2.2　骨转移

骨转移是癌症患者疼痛、身体和社会活动障碍的常见原因。姑息性放疗对骨转移所致疼痛完全缓解率和病灶完全缓解率分别为75% 和 30%[76]。

对于 CUP 患者,骨转移是一个预后不良因素[77]。CUP 骨转移最常见的病理学类型是腺癌,约占总体的 2/3[27]。在瑞典癌症登记系统的一项基于人群的分析中,CUP 骨转移患者的生存期低于原发灶明确的骨转移患者,而这种差异主要是由乳腺癌和前列腺癌骨转移患者的长期生存所致[58]。同样,把成骨性骨转移且 PSA 值升高的男性 CUP 患者归类为预后良好的亚组[78]。

骨转移伴有疼痛的患者,无论其病理类型如何,均应考虑姑息性放疗。既往的研究采用了不同的分割方案。尽管有大量证据表明,8Gy 单次治疗或 5 次 ×4Gy 的 1 周疗程与长疗程治疗(如 10次 ×3Gy 或 20 次 ×2Gy)的疼痛缓解率相似,但最常用的方案仍是 10 次 ×3Gy 实施 2 周[79]。短程治疗后再次治疗的概率较高,已经有证据表明,即使在首次放疗后再予单次 8Gy 治疗也是安全有效的[80]。对存在脊柱或长骨稳定性受损或转移性脊髓压迫、体能状态好、骨受累有限、骨外疾病控制良好的患者应考虑手术治疗。

转移性脊髓压迫症(MSCC)是骨转移的并发症,发生在5%~10% 的癌症患者中[81]。在一项 143 例由于 MSCC 接受放疗的CUP 患者的回顾性研究中,有 10% 的患者运动功能得到改善,57%的患者运动功能状态稳定[81]。运动功能的有利预后因素包括没有内脏转移或进一步加重的骨转移,并且从出现症状到开始治疗的时间间隔不超过 7 天。中位生存期为 4 个月,有 76% 的患者在 6 个月内死亡。对于总生存率而言,放疗开始前的非卧床状态是多因素分析中另一个有利的预后因素。分割放疗方案不是运动功能也不是局部控制率和生存率的预后因素,这与骨转移疼痛的放疗相类似[81,82]。但是,该研究团队在另一项更大规模研究显示,长疗程的分割方案对提高局部控制率有显著的意义,但对运动功能的影响没有明显差异[83]。Douglas 等基于患者一般状态、放疗前的非卧床状态、有无内脏转移以及出现运动功能障碍到开始治疗的时间间隔进行了预后相关分析[84],在三个不同的预后亚组中,6 个月生存率分别为 5%、41% 和 92%(表 9.5)。

表 9.5   CUP 并发转移性脊髓压迫(MSCC)的预后指标[84]

ECOG 一般状态	
1~2	6
3~4	2
放疗前非卧床状态	
卧床	2
非卧床	4
内脏转移	
否	5
是	0
自出现运动障碍以来的时间	
1~7 天	1
>7 天	5
A 组	<14 分——6 个月生存率 5%
B 组	14~16 分——6 个月生存率 41%
C 组	>16 分——6 个月生存率 92%

9.3 小结

放射治疗是骨转移和转移性脊髓压迫的有效姑息治疗方法。与长疗程分割方案相比，短疗程分割方案提供了相同的疼痛缓解率，但出现再次治疗的概率和局部治疗失败的概率更高。因此，预期寿命有限的患者应接受 1 次 ×8Gy 或 5 次 ×4Gy 的治疗，而预后良好的患者可接受 10 次 ×3Gy 或 20 次 ×2Gy 的治疗。

9.4 寡转移灶的放疗进展

体部立体定向放射治疗（SBRT）是一种可以将高剂量的辐射以一次或数次分割准确地传送到颅外靶点的外照射（光子或粒子）方法[85]。越来越多的文献报道在寡转移患者中使用该技术，2 年局部控制率高达 90% 以上，且毒性极低。在现有的研究中，CUP 患者的比例相当低。然而，对于肺转移和肝转移，SBRT 提供了一种有效且重要的手术替代方法[86,87]。有充分的证据表明该技术也可用于治疗肾上腺转移瘤[88]。需要指出的是，在这些患者中，多数人会出现多发性转移，因此，需要进一步的全身治疗。这有力地证明了微创或非侵入性策略可以轻易地融入包括系统治疗在内的多学科综合治疗，而无须长时间的治疗延迟、中断或相互影响。

在姑息治疗中，最常见的治疗指征是疼痛或骨骼稳定性受损。对这些部位的放疗，传统放疗技术可以非常有效地制定计划并实施[89]。对于大部分患者，单分割或大分割治疗可以缓解疼痛和促进骨质修复。对于再次放疗而言，单次 8Gy 的照射剂量可以是一个有效的选择[80]。为了提高预期寿命较长患者的放疗剂量，现代放疗技术如 IMRT 和 SBRT 等提供了很好的选择，可以长期缓解疼痛并实现局部控制[90]。一般来说，脊柱病灶的 SBRT 是一种新兴的治疗方法，可以采用单次或数次分割放射治疗，副作用极低，局部控制效应持久[91]。图 9.4（见文末彩图）显示 1 例左肺单发转移瘤的患者接受 SBRT 治疗。

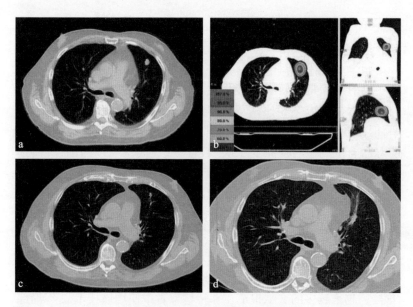

图 9.4 SBRT 治疗膀胱癌单发肺转移病瘤例(a),该患者因之前治疗的毒性和并发症而拒绝全身治疗。在制定基于 4D CT 的放疗计划后,使用 SBRT 对该病灶进行治疗,病灶周围的剂量为 45Gy,病灶中心最大剂量为 60Gy,分 3 次照射(b)。治疗结束 2 个月后该病灶明显变小(c)。治疗结束 6 个月后放疗部位出现肺纤维化(d)

(林淑慧 译,梁赅 校)

参考文献

1. Krug D, Debus J, Sterzing F. Radiotherapeutic concepts in cancer of unknown primary site. Radiologe. 2014;54(2):145–51. PubMed Epub 2013/12/18. Strahlentherapeutische Konzepte beim CUP-Syndrom.

2. Pentheroudakis G, Lazaridis G, Pavlidis N. Axillary nodal metastases from carcinoma of unknown primary (CUPAx): a systematic review of published evidence. Breast Cancer Res Treat. 2010;119(1):1–11. PubMed PMID: 19771506.

3. de Bresser J, de Vos B, van der Ent F, Hulsewe K. Breast MRI in clinically and mammographically occult breast cancer presenting with an axillary metastasis: a systematic review. Eur J Surg Oncol. 2010;36(2):114–9. PubMed.

4. Khandelwal AK, Garguilo GA. Therapeutic options for occult breast cancer: a survey of the American Society of Breast Surgeons and review of the literature. Am J Surg. 2005;190(4):609–13. PubMed PMID: 16164933. Epub 2005/09/17.

5. Barton SR, Smith IE, Kirby AM, Ashley S, Walsh G, Parton M. The role of ipsilateral breast radiotherapy in management of occult primary breast cancer presenting as axillary lymphadenopathy. Eur J Cancer. 2011;47(14):2099–106. PubMed PMID: 21658935.

6. Foroudi F, Tiver KW. Occult breast carcinoma presenting as axillary metastases. Int J Radiat Oncol Biol Phys. 2000;47(1):143–7. PubMed PMID: 10758316.

7. Ellerbroek N, Holmes F, Singletary E, Evans H, Oswald M, McNeese M. Treatment of patients with isolated axillary nodal metastases from an occult primary carcinoma consistent with breast origin. Cancer. 1990;66(7):1461–7. PubMed PMID: 2207996.

8. Masinghe SP, Faluyi OO, Kerr GR, Kunkler IH. Breast radiotherapy for occult breast cancer with axillary nodal metastases--does it reduce the local recurrence rate and increase overall survival? Clin Oncol. 2011;23(2):95–100. PubMed PMID: 21115330.

9. Shannon C, Walsh G, Sapunar F, A'Hern R, Smith I. Occult primary breast carcinoma presenting as axillary lymphadenopathy. Breast. 2002;11(5):414–8. PubMed PMID: 14965705.

10. Wang X, Zhao Y, Cao X. Clinical benefits of mastectomy on treatment of occult breast carcinoma presenting axillary metastases. Breast J. 2010;16(1):32–7. PubMed Epub 2010/05/15.

11. Blanchard DK, Farley DR. Retrospective study of women presenting with axillary metastases from occult breast carcinoma. World J Surg. 2004;28(6):535–9. PubMed PMID: 15366740. Epub 2004/09/16.

12. Campana F, Fourquet A, Ashby MA, Sastre X, Jullien D, Schlienger P, et al. Presentation of axillary lymphadenopathy without detectable breast primary (T0 N1b breast cancer): experience at Institut Curie. Radiother Oncol. 1989;15(4):321–5. PubMed PMID: 2552505. Epub 1989/08/01.

13. Early Breast Cancer Trialists' Collaborative Group, Darby S, McGale P, Correa C, Taylor C, Arriagada R, et al. Effect of radiotherapy after breast-conserving surgery on 10-year recurrence and 15-year breast cancer death: meta-analysis of individual patient data for 10,801 women in 17 randomised trials. Lancet. 2011;378(9804):1707–16. PubMed PMID: 22019144. Pubmed Central PMCID: 3254252. Epub 2011/10/25.

14. Sohn G, Son BH, Lee SJ, Kang EY, Jung SH, Cho SH, et al. Treatment and survival of patients with occult breast cancer with axillary lymph node metastasis: a nationwide retrospective study. J Surg Oncol. 2014;110(3):270–4. PubMed PMID: 24863883. Epub 2014/05/28.

15. Rueth NM, Black DM, Limmer AR, Gabriel E, Huo L, Fornage BD, et al. Breast conservation in the setting of contemporary multimodality treatment provides excellent outcomes for patients with occult primary breast cancer. Ann Surg Oncol. 2015;22(1):90–5. PubMed PMID: 25249256. Epub 2014/09/25.

16. Walker GV, Smith GL, Perkins GH, Oh JL, Woodward W, Yu TK, et al. Population-based analysis of occult primary breast cancer with axillary lymph node metastasis. Cancer. 2010;116(17):4000–6. PubMed PMID: 20564117.

17. Fehm T, Souchon R. Axilläre Lymphknotenmetastasen bei CUP. Onkologe. 2013;19:40–3.

18. Vlastos G, Jean ME, Mirza AN, Mirza NQ, Kuerer HM, Ames FC, et al. Feasibility of breast preservation in the treatment of occult primary carcinoma presenting with axillary metastases. Ann Surg Oncol. 2001;8(5):425–31.

19. Haviland JS, Owen JR, Dewar JA, Agrawal RK, Barrett J, Barrett-Lee PJ, et al. The UK Standardisation of Breast Radiotherapy (START) trials of radiotherapy hypofractionation for treatment of early breast cancer: 10-year follow-up results of two randomised controlled trials. Lancet Oncol. 2013;14(11):1086–94. PubMed Epub 2013/09/24.

20. Whelan TJ, Pignol JP, Levine MN, Julian JA, MacKenzie R, Parpia S, et al. Long-term results of hypofractionated radiation therapy for breast cancer. N Engl J Med. 2010;362(6):513–20. PubMed PMID: 20147717. Epub 2010/02/12.

21. Bartelink H, Horiot JC, Poortmans PM, Struikmans H, Van den Bogaert W, Fourquet A, et al. Impact of a higher radiation dose on local control and survival in breast-conserving therapy of early breast cancer: 10-year results of the randomized boost versus no boost EORTC 22881–10882 trial. J Clin Oncol. 2007;25(22):3259–65. PubMed PMID: 17577015. Epub 2007/06/20.

22. Sautter-Bihl ML, Sedlmayer F, Budach W, Dunst J, Feyer P, Fietkau R, et al. DEGRO practical guidelines: radiotherapy of breast cancer III--radiotherapy of the lymphatic pathways. Strahlenther Onkol. 2014;190(4):342–51. PubMed PMID: 24638236. Epub 2014/03/19.

23. EBCTCG (Early Breast Cancer Trialists' Collaborative Group), McGale P, Taylor C, Correa C, Cutter D, Duane F, et al. Effect of radiotherapy after mastectomy and axillary surgery on 10-year recurrence and 20-year breast cancer mortality: meta-analysis of individual patient

data for 8135 women in 22 randomised trials. Lancet. 2014;383(9935):2127–35. PubMed PMID: 24656685. Epub 2014/03/25.

24. Uhl M, Sterzing F, Habl G, Schubert K, Holger H, Debus J, et al. Breast cancer and funnel chest. Comparing helical tomotherapy and three-dimensional conformal radiotherapy with regard to the shape of pectus excavatum. Strahlenther Onkol. 2012;188(2):127–35. PubMed PMID: 22218501. Epub 2012/01/06.

25. Caudrelier JM, Morgan SC, Montgomery L, Lacelle M, Nyiri B, Macpherson M. Helical tomotherapy for locoregional irradiation including the internal mammary chain in left-sided breast cancer: dosimetric evaluation. Radiother Oncol. 2009;90(1):99–105. PubMed PMID: 18977546. Epub 2008/11/04.

26. Kiebert GM, de Haes JC, van de Velde CJ. The impact of breast-conserving treatment and mastectomy on the quality of life of early-stage breast cancer patients: a review. J Clin Oncol. 1991;9(6):1059–70. PubMed PMID: 2033420. Epub 1991/06/01.

27. Hemminki K, Bevier M, Hemminki A, Sundquist J. Survival in cancer of unknown primary site: population-based analysis by site and histology. Ann Oncol. 2012;23(7):1854–63. PubMed PMID: 22115926.

28. Tribius S, Hoffmann AS, Bastrop S, Gorogh T, Haag J, Rocken C, et al. HPV status in patients with head and neck of carcinoma of unknown primary site: HPV, tobacco smoking, and outcome. Oral Oncol. 2012;48(11):1178–84. PubMed PMID: 22739067.

29. Park GC, Lee M, Roh JL, Yu MS, Choi SH, Nam SY, et al. Human papillomavirus and p16 detection in cervical lymph node metastases from an unknown primary tumor. Oral Oncol. 2012;48(12):1250–6. PubMed PMID: 22728322. Epub 2012/06/26.

30. Zengel P, Assmann G, Mollenhauer M, Jung A, Sotlar K, Kirchner T, et al. Cancer of unknown primary originating from oropharyngeal carcinomas are strongly correlated to HPV positivity. Virchows Arch. 2012;461(3):283–90. PubMed PMID: 22855133. Epub 2012/08/03.

31. Wong WL, Sonoda LI, Gharpurhy A, Gollub F, Wellsted D, Goodchild K, et al. 18F-fluorodeoxyglucose positron emission tomography/computed tomography in the assessment of occult primary head and neck cancers--an audit and review of published studies. Clin Oncol. 2012;24(3):190–5. PubMed PMID: 22183080.

32. Beldi D, Jereczek-Fossa BA, D'Onofrio A, Gambaro G, Fiore MR, Pia F, et al. Role of radiotherapy in the treatment of cervical lymph node metastases from an unknown primary site: retrospective analysis of 113 patients. Int J Radiat Oncol Biol Phys. 2007;69(4):1051–8. PubMed PMID: 17716824.

33. Grau C, Johansen LV, Jakobsen J, Geertsen P, Andersen E, Jensen BB. Cervical lymph node metastases from unknown primary tumours. Results from a national survey by the Danish Society for Head and Neck Oncology. Radiother Oncol. 2000;55(2):121–9. PubMed PMID: 10799723.

34. Wallace A, Richards GM, Harari PM, Kirwan JM, Morris CG, Katakam H, et al. Head and neck squamous cell carcinoma from an unknown primary site. Am J Otolaryngol. 2011;32(4):286–90. PubMed PMID: 20719404.

35. Erkal HS, Mendenhall WM, Amdur RJ, Villaret DB, Stringer SP. Squamous cell carcinomas metastatic to cervical lymph nodes from an unknown head-and-neck mucosal site treated with radiation therapy alone or in combination with neck dissection. Int J Radiat Oncol Biol Phys. 2001;50(1):55–63. PubMed PMID: 11316546. Epub 2001/04/24.

36. Coster JR, Foote RL, Olsen KD, Jack SM, Schaid DJ, DeSanto LW. Cervical nodal metastasis of squamous cell carcinoma of unknown origin: indications for withholding radiation therapy. Int J Radiat Oncol Biol Phys. 1992;23(4):743–9. PubMed PMID: 1618667. Epub 1992/01/01.

37. Fakhrian K, Thamm R, Knapp S, Molls M, Pigorsch S, Haller B, et al. Radio(chemo)therapy in the management of squamous cell carcinoma of cervical lymph nodes from an unknown primary site. A retrospective analysis. Strahlenther Onkol. 2012;188(1):56–61. PubMed PMID: 22189437. Epub 2011/12/23.

38. Hauswald H, Lindel K, Rochet N, Debus J, Harms W. Surgery with complete resection improves survival in radiooncologically treated patients with cervical lymph node metastases from cancer of unknown primary. Strahlenther Onkol. 2008;184(3):150–6. PubMed PMID:

18330511. Epub 2008/03/12.

39. Ligey A, Gentil J, Crehange G, Montbarbon X, Pommier P, Peignaux K, et al. Impact of target volumes and radiation technique on loco-regional control and survival for patients with unilateral cervical lymph node metastases from an unknown primary. Radiother Oncol. 2009;93(3):483–7. PubMed PMID: 19892420.

40. Christiansen H, Hermann RM, Martin A, Nitsche M, Schmidberger H, Pradier O. Neck lymph node metastases from an unknown primary tumor retrospective study and review of literature. Strahlenther Onkol. 2005;181(6):355–62. PubMed PMID: 15925977. Epub 2005/06/01.

41. Issing WJ, Taleban B, Tauber S. Diagnosis and management of carcinoma of unknown primary in the head and neck. Eur Arch Otorhinolaryngol. 2003;260(8):436–43. PubMed PMID: 12684829.

42. Balaker AE, Abemayor E, Elashoff D, St John MA. Cancer of unknown primary: does treatment modality make a difference? Laryngoscope. 2012;122(6):1279–82. PubMed PMID: 22538837.

43. Hamoir M, Ferlito A, Schmitz S, Hanin FX, Thariat J, Weynand B, et al. The role of neck dissection in the setting of chemoradiation therapy for head and neck squamous cell carcinoma with advanced neck disease. Oral Oncol. 2012;48(3):203–10. PubMed PMID: 22104248.

44. Nieder C, Gregoire V, Ang KK. Cervical lymph node metastases from occult squamous cell carcinoma: cut down a tree to get an apple? Int J Radiat Oncol Biol Phys. 2001;50(3):727–33. PubMed PMID: 11395241.

45. Reddy SP, Marks JE. Metastatic carcinoma in the cervical lymph nodes from an unknown primary site: results of bilateral neck plus mucosal irradiation vs. ipsilateral neck irradiation. Int J Radiat Oncol Biol Phys. 1997;37(4):797–802. PubMed PMID: 9128954. Epub 1997/03/01.

46. Perkins SM, Spencer CR, Chernock RD, Haughey BH, Nussenbaum B, Adkins DR, et al. Radiotherapeutic management of cervical lymph node metastases from an unknown primary site. Arch Otolaryngol Head Neck Surg. 2012;138(7):656–61. PubMed PMID: 22801890.

47. Glynne-Jones RG, Anand AK, Young TE, Berry RJ. Metastatic carcinoma in the cervical lymph nodes from an occult primary: a conservative approach to the role of radiotherapy. Int J Radiat Oncol Biol Phys. 1990;18(2):289–94. PubMed PMID: 2303361. Epub 1990/02/01.

48. Pignon JP, le Maitre A, Maillard E, Bourhis J, Group M-NC. Meta-analysis of chemotherapy in head and neck cancer (MACH-NC): an update on 93 randomised trials and 17,346 patients. Radiother Oncol. 2009;92(1):4–14. PubMed PMID: 19446902. Epub 2009/05/19.

49. Bernier J, Cooper JS, Pajak TF, van Glabbeke M, Bourhis J, Forastiere A, et al. Defining risk levels in locally advanced head and neck cancers: a comparative analysis of concurrent postoperative radiation plus chemotherapy trials of the EORTC (#22931) and RTOG (# 9501). Head Neck. 2005;27(10):843–50. PubMed PMID: 16161069.

50. Argiris A, Smith SM, Stenson K, Mittal BB, Pelzer HJ, Kies MS, et al. Concurrent chemoradiotherapy for N2 or N3 squamous cell carcinoma of the head and neck from an occult primary. Ann Oncol. 2003;14(8):1306–11. PubMed PMID: 12881397. Epub 2003/07/26.

51. Shehadeh NJ, Ensley JF, Kucuk O, Black C, Yoo GH, Jacobs J, et al. Benefit of postoperative chemoradiotherapy for patients with unknown primary squamous cell carcinoma of the head and neck. Head Neck. 2006;28(12):1090–8. PubMed PMID: 16933316. Epub 2006/08/26.

52. Chen AM, Farwell DG, Lau DH, Li BQ, Luu Q, Donald PJ. Radiation therapy in the management of head-and-neck cancer of unknown primary origin: how does the addition of concurrent chemotherapy affect the therapeutic ratio? Int J Radiat Oncol Biol Phys. 2011;81(2):346–52. PubMed PMID: 20933340.

53. Nutting CM, Morden JP, Harrington KJ, Urbano TG, Bhide SA, Clark C, et al. Parotid-sparing intensity modulated versus conventional radiotherapy in head and neck cancer (PARSPORT): a phase 3 multicentre randomised controlled trial. Lancet Oncol. 2011;12(2):127–36. PubMed PMID: 21236730. Pubmed Central PMCID: 3033533. Epub 2011/01/18.

54. Chen AM, Li BQ, Farwell DG, Marsano J, Vijayakumar S, Purdy JA. Improved dosimetric and clinical outcomes with intensity-modulated radiotherapy for head-and-neck cancer of unknown primary origin. Int J Radiat Oncol Biol Phys. 2011;79(3):756–62. PubMed PMID: 20421143.

55. Madani I, Vakaet L, Bonte K, Boterberg T, De Neve W. Intensity-modulated radiotherapy for

cervical lymph node metastases from unknown primary cancer. Int J Radiat Oncol Biol Phys. 2008;71(4):1158–66. PubMed PMID: 18258383.

56. Janssen S, Glanzmann C, Huber G, Studer G. Individualized IMRT treatment approach for cervical lymph node metastases of unknown primary. Strahlenther Onkol. 2014;190(4):386–93. PubMed PMID: 24638240. Epub 2014/03/19.

57. Sher DJ, Balboni TA, Haddad RI, Norris Jr CM, Posner MR, Wirth LJ, et al. Efficacy and toxicity of chemoradiotherapy using intensity-modulated radiotherapy for unknown primary of head and neck. Int J Radiat Oncol Biol Phys. 2011;80(5):1405–11. PubMed PMID: 21177045.

58. Riihimaki M, Thomsen H, Hemminki A, Sundquist K, Hemminki K. Comparison of survival of patients with metastases from known versus unknown primaries: survival in metastatic cancer. BMC Cancer. 2013;13:36. PubMed PMID: 23356713. Pubmed Central PMCID: 3565900.

59. Sperduto PW, Berkey B, Gaspar LE, Mehta M, Curran W. A new prognostic index and comparison to three other indices for patients with brain metastases: an analysis of 1,960 patients in the RTOG database. Int J Radiat Oncol Biol Phys. 2008;70(2):510–4 PubMed PMID: 17931798. Epub 2007/10/13.

60. Nieder C, Andratschke NH, Geinitz H, Grosu AL. Use of the Graded Prognostic Assessment (GPA) score in patients with brain metastases from primary tumours not represented in the diagnosis-specific GPA studies. Strahlenther Onkol. 2012;188(8):692–5. PubMed PMID: 22526229.

61. Bartelt S, Lutterbach J. Brain metastases in patients with cancer of unknown primary. J Neurooncol. 2003;64(3):249–53. PubMed PMID: 14558600.

62. Rades D, Bohlen G, Lohynska R, Veninga T, Stalpers LJ, Schild SE, et al. Whole-brain radiotherapy with 20 Gy in 5 fractions for brain metastases in patients with cancer of unknown primary (CUP). Strahlenther Onkol. 2007;183(11):631–6. PubMed PMID: 17960339.

63. Gaspar L, Scott C, Rotman M, Asbell S, Phillips T, Wasserman T, et al. Recursive partitioning analysis (RPA) of prognostic factors in three Radiation Therapy Oncology Group (RTOG) brain metastases trials. Int J Radiat Oncol Biol Phys. 1997;37(4):745–51. PubMed PMID: 9128946. Epub 1997/03/01.

64. Ruda R, Borgognone M, Benech F, Vasario E, Soffietti R. Brain metastases from unknown primary tumour: a prospective study. J Neurol. 2001;248(5):394–8. PubMed PMID: 11437161.

65. Maesawa S, Kondziolka D, Thompson TP, Flickinger JC, Dade L. Brain metastases in patients with no known primary tumor. Cancer. 2000;89(5):1095–101. PubMed PMID: 10964340.

66. Patchell RA, Tibbs PA, Walsh JW, Dempsey RJ, Maruyama Y, Kryscio RJ, et al. A randomized trial of surgery in the treatment of single metastases to the brain. N Engl J Med. 1990;322(8):494–500. PubMed PMID: 2405271. Epub 1990/02/22.

67. Patil CG, Pricola K, Garg SK, Bryant A, Black KL. Whole brain radiation therapy (WBRT) alone versus WBRT and radiosurgery for the treatment of brain metastases. Cochrane Database Syst Rev. 2010;6:CD006121. PubMed PMID: 20556764. Epub 2010/06/18.

68. Andrews DW, Scott CB, Sperduto PW, Flanders AE, Gaspar LE, Schell MC, et al. Whole brain radiation therapy with or without stereotactic radiosurgery boost for patients with one to three brain metastases: phase III results of the RTOG 9508 randomised trial. Lancet. 2004;363(9422):1665–72. PubMed PMID: 15158627. Epub 2004/05/26.

69. Niranjan A, Kano H, Khan A, Kim IY, Kondziolka D, Flickinger JC, et al. Radiosurgery for brain metastases from unknown primary cancers. Int J Radiat Oncol Biol Phys. 2010;77(5):1457–62. PubMed PMID: 20056342. Epub 2010/01/09.

70. Yamamoto M, Serizawa T, Shuto T, Akabane A, Higuchi Y, Kawagishi J, et al. Stereotactic radiosurgery for patients with multiple brain metastases (JLGK0901): a multi-institutional prospective observational study. Lancet Oncol. 2014;15(4):387–95. PubMed PMID: 24621620. Epub 2014/03/14.

71. Aoyama H, Shirato H, Tago M, Nakagawa K, Toyoda T, Hatano K, et al. Stereotactic radiosurgery plus whole-brain radiation therapy vs stereotactic radiosurgery alone for treatment of brain metastases: a randomized controlled trial. JAMA. 2006;295(21):2483–91. PubMed Epub 2006/06/08.

72. Kocher M, Soffietti R, Abacioglu U, Villa S, Fauchon F, Baumert BG, et al. Adjuvant whole-brain radiotherapy versus observation after radiosurgery or surgical resection of one to three cerebral metastases: results of the EORTC 22952–26001 study. J Clin Oncol. 2011;29(2):134–41. PubMed PMID: 21041710. Pubmed Central PMCID: 3058272. Epub 2010/11/03.

73. Chang EL, Wefel JS, Hess KR, Allen PK, Lang FF, Kornguth DG, et al. Neurocognition in patients with brain metastases treated with radiosurgery or radiosurgery plus whole-brain irradiation: a randomised controlled trial. Lancet Oncol. 2009;10(11):1037–44. PubMed PMID: 19801201. Epub 2009/10/06.

74. Soffietti R, Kocher M, Abacioglu UM, Villa S, Fauchon F, Baumert BG, et al. A European Organisation for Research and Treatment of Cancer phase III trial of adjuvant whole-brain radiotherapy versus observation in patients with one to three brain metastases from solid tumors after surgical resection or radiosurgery: quality-of-life results. J Clin Oncol. 2013;31(1):65–72. PubMed PMID: 23213105. Epub 2012/12/06.

75. Kocher M, Wittig A, Piroth MD, Treuer H, Seegenschmiedt H, Ruge M, et al. Stereotactic radiosurgery for treatment of brain metastases. A report of the DEGRO Working Group on Stereotactic Radiotherapy. Strahlenther Onkol. 2014;190(6):521–32. PubMed PMID: 24715242. Epub 2014/04/10.

76. Chow E, Harris K, Fan G, Tsao M, Sze WM. Palliative radiotherapy trials for bone metastases: a systematic review. J Clin Oncol. 2007;25(11):1423–36. PubMed PMID: 17416863.

77. Kodaira M, Takahashi S, Yamada S, Ueda K, Mishima Y, Takeuchi K, et al. Bone metastasis and poor performance status are prognostic factors for survival of carcinoma of unknown primary site in patients treated with systematic chemotherapy. Ann Oncol. 2010;21(6):1163–7. PubMed PMID: 20019088.

78. Pavlidis N, Petrakis D, Golfinopoulos V, Pentheroudakis G. Long-term survivors among patients with cancer of unknown primary. Crit Rev Oncol Hematol. 2012;84(1):85–92. PubMed PMID: 22386806.

79. Fairchild A, Barnes E, Ghosh S, Ben-Josef E, Roos D, Hartsell W, et al. International patterns of practice in palliative radiotherapy for painful bone metastases: evidence-based practice? Int J Radiat Oncol Biol Phys. 2009;75(5):1501–10. PubMed PMID: 19464820. Epub 2009/05/26.

80. Chow E, van der Linden YM, Roos D, Hartsell WF, Hoskin P, Wu JS, et al. Single versus multiple fractions of repeat radiation for painful bone metastases: a randomised, controlled, non-inferiority trial. Lancet Oncol. 2014;15(2):164–71. PubMed PMID: 24369114. Epub 2013/12/27.

81. Rades D, Fehlauer F, Veninga T, Stalpers LJ, Basic H, Hoskin PJ, et al. Functional outcome and survival after radiotherapy of metastatic spinal cord compression in patients with cancer of unknown primary. Int J Radiat Oncol Biol Phys. 2007;67(2):532–7. PubMed PMID: 17084539.

82. Douglas S, Huttenlocher S, Bajrovic A, Rudat V, Schild SE, Rades D. Prognostic factors for different outcomes in patients with metastatic spinal cord compression from cancer of unknown primary. BMC Cancer. 2012;12:261. PubMed PMID: 22720880. Pubmed Central PMCID: 3411458.

83. Rades D, Lange M, Veninga T, Stalpers LJ, Bajrovic A, Adamietz IA, et al. Final results of a prospective study comparing the local control of short-course and long-course radiotherapy for metastatic spinal cord compression. Int J Radiat Oncol Biol Phys. 2011;79(2):524–30. PubMed PMID: 20452136. Epub 2010/05/11.

84. Douglas S, Schild SE, Rades D. Metastatic spinal cord compression in patients with cancer of unknown primary. Estimating the survival prognosis with a validated score. Strahlenther Onkol. 2012;188(11):1048–51. PubMed PMID: 23053138.

85. Guckenberger M, Andratschke N, Alheit H, Holy R, Moustakis C, Nestle U, et al. Definition of stereotactic body radiotherapy: principles and practice for the treatment of stage I non-small cell lung cancer. Strahlenther Onkol. 2014;190(1):26–33. PubMed PMID: 24052011. Pubmed Central PMCID: 3889283. Epub 2013/09/21.

86. Navarria P, Ascolese AM, Tomatis S, Cozzi L, De Rose F, Mancosu P, et al. Stereotactic body radiotherapy (sbrt) in lung oligometastatic patients: role of local treatments. Radiat Oncol. 2014;9(1):91. Pubmed Central PMCID: 3999881. Epub 2014/04/04.

87. Sterzing F, Brunner TB, Ernst I, Baus WW, Greve B, Herfarth K, et al. Stereotactic body radio-

therapy for liver tumors: principles and practical guidelines of the DEGRO Working Group on Stereotactic Radiotherapy. Strahlenther Onkol. 2014;190(10):872–81. PubMed PMID: 25091267. Epub 2014/08/06.

88. Gunjur A, Duong C, Ball D, Siva S. Surgical and ablative therapies for the management of adrenal 'oligometastases' - A systematic review. Cancer Treat Rev. 2014;40(7):838–46. PubMed PMID: 24791623. Epub 2014/05/06.

89. Chow E, Hoskin P, Mitera G, Zeng L, Lutz S, Roos D, et al. Update of the international consensus on palliative radiotherapy endpoints for future clinical trials in bone metastases. Int J Radiat Oncol Biol Phys. 2012;82(5):1730–7. PubMed PMID: 21489705. Epub 2011/04/15.

90. Sterzing F, Hauswald H, Uhl M, Herm H, Wiener A, Herfarth K, et al. Spinal cord sparing reirradiation with helical tomotherapy. Cancer. 2010;116(16):3961–8. PubMed PMID: 20564110. Epub 2010/06/22.

91. Bydon M, De la Garza-Ramos R, Bettagowda C, Gokaslan ZL, Sciubba DM. The use of stereotactic radiosurgery for the treatment of spinal axis tumors: a review. Clin Neurol Neurosurg. 2014;125:166–72. PubMed PMID: 25156410. Epub 2014/08/27.

92. Frank SJ, Rosenthal DI, Petsuksiri J, Ang KK, Morrison WH, Weber RS, et al. Intensity-modulated radiotherapy for cervical node squamous cell carcinoma metastases from unknown head-and-neck primary site: M. D. Anderson Cancer Center outcomes and patterns of failure. Int J Radiat Oncol Biol Phys. 2010;78(4):1005–10. PubMed PMID: 20207504.

93. Shoushtari A, Saylor D, Kerr KL, Sheng K, Thomas C, Jameson M, et al. Outcomes of patients with head-and-neck cancer of unknown primary origin treated with intensity-modulated radiotherapy. Int J Radiat Oncol Biol Phys. 2011;81(3):e83–91. PubMed PMID: 21377283.

94. Klem ML, Mechalakos JG, Wolden SL, Zelefsky MJ, Singh B, Kraus D, et al. Intensity-modulated radiotherapy for head and neck cancer of unknown primary: toxicity and preliminary efficacy. Int J Radiat Oncol Biol Phys. 2008;70(4):1100–7. PubMed PMID: 17980501.

95. Villeneuve H, Despres P, Fortin B, Filion E, Donath D, Soulieres D, et al. Cervical lymph node metastases from unknown primary cancer: a single-institution experience with intensity-modulated radiotherapy. Int J Radiat Oncol Biol Phys. 2012;82(5):1866–71. PubMed PMID: 21497452. Epub 2011/04/19.

第10章　预后良好的原发灶不明癌

Kanwal Raghav, Gauri R. Varadhachary

10.1　前言

　　原发灶不明癌(CUP)是指经过充分检查评估后仍无法确定其组织学来源的转移性癌症[1]。所谓"充分"评估包括详细的病史询问和体格检查,全血细胞计数和生化分析(包括尿液分析和大便潜血试验),深度病理学检查,以及胸部、腹部和盆腔的计算机断层扫描(CT),旨在明确原发部位[1-3]。因此,顾名思义,CUP 是一组组织学证实为转移性肿瘤但原发灶不明的异质性疾病。已经开展的几项经验性化疗的临床试验显示其总体预后差,中位生存期仅有6~13 个月[4-7]。

　　虽然 CUP 没有找到明确的原发灶,但在这些异质性肿瘤中可以观察到某些独特的临床病理表型,这些表型提示了特定的原发灶和相对较好的预后[8]。相关的文献已经对这部分病例进行了详尽地描述,大约有 15%~20% 的 CUP 患者具有这种临床病理表型[8]。列表 10.1 列出了文献中记录的预后良好的 CUP 亚组。

列表 10.1　预后良好的原发灶不明癌

- 孤立的转移性疾病
- 男性成骨性骨转移及前列腺特异性抗原(PSA)升高
- 女性腺癌伴孤立的腋窝淋巴结转移
- 女性腹膜腔乳头状癌
- 沿中线分布的低分化癌
- 神经内分泌癌
- 颈部淋巴结受累的鳞状细胞癌
- 与胃肠道原发肿瘤免疫表型相符的腺癌

人们逐渐意识到针对可能的原发部位进行治疗会比经验性治

疗更加有效,鉴别出预后较好的亚组可以指导肿瘤学专家制定合理的治疗方案,与预后欠佳的亚组相比,有望获得更长的生存期。本章将回顾当前预后良好的 CUP 亚组一些治疗依据。原发灶不明的神经内分泌肿瘤应该按照神经内分泌肿瘤的相关指南进行治疗,本章不做过多讨论[9]。低分化的神经内分泌肿瘤,无论起源于何处,须按小细胞肺癌的治疗指南进行全身化疗[9]。表 10.1 根据辅助检查和治疗策略对所有预后良好的 CUP 亚组进行了总结。

表 10.1　原发灶不明癌(CUP)预后良好的亚组

CUP 亚组	辅助检查[a]	病理	治疗策略
孤立性转移性疾病	正电子发射断层扫描(PET)	各种病理结果	手术 + 辅助放疗或放化疗 新辅助化疗 + 手术 根治性放疗或放化疗
血清前列腺特异性抗原(PAS)升高的男性的成骨性骨转移瘤	血清 PSA	免疫染色:PSA,p63,P501S,前列腺特异性酸性磷酸酶(PSAP),前列腺蛋白,前列腺特异性膜抗原(PSMA),雄激素受体(AR)	根据晚期 / 转移性前列腺癌指南 雄激素阻断治疗或化疗
女性腺癌孤立性腋窝淋巴结转移	乳腺 X 线摄影,乳腺超声检查,乳腺磁共振成像(MRI)	免疫染色:乳腺球蛋白,GCDEP-15,GATA-3,ER,PR,HER2/neu	根据 T_x 或 T_0/N +(淋巴结阳性)乳腺癌指南 同侧乳腺切除术 / 保乳术及腋窝淋巴结清扫 放疗 辅助 / 新辅助化疗 ± 内分泌治疗
女性腹膜腔乳头状癌	血清 CA 125	免疫染色:CK7,P53,WT-1,ER,PAX-8,Ber-EP4,MOC-31	根据 Ⅲ/Ⅳ 期卵巢上皮癌指南 化疗(铂类 / 紫杉烷类)仅适用于远处转移(腹膜疾病除外) 细胞减灭术 + 化疗(铂类 / 紫杉烷类)

续表

CUP 亚组	辅助检查[a]	病理	治疗策略
沿中线分布的低分化癌	睾丸超声检查,血清 AFP 和 βHCG	免疫染色:AFP,βHCG,OCT-4	根据低危生殖细胞肿瘤指南 顺铂为基础的联合化疗
鳞状细胞癌颈部淋巴结转移	头颈部 CT + PET/CT 喉镜活检 双侧扁桃体切除术	没有特定的免疫组化染色	根据头颈部鳞状细胞癌指南 淋巴结清扫术 放疗或放化疗
与胃肠道原发肿瘤的免疫表型一致的腺癌	结肠镜检查(如有临床指征)	免疫染色:CDX2 +,CK20+,CK7 +/–	化疗 奥沙利铂或伊立替康 靶向药物 (贝伐单抗,西妥昔单抗 / 帕尼单抗在 RAS 野生型肿瘤中)
原发灶不明的神经内分泌癌	高分化: 奥曲肽闪烁电子扫描 尿 5-HIAA 低分化: PET 脑 MRI	免疫染色:突触素,嗜铬蛋白,CD56,Ki-67	根据神经内分泌肿瘤指南 高分化: 局部治疗(手术,栓塞术) 全身治疗 (生长抑素类似物,细胞毒性药物,舒尼替尼,依维莫司) 低分化: 化疗 (顺铂 / 卡铂 + 依托泊苷或伊立替康)

缩写:AFP:α 甲胎蛋白,βHCG:β- 人绒毛膜促性腺激素,CT:计算机断层扫描,5- HIAA:5- 羟基吲哚乙酸。

[a] 指南规定的初步评估之外的检查[9,10]。

10.2 孤立的转移病灶

病例研究

一例临床表现为肺炎的 72 岁女士。胸部 X 射线检查(图
10.1a)(见文末彩图)提示右肺肿块。CT 引导下活检病理结
果显示中分化腺癌。免疫组化结果显示 CDX2、CK20、Villin、
CEA 呈弥漫强阳性,而 CK7、TTF-1 阴性。胸部 CT 显示右肺
上叶肿块(图 10.1b)。PET 可见肺部肿块 FDG 浓聚,未见远处
转移(图 10.1c,d)。结肠镜检查和上消化道内镜检查的结果均
未发现异常。患者接受了 4 个周期的 mFOLFOX6 新辅助化疗
后,肺部肿块达到部分缓解(图 10.1e)。随后患者接受了右肺
上叶切除并纵隔淋巴结清扫术。术后病理结果为低分化腺癌,

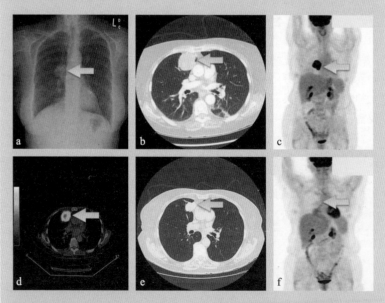

图 10.1 胸部 X 射线(a),胸部 CT(b)和 PET 扫描中(c,d)显示右肺孤立
性肿块 FDG 浓聚。化疗 4 个周期后胸部 CT(e)显示部分缓解。术后 4
年的 PET 扫描(f)显示无复发或转移的迹象

清扫的 11 个淋巴结均未受侵。定期对患者进行影像学检查，术后 4 年的 PET-CT 未见复发或转移的迹象（图 10.1f）。

研究显示，转移器官的数目是一个重要的预后因素[11,12]。有小部分 CUP 患者表现出孤立性转移或寡转移。对于此类患者，建议积极地采用全身化疗联合手术切除和 / 或放疗、同步化放疗等局部根治性治疗，可达到长期生存[13]。

采取这种积极的根治性治疗，选择患者时须谨慎对待。应进行详尽的影像学检查，以排除其他部位的远处转移，这种情况下可使用正电子发射断层扫描（PET）。一项回顾性研究中，对 42 例病灶局限的 CUP 患者进行了 ^{18}F-FDG-PET 检查，发现有 16 例（38%）患者病灶累及范围更广[14]。

外科医生、肿瘤内科医生和肿瘤放疗医生的早期参与，有利于这些患者的多学科综合治疗。由于辅助化疗在这类患者中的作用尚不明确，可以尝试新辅助化疗来帮助减少肿瘤负荷。此外，因为大多数患者在新辅助治疗期间，其他转移灶的变化可能会更加明显，所以短程的新辅助化疗有助于筛选出适合根治性局部治疗的患者。对于不适合手术的局部病灶，根治性放疗或放化疗可获益，并延长无病生存期。

对于孤立的皮肤腺癌，应考虑到少见的原发部位，例如顶泌腺肿瘤。这些罕见的惰性肿瘤可以采取局部扩大切除术，中位生存期可超过 4 年[15]。免疫组化不是每次都能将这些肿瘤与转移性乳腺癌区分开，通常要根据患者的临床表现和详细的病理学检查才能鉴别[16,17]。

对于孤立的肝内病灶，在诊断时必须要与胆管癌相鉴别。胆管癌表现为周边增强的低密度病变，这可能与胆管扩张有关（图 10.2（见文末彩图）；参考文献[18]）。尽管大多数是腺癌且 CK7 表达呈阳性，但其病理改变往往呈非特异性。治疗策略在很大程度上取决于肿瘤能否切除及是否存在远处转移。

在表现为孤立性转移的患者中，软组织和淋巴结转移比内脏转移者预后要好（特别是脑、肝转移）。

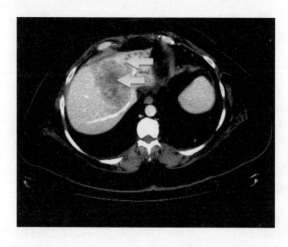

图 10.2　CT 增强扫描显示肝脏低密度肿块（箭头）伴有周边（边缘）增强（箭头），该征象提示胆管癌

小结

　　孤立性转移的 CUP 患者预后较好，可从包括全身化疗、放疗和手术等治疗方法中获益，并且通过多学科治疗可获得较长的无病生存期。综合病理评估有助于制定新辅助或辅助治疗方案，然而，鉴于 CUP 的生物学特性未明确，因此有必要向患者详细地解释这种方案的原理。

10.3　男性伴有 PSA 升高的成骨性骨转移瘤

　　成骨性骨转移瘤主要见于前列腺癌、乳腺癌和肺癌。前列腺特异性抗原（PSA）是一种在前列腺正常组织和肿瘤组织中均有表达的糖蛋白，是前列腺癌高度敏感的标记物。所有前列腺癌骨转移的患者均有血清 PSA 升高[19,20]。相反，血清 PSA 对骨转移瘤的阴性预测率也高达 99.7%[19]。国际泌尿系病理学会（ISUP）建议免疫组化常规检测 PSA，染色阳性可诊断前列腺癌[21]。

　　男性出现成骨性骨转移瘤应该检测血清 PSA，并使用 PSA 和 Prostein 等前列腺标记物对病理标本进行免疫表型分型[22]。实际上，除了 PSA 外，其他常见的血清肿瘤标记物（例如 CEA、CA19-1 和 CA-125）在 CUP 诊断中的价值有限[3]。在盆腔 CT 检查时，应特别注意前列腺增大。可以经直肠超声(TRUS)引导下进行前列腺多针穿刺活检,尽管阴性活检结果不能完全排除 CUP 的原发灶为前列腺癌。

如果男性表现出成骨性骨转移、血清 PSA 升高、病理提示前列腺癌,则应该按转移性前列腺癌来处理,接受雄激素阻断治疗(去势疗法),随后对去势抵抗的患者进行全身化疗[9,23,24]。

小结

鉴于早期内分泌治疗容易执行,并有望从治疗中获益,因此,将男性原发灶不明的腺癌伴有成骨性骨转移、血清 PSA 升高以及前列腺特异性肿瘤标记物表达阳性的 CUP 视为预后良好的亚组。在病程中须遵循晚期前列腺癌的治疗指南。

10.4　女性腺癌孤立性腋窝淋巴结转移

尽管隐匿性乳腺癌的发病率低于 0.5%,但乳腺癌依旧是女性腋窝淋巴结转移的最常见病因[25-27]。因此,对孤立的腋窝淋巴结受累的女性 CUP 患者进行鉴别诊断时,应重点考虑隐匿性乳腺癌的可能性。这种情况下,患者应按照乳腺癌进行治疗,并接受全面的体格检查、乳腺钼靶摄影和超声检查,如果以上检查结果均为阴性,则应进一步行乳腺 MRI 检查,以查找乳腺原发性肿瘤的迹象。

这类病例典型的免疫表型为 CK7 阳性及 CK20 阴性。乳腺癌特异性肿瘤标记物包括乳腺球蛋白、GCDFP15 和 GATA3[28]。这些标记物诊断乳腺癌的敏感性分别为 26%、14% 和 86%[29]。然而,这些标记物的表达频率不是一成不变的,主要取决于乳腺癌的形态和分级,这给如何解释标记物的阴性结果造成了一定的困难[30]。虽然雌激素受体(ER)、孕激素受体(PR)和 HER2/neu 的染色结果有助于诊断隐匿性乳腺癌,并制定治疗方案,这些标记物诊断的敏感性和特异性均低。由于乳腺磁共振成像(MRI)敏感性较高,在乳腺 X 线和超声检查后,可进一步完善乳腺 MRI 检查。在临床上,无论隐匿性乳腺癌患者的乳腺密度如何,乳腺 MRI 均可在 50% 的腋窝淋巴结转移而乳腺 X 线检查阴性的病例中发现病灶[31]。一旦发现可疑病灶,应该进一步进行活检。MRI 的假阴性率低,文献报道在 40 例左右的乳腺 MRI 阴性的孤立性腋窝淋巴结转移的女性腺癌患者中,只有 4 例患者在手术或随访期间确诊乳腺癌[32]。

通过采取包括乳腺外科手术(乳腺切除术或保乳手术)加腋窝淋巴结清扫术(ALND)、化疗和放疗在内的多种治疗,这类患者可达到临床治愈[33]。其 10 年生存率大约为 65%,是 CUP 预后最好的亚组之一[24]。在没有发现原发病灶的情况下,虽然乳腺 MRI 阴性可提示患者乳腺未见原发病灶,这部分患者接受 ALND 联合局部放疗可能就足够,但同侧乳腺该如何治疗尚未明确[9,32]。一项基于人群的分析结果显示,与单独 ALND 治疗相比,同侧乳腺的外科切除或放疗可改善患者的生存[27]。同样,多项回顾性研究表明,放疗可明显降低未经治疗的乳腺出现原发肿瘤的发生率[34]。在局部无复发生存、无复发 / 转移生存以及乳腺癌特异性生存方面,ALND序贯乳腺放疗的疗效与乳腺切除术相当[35]。鉴于这些研究系回顾性分析,并且只有少数患者在治疗前进行了乳腺 MRI 检查,其研究结果须谨慎对待。在这种情况下进行相应的前瞻性研究尚不可行。尽管乳腺放疗存在局限性,但乳腺 MRI 阴性的 CUP 患者通常会采取乳腺放疗。同样,尽管缺乏辅助化疗的前瞻性试验,但回顾性数据显示,按照相应的乳腺癌淋巴结转移的方案对这些患者进行治疗存在一定的合理性[9,36]。

由于分子检测已成为病理诊断的重要补充,这部分患者的治疗模式正在发生改变。并非所有女性腺癌腋窝淋巴结转移都合并隐匿性乳腺癌。尤其是在免疫组化结果提示与乳腺癌无关,且 ER、PR 及 Her-2 均为阴性的情况下,有助于制定合理的治疗策略。

小结

孤立的腋窝淋巴结转移的女性 CUP 患者预后良好,其治疗方案应参照局部晚期乳腺癌。当这些患者的免疫组化显示乳腺癌标记物为阴性时(尤其是低分化癌),则给治疗带来了挑战。在通过进一步检查仍无法明确原发灶的情况下,大多数人会按乳腺癌的方案进行治疗。通过采取积极的局部治疗(包括乳腺外科手术、ALND 联合或不联合放疗)和化疗,这些患者有望获得较长的生存期。

10.5　女性腹膜腔乳头状癌

病例研究

患者是一位 54 岁的女性,在过去 3 周内出现腹痛并逐渐加重。既往无重大疾病史,12 年前因子宫肌瘤接受了经腹全子宫切除术和双侧输卵管卵巢切除术。腹部和骨盆 CT 显示网膜内有一个 3.8cm×6cm 大小的肿块,下腹部中线左侧可见非特异性淋巴结肿大(图 10.3a,b)(见文末彩图)。乳腺 X 线摄影、上消化道内镜检查和结肠镜检查均未见异常。在超声引导下行肿块的穿刺活检,病理结果显示低分化癌。免疫组化结果显示:肿瘤细胞的 CK7(+)和 ER(+)(约 90%),突触素、CK20、TTF-1、CD56、PR、GCDFP15、P63、P40、乳腺球蛋白和 CK5/CK6 均为阴性。进一步免疫组化染色结果显示肿瘤细胞的 WT-1(+)和 PAX-8(+),抑制素(−)。组织病理学和免疫表型与苗勒型起源(腹膜 / 卵巢)的高级别浆液性癌高度一致。血清 CA125 水平为 220.5U/ml(参考范围:0.0~35.0)(图 10.3d)。术前 PET 扫描显示腹膜病灶处 FDG 浓聚,且无任何远处转移的迹象(图 10.3c)。该患者接受了诊断性腹腔镜检查、剖腹探查术、网膜切除术以及前腹壁肿块的切除术,并进行了满意的肿瘤细胞减灭术。腹膜中未发现其他转移灶。病理显示为高级别浆液性癌。术后血清 CA125 降至 89.1U/ml(图 10.3d)。患者随后接受了卡铂联合紫杉醇方案的全身化疗,由于无法耐受,只化疗了两个周期的化疗。此后,患者在过去的 1.5 年的定期随访中,未发现任何局部复发或远处转移迹象。

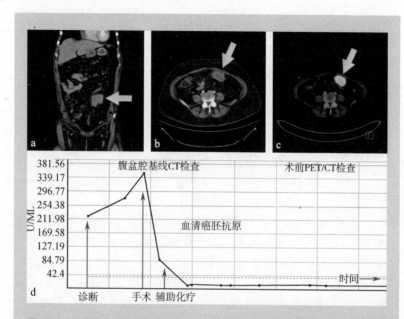

图 10.3　(a 和 b)腹部和骨盆 CT 显示网膜肿块。(c)PET 扫描显示单发的 FDG 浓聚的病灶。(d)CA-125 在治疗过程中的变化趋势

　　腹膜浆液性乳头状癌是家族性卵巢癌的一种表型变异,见于卵巢癌发病风险较高的人群(如胚系 BRCA1 和 BRCA2 突变)[37]。这些肿瘤也可见于预防性卵巢切除术后[38]。因此,对于腹膜浆液性乳头状癌的女性患者,应考虑原发性腹膜癌的可能[39,40]。原发性腹膜浆液性乳头状癌的临床特征和治疗结果与Ⅲ-Ⅳ期卵巢浆液性乳头状癌相似[41]。病理可表现为复杂的乳头状或腺状结构的异质性外观,也可呈砂粒体样改变。其关键特征是有丝分裂明显,许多肿瘤可表现为低分化癌。这类患者在大多数情况下免疫表型为CK7、P53、WT-1、ER 和 PAX-8 阳性,钙网膜蛋白阴性[42-45]。这些肿瘤需要与腹膜间皮瘤相鉴别,后者的 Ber-EP4 和 MOC-31 阴性,钙网膜蛋白和 D2-40 阳性[46]。

　　采用与卵巢癌相同的满意的肿瘤细胞减灭术,结合铂类为基础的化疗方案最为有效。这些患者的中位无病生存期约为 15 个月,中位生存期约为 21~23 个月,5 年生存率为 18%,明显优于那些预

后不良的亚组[40,41]。肿瘤细胞减灭的程度是这些患者最重要的生存预后指标,残余肿瘤≥2cm 者,其中位生存期为 20 个月,而残余肿瘤 <2cm 者,其中位生存期为 24 个月[41,47]。对于表现为原发性腹膜腺癌并广泛转移者,可采用紫杉醇＋顺铂／卡铂方案作为一线诱导化疗[47]。总而言之,此类患者的治疗应遵循Ⅲ-Ⅳ期卵巢癌指南采用肿瘤细胞减灭术联合化疗(含铂类和紫杉类;参考文献[9,48])。

然而,大多数表现为腹膜病变的女性 CUP 患者并没有浆液性和苗勒特征,而是表现为黏液性或非黏液性腺癌,部分可见印戒细胞。这些病例的原发病灶很可能来自胃肠道(即胃、小肠、阑尾、结肠或胰胆管)。

小结

　　女性腹膜受累的原发灶不明的低分化癌／腺癌,其临床病理特征提示浆液性卵巢肿瘤是一类预后良好的 CUP 亚组,与原发性腹膜癌相似,约有 15% 的病例可达到长期缓解。这类患者的治疗应参照Ⅲ-Ⅳ期卵巢癌,采用肿瘤细胞减灭术联合以铂类 - 紫杉类为基础的化疗方案进行治疗。

10.6 沿人体中线分布的低分化癌

CUP 累及沿人体中线分布的淋巴结,此类患者预后相对较好[48]。然而,不同的研究对其定义千差万别,使得该亚组成为包含多种类型肿瘤的一组异质性疾病,特别是生殖细胞肿瘤和淋巴瘤[50]。随着免疫组化技术的进步,此类患者的免疫组化特征仍未明确。OCT4 免疫组化染色在诊断生殖细胞肿瘤方面具有较高的敏感性和特异性[51]。同样,白细胞共同抗原(LCA)抗体在鉴别淋巴瘤和非血液系统恶性肿瘤方面稳定性较高[52]。此外,12p 染色体增益(等位染色体 12p)是性腺外生殖细胞肿瘤的特征性表现[53]。

若年轻患者的低分化癌沿人体中线分布,则应考虑性腺外生殖细胞肿瘤的可能性;如果这些患者具有生殖细胞肿瘤的特征,则应将其视为低危的生殖细胞肿瘤,采取以铂类为基础的联合方案化疗[9,49]。必须行睾丸超声检查以排除原发性睾丸肿瘤[54]。人绒毛膜促性腺激素(hCG)和甲胎蛋白(AFP)等血清肿瘤标记物有助于诊断性腺外生殖细胞肿瘤。

生殖细胞肿瘤对以铂类为基础的化疗方案高度敏感,这类患者预后较好。在文献中,沿中线分布的淋巴结受累的 CUP 中位生存期为 8~23 个月不等,突显了这类患者的异质性明显[49]。在一项对64 例中线淋巴结受累的低分化癌或腺癌患者的研究中,铂类为基础的化疗有效率为 48%[49]。患者的中位生存期约为 12 个月[49]。如果按照更严格的入组标准:年龄 <50 岁,肿瘤主要累及中线淋巴结区域,肿瘤生长迅速,组织病理学诊断为未分化或低分化癌。最后有 15 例男性患者入组,其中位生存期为 18 个月[49]。

小结

对于主要累及纵隔、腹膜后淋巴结的年轻低分化癌患者,应通过肿瘤标记物、免疫组化和必要的染色体分析来评估性腺外生殖细胞肿瘤的可能性,可参照低危生殖细胞肿瘤的治疗指南,采用铂类为基础的联合方案进行治疗。

10.7   颈部淋巴结受累的鳞状细胞癌

鳞状细胞癌占所有 CUP 患者的 5%[2]。其临床表现各异,但累及颈部淋巴结的患者预后较好。颈部淋巴结受累的患者按头颈部鳞癌进行治疗,而腹股沟淋巴结受累的患者则应参照肛门外阴原发肿瘤的治疗方法。在颈部淋巴结受累的鳞状细胞癌,且原发灶隐匿的患者中,大约有 20% 的原发灶会在接受根治性治疗后显露出来[55,56]。这部分患者大多数有吸烟史,小部分呈 HPV 阳性[57]。

辅助检查应包括头颈部 CT、内镜检查(喉镜和鼻咽镜检查)和多部位随机粘膜活检,以及双侧扁桃体切除术。如果头颈部 CT 和内镜检查都无法明确原发部位,可以进一步完善 PET 扫描[58]。在一项入组了 60 例患者的前瞻性研究中,在完成其他辅助检查后,有 29% 的遗漏的原发灶可通过 FDG-PET 检查出来[58]。此外,在内镜检查之前,PET 检查可降低病理的假阳性率[58]。在检测原发部位的能力方面,PET-CT 要优于 PET,前者具有更高的总体检测率(55.2% 比 30.8%)和阳性预测值(93.3% 比 46.1%;参考文献[59])。外科检查应包括双侧扁桃体切除术,与扁桃体活检(3%)相比,增加了发现隐匿性扁桃体肿瘤的可能性(40%;参考文献[60])。

颈部淋巴结受累的 CUP 鳞状细胞癌患者,其治疗方案应遵循局部晚期头颈癌的治疗指南[9,61]。治疗策略包含外科手术(淋巴结清扫)、放疗或放化疗在内的多学科治疗。这种治疗模式可以改善患者的预后[62]。一项入组了 52 例颈部淋巴结受累的 CUP 鳞癌患者的研究显示,接受淋巴结清扫和放疗的患者,其 5 年期 DFS(61%)优于仅接受放疗的患者(37%;参考文献[62])。此外,这项研究表明,接受双侧颈部放疗的患者,其对侧肿瘤的控制更好,且隐匿性原发肿瘤的发生率更低[62]。

通过积极的多学科治疗,患者的 5 年局部无复发生存率接近 65%,5 年总体生存率在 50%~70% 之间[55,63]。与头颈部鳞状细胞癌相似,这部分患者的预后与淋巴结累及的数目相关[55]。

小结

颈部淋巴结受累的 CUP 鳞状细胞癌患者预后良好,其治疗应遵循局部晚期头颈部癌的治疗指南,采取包括手术治疗和放疗在内的多学科综合治疗。

10.8 免疫组化特征与胃肠道原发肿瘤一致的腺癌

病例研究

一位 61 岁的绝经后女性患者在入院前 1 个月出现少量的阴道出血。患者于 2000 年因子宫肌瘤接受了经腹全子宫切除术和双侧输卵管卵巢切除术。体格检查发现阴道残端有一个 3cm×6cm 大小的肿块。肿块活检显示为低分化腺癌,免疫组化染色显示肿瘤细胞的 CK20 和 CDX2 呈弥漫强阳性,CK7 呈阴性。胸部、腹部和骨盆 CT 基线检查显示多个腹膜种植瘤(图 10.4 a,b)(见文末彩图)。在盲肠壁和阴道残端周围显示另一肿块,看起来更像是浆膜种植瘤,而非结肠原发肿瘤。上消化道内镜检查结果正常。结肠镜检查显示盲肠水平有外源性压迫性肿块,但没有原发肿瘤的迹象。PET-CT 显示腹膜 FDG 浓聚。该患者接受了 5- 氟尿嘧啶联合奥沙利铂的全身化疗。化疗 4 周期后 PET-CT 扫描显示腹膜病灶明显缩小,在代谢水平达到完全缓解(图 10.4 c,d)。

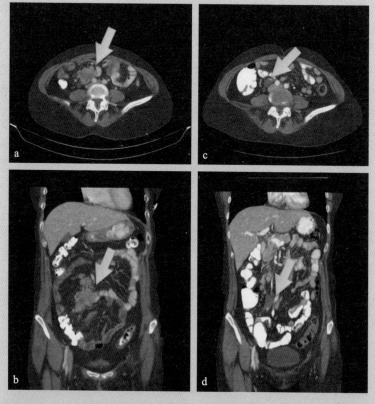

图 10.4 (a 和 b)腹部和盆腔 CT 显示有多个腹膜种植瘤,但没有原发灶的迹象。(c 和 d)化疗 4 个周期后复查 CT 显示腹膜病灶明显缩小

免疫组化目前已成为诊断 CUP 的主要手段。由于肿瘤原发灶和转移灶之间的肿瘤特异性抗原表达一致,因此研究者相信,根据 CUP 的免疫表型可以推断出原发灶的组织来源[64]。目前已经研发出好几个免疫组化标记物组合,来鉴别特定的肿瘤[65]。越来越多的研究者认为,与结肠癌免疫组化表型一致的患者是预后较好的一个 CUP 亚型[66]。

这部分病例可通过细胞角蛋白 20(CK20)与 CDX2 的表达(一种核转录因子,肠道器官形成所必需的同源基因产物)以及 CK7 的缺失来鉴定[66]。有 70%~100% 的结肠癌表达 CD20[67,68]。有 64% 的结直肠癌表现为 CK20 阳性和 CK7 阴性,这对诊断结直肠癌的特异性为 97%[69]。同样,作为正常小肠上皮和赘生小肠上皮的标记物,CDX2 具有高度的可靠性、特异性、敏感性,且在将近 97% 的结直肠癌患者中都有表达[70]。

一项入组了 32 例 CUP 病例的回顾性研究中,患者均显示结肠癌的免疫表型特征,中位生存期为 37 个月[37]。大约 80% 的患者按结肠癌的治疗方案进行治疗,如"5- 氟尿嘧啶联合奥沙利铂"和"5- 氟尿嘧啶联合伊立替康"方案化疗。研究者还报道了另一组 CDX2- 阳性肿瘤(n=36),不考虑 CK20 和 CK7 的表达情况,并称之为"可能具有下消化道免疫组化特征的 CUP",其中位生存期为 21 个月[71]。另外一项研究中,通过使用 92- 基因 RT-PCR 分子引物对 1 544 例 CUP 患者进行检测,结果发现有 125 例患者(12%)可诊断为结直肠癌,其预测的准确率大于 80%[72]。在 42 例临床数据完整的患者中,采用结肠癌治疗方案的有效率为 50%,而经验性化疗的有效率仅有 17%。32 例(76%)根据发病部位采取相应治疗的患者中,中位生存期为 27 个月[72],有大约 54% 患者的免疫表型呈现为 CK7–/CK20+ 和 / 或 CDX2+。

这些研究的缺点包括回顾性且样本量较小,还有一点需要注意的是,文献已经报道过 CDX2 和 CK20 表达均为阴性的结直肠癌,特别是与微卫星不稳定或低分化肿瘤相关[73]。有必要进行前瞻性的研究来验证结直肠癌方案在该 CUP 亚组中的治疗效果。

小结

　　免疫组化表型符合胃肠道肿瘤特征（CK7–/CK20+/CDX2+）的 CUP 患者预后较好，采用结肠癌的方案进行局部特异性化疗可从中获益，并提高生存率。

10.9　神经内分泌癌

病例分析

　　一位 65 岁的女性患者出现腹痛，腹部和骨盆 CT 显示腹膜肿瘤伴肝转移。CT 引导下活检病理结果显示为高级别肿瘤（Ki-67：80 %），CD56、嗜铬粒蛋白和突触素表达呈弥漫强阳性。既往 5 年前患腹膜腔高级别浆液性癌，并接受了肿瘤细胞减灭术，随后又接受了卡铂联合紫杉醇的辅助化疗。PET 扫描显示肝、肠系膜、肺多发 FDG 放射性浓聚（图 10.5 a，b）（见文末彩图）。实验室检查显示乳酸脱氢酶（LDH）及神经元特异性烯醇化酶（NSE）升高，分别为 2941IU/L（参考范围：313~618）及 95ng/ml（参考范围：<15），但血清 CA125 正常。患者接受了"顺

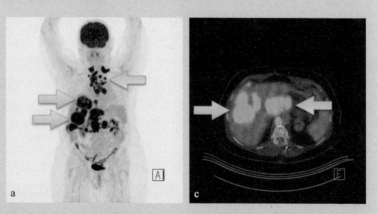

图 10.5　PET 扫描（a 和 b）显示出多个 FDG 浓聚的肝、肠系膜、肺转移灶。再分期 PET 扫描显示了肿瘤对全身化疗的代谢反应（c 和 d）

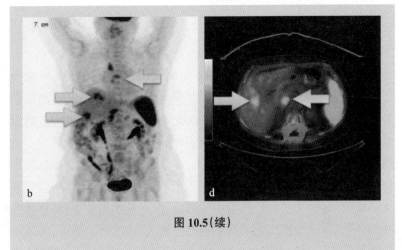

图 10.5（续）

铂联合伊立替康"方案化疗 3 周期,再分期检查显示 LDH 和 NSE 恢复正常,形态学及代谢均对治疗有反应(图 10.5c,d)。

神经内分泌瘤约占所有 CUP 的 4%,通常表现为弥漫性肝转移或骨转移[74]。神经内分泌肿瘤是一种异质性明显的肿瘤,其临床表现、治疗及预后完全取决于肿瘤的分级或分化程度。世界卫生组织对神经内分泌肿瘤进行了重新分类,将其分为高分化组(包含低级别和中级别肿瘤)和低分化组(包含高级别肿瘤)[75]。其最有效免疫组化标记物包括 CD56、嗜铬颗粒素和突触素[76]。高分化神经内分泌瘤是惰性肿瘤,其治疗参照晚期类癌的治疗原则[9]。对于病灶局限的患者,其治疗方案主要是一些局部治疗,如手术切除、射频消融或肝动脉栓塞术[9]。对于偏晚期不能局部治疗的 CUP 患者,则可以采用全身治疗,包括生长抑素类似物(如奥曲肽)、靶向治疗(如舒尼替尼和依维莫司)以及细胞毒性药物(如替莫唑胺和卡培他滨)[9]。对于低分化神经内分泌肿瘤,无论其来源于哪个部位,都应该遵循小细胞肺癌的相关指南,采用包括铂类药物、依托泊苷、伊立替康和拓扑替康在内的全身化疗[9]。

10.10 其他注意事项

对于所有预后良好的原发灶不明癌,以下三个方面值得注意。

• 由于免疫组化技术的显著进步,我们对 CUP 原发灶的推断更加依赖于病理结果。鉴于部分肿瘤预后的分类取决于特定的原发肿瘤的免疫表型,因此了解免疫组化的局限性显得尤为重要。免疫组化的敏感性和特异性变化较大,这取决于免疫染色的指标和数目、肿瘤级别以及肿瘤的生物学亚型[29,77,78]。因此,尽管病理学取代了放射学在 CUP 治疗决策中的地位,但在某些患者中,特别是那些低分化癌,对免疫组化的鉴别提出了挑战,在这种情况下,临床敏锐的判断能力尤为关键。

• 在预后良好的 CUP 亚组中,判断组织来源的检测方法应用前景尚不明确。基因表达谱一致性虽然可以得到验证,但对治疗的帮助有限。当检测结果不一致时,则应该对诊断提出某种程度的质疑。

• 突变谱在预后良好亚组中的作用需要进一步的评估。目前正在广泛使用基因组工具来识别肿瘤的驱动基因突变,从而大力推进肿瘤的个体化治疗。对于 CUP 来说,如果这种方法可行,并且新药对特异的突变有效,那么可能会出现新的预后良好亚组,即基因突变是特定的,而组织学特性不确定(例如,ALK 突变阳性亚组、BRAF V600E 突变亚组等)。为此,有必要研发针对特定突变的新型靶向药物,同时应该鼓励患者参加设计合理、生物标记物丰富的临床试验。

(李朴朴 译,邹宁 校)

参考文献

1. Varadhachary GR, Raber MN. Cancer of unknown primary site. N Engl J Med. 2014;371(8):757–65. PubMed PMID: 25140961.
2. Pavlidis N, Pentheroudakis G. Cancer of unknown primary site. Lancet. 2012;379(9824):1428–35. PubMed PMID: 22414598.

3. Fizazi K, Greco FA, Pavlidis N, Pentheroudakis G, ESMO Guidelines Working Group. Cancers of unknown primary site: ESMO Clinical Practice Guidelines for diagnosis, treatment and follow-up. Ann Oncol Off J Eur Soc Med Oncol ESMO. 2011;22(Suppl 6):vi64–8. PubMed PMID: 21908507.

4. Culine S, Lortholary A, Voigt JJ, Bugat R, Theodore C, Priou F, et al. Cisplatin in combination with either gemcitabine or irinotecan in carcinomas of unknown primary site: results of a randomized phase II study--trial for the French Study Group on Carcinomas of Unknown Primary (GEFCAPI 01). J Clin Oncol Off J Am Soc Clin Oncol. 2003;21(18):3479–82. PubMed PMID: 12972523.

5. Golfinopoulos V, Pentheroudakis G, Salanti G, Nearchou AD, Ioannidis JP, Pavlidis N. Comparative survival with diverse chemotherapy regimens for cancer of unknown primary site: multiple-treatments meta-analysis. Cancer Treat Rev. 2009;35(7):570–3. PubMed PMID: 19539430.

6. Hainsworth JD, Daugaard G, Lesimple T, Hubner G, Greco FA, Stahl MJ, et al. Paclitaxel/carboplatin with or without belinostat as empiric first-line treatment for patients with carcinoma of unknown primary site: a randomized, phase 2 trial. Cancer. 2015;121(10):1654–61. PubMed PMID: 25611313.

7. Hainsworth JD, Spigel DR, Thompson DS, Murphy PB, Lane CM, Waterhouse DM, et al. Paclitaxel/carboplatin plus bevacizumab/erlotinib in the first-line treatment of patients with carcinoma of unknown primary site. Oncologist. 2009;14(12):1189–97. PubMed PMID: 19965914.

8. Pavlidis N, Briasoulis E, Hainsworth J, Greco FA. Diagnostic and therapeutic management of cancer of an unknown primary. Eur J Cancer. 2003;39(14):1990–2005. PubMed PMID: 12957453.

9. NCCN. National comprehensive cancer network clinical practice guidelines in oncology (NCCN Guidelines®) 2015. Available from: http://www.nccn.org/professionals/physician_gls/f_guidelines.asp.

10. Briasoulis E, Tolis C, Bergh J, Pavlidis N, Force EGT. ESMO Minimum Clinical Recommendations for diagnosis, treatment and follow-up of cancers of unknown primary site (CUP). Ann Oncol Off J Eur Soc Med Oncol ESMO. 2005;16 Suppl 1:i75–6. PubMed PMID: 15888766.

11. Culine S. Prognostic factors in unknown primary cancer. Semin Oncol. 2009;36(1):60–4. PubMed PMID: 19179189.

12. Hainsworth JD, Johnson DH, Greco FA. Cisplatin-based combination chemotherapy in the treatment of poorly differentiated carcinoma and poorly differentiated adenocarcinoma of unknown primary site: results of a 12-year experience. J Clin Oncol Off J Am Soc Clin Oncol. 1992;10(6):912–22. PubMed PMID: 1375284.

13. Levy A, Massard C, Gross-Goupil M, Fizazi K. Carcinomas of an unknown primary site: a curable disease? Ann Oncol Off J Eur Soc Med Oncol ESMO. 2008;19(9):1657–8. PubMed PMID: 18647966.

14. Rades D, Kuhnel G, Wildfang I, Borner AR, Schmoll HJ, Knapp W. Localised disease in cancer of unknown primary (CUP): the value of positron emission tomography (PET) for individual therapeutic management. Ann Oncol Off J Eur Soc Med Oncol ESMO. 2001;12(11):1605–9. PubMed PMID: 11822762.

15. Hollowell KL, Agle SC, Zervos EE, Fitzgerald TL. Cutaneous apocrine adenocarcinoma: defining epidemiology, outcomes, and optimal therapy for a rare neoplasm. J Surg Oncol. 2012;105(4):415–9. PubMed PMID: 21913192.

16. Mentrikoski MJ, Wick MR. Immunohistochemical distinction of primary sweat gland carcinoma and metastatic breast carcinoma: can it always be accomplished reliably? Am J Clin Pathol. 2015;143(3):430–6. PubMed PMID: 25696802.

17. Rollins-Raval M, Chivukula M, Tseng GC, Jukic D, Dabbs DJ. An immunohistochemical panel to differentiate metastatic breast carcinoma to skin from primary sweat gland carcinomas with a review of the literature. Arch Pathol Lab Med. 2011;135(8):975–83. PubMed PMID: 21809988.

18. Kim SH, Lee CH, Kim BH, Kim WB, Yeom SK, Kim KA, et al. Typical and atypical imaging findings of intrahepatic cholangiocarcinoma using gadolinium ethoxybenzyl diethylenetri-amine pentaacetic acid-enhanced magnetic resonance imaging. J Comput Assist Tomogr. 2012;36(6):704–9. PubMed PMID: 23192208.

19. Chybowski FM, Keller JJ, Bergstralh EJ, Oesterling JE. Predicting radionuclide bone scan findings in patients with newly diagnosed, untreated prostate cancer: prostate specific antigen is superior to all other clinical parameters. J Urol. 1991;145(2):313–8. PubMed PMID: 1703240.

20. Katagiri H, Takahashi M, Inagaki J, Sugiura H, Ito S, Iwata H. Determining the site of the primary cancer in patients with skeletal metastasis of unknown origin: a retrospective study. Cancer. 1999;86(3):533–7. PubMed PMID: 10430264.

21. Epstein JI, Egevad L, Humphrey PA, Montironi R; Members of the ISUP Immunohistochemistry in Diagnostic Urologic Pathology Group.. Best practices recommendations in the application of immunohistochemistry in the prostate: report from the International Society of Urologic Pathology consensus conference. Am J Surg Pathol. 2014;38(8):e6–19. PubMed PMID: 25029122

22. Queisser A, Hagedorn SA, Braun M, Vogel W, Duensing S, Perner S. Comparison of different prostatic markers in lymph node and distant metastases of prostate cancer. Mod Pathol Off J U S Can Acad Pathol Inc. 2015;28(1):138–45. PubMed PMID: 24925052.

23. Horwich A, Hugosson J, de Reijke T, Wiegel T, Fizazi K, Kataja V, et al. Prostate cancer: ESMO Consensus Conference Guidelines 2012. Ann Oncol Off J Eur Soc Med Oncol ESMO. 2013;24(5):1141–62. PubMed PMID: 23303340.

24. Iwamura H, Hatakeyama S, Tanaka Y, Tanaka T, Tokui N, Yamamoto H, et al. A case of meta-static cancer with markedly elevated PSA level that was not detected by repeat prostate biopsy. BMC Res Notes. 2014;7:64. PubMed PMID: 24476098. Pubmed Central PMCID: 3909476.

25. Foroudi F, Tiver KW. Occult breast carcinoma presenting as axillary metastases. Int J Radiat Oncol Biol Phys. 2000;47(1):143–7. PubMed PMID: 10758316.

26. Walsh R, Kornguth PJ, Soo MS, Bentley R, DeLong DM. Axillary lymph nodes: mammo-graphic, pathologic, and clinical correlation. AJR Am J Roentgenol. 1997;168(1):33–8. PubMed PMID: 8976915.

27. Walker GV, Smith GL, Perkins GH, Oh JL, Woodward W, Yu TK, et al. Population-based analysis of occult primary breast cancer with axillary lymph node metastasis. Cancer. 2010;116(17):4000–6. PubMed PMID: 20564117. Pubmed Central PMCID: 4329781.

28. Sangoi AR, Shrestha B, Yang G, Mego O, Beck AH. The Novel Marker GATA3 is Significantly More Sensitive Than Traditional Markers Mammaglobin and GCDFP15 for Identifying Breast Cancer in Surgical and Cytology Specimens of Metastatic and Matched Primary Tumors. Appl Immunohistochem Mol Morphol AIMM Off Publ Soc Appl Immunohistochem. 2015;21. PubMed PMID: 25906123.

29. Braxton DR, Cohen C, Siddiqui MT. Utility of GATA3 immunohistochemistry for diagnosis of metastatic breast carcinoma in cytology specimens. Diagn Cytopathol. 2015;43(4):271–7. PubMed PMID: 25088841.

30. Huo L, Gong Y, Guo M, Gilcrease MZ, Wu Y, Zhang H, et al. GATA-binding protein 3 enhances the utility of gross cystic disease fluid protein-15 and mammaglobin A in triple-negative breast cancer by immunohistochemistry. Histopathology. 2015;67(2):245–54. PubMed PMID: 25564996.

31. Buchanan CL, Morris EA, Dorn PL, Borgen PI, Van Zee KJ. Utility of breast magnetic reso-nance imaging in patients with occult primary breast cancer. Ann Surg Oncol. 2005;12(12):1045–53. PubMed PMID: 16244803.

32. Olson Jr JA, Morris EA, Van Zee KJ, Linehan DC, Borgen PI. Magnetic resonance imaging facilitates breast conservation for occult breast cancer. Ann Surg Oncol. 2000;7(6):411–5. PubMed PMID: 10894136.

33. Rueth NM, Black DM, Limmer AR, Gabriel E, Huo L, Fornage BD, et al. Breast conservation in the setting of contemporary multimodality treatment provides excellent outcomes for patients with occult primary breast cancer. Ann Surg Oncol. 2015;22(1):90–5. PubMed PMID: 25249256.

34. Ellerbroek N, Holmes F, Singletary E, Evans H, Oswald M, McNeese M. Treatment of patients with isolated axillary nodal metastases from an occult primary carcinoma consistent with breast origin. Cancer. 1990;66(7):1461–7. PubMed PMID: 2207996.

35. He M, Tang LC, Yu KD, Cao AY, Shen ZZ, Shao ZM, et al. Treatment outcomes and unfavorable prognostic factors in patients with occult breast cancer. Eur J Surg Oncol J Eur Soc Surg Oncol Br Assoc Surg Oncol. 2012;38(11):1022–8. PubMed PMID: 22959166.

36. Senkus E, Kyriakides S, Penault-Llorca F, Poortmans P, Thompson A, Zackrisson S, et al. Primary breast cancer: ESMO Clinical Practice Guidelines for diagnosis, treatment and follow-up. Ann Oncol Off J Eur Soc Med Oncol ESMO. 2013;24 Suppl 6:vi7–23. PubMed PMID: 23970019.

37. Karlan BY, Baldwin RL, Lopez-Luevanos E, Raffel LJ, Barbuto D, Narod S, et al. Peritoneal serous papillary carcinoma, a phenotypic variant of familial ovarian cancer: implications for ovarian cancer screening. Am J Obstet Gynecol. 1999;180(4):917–28. PubMed PMID: 10203660.

38. Finch A, Beiner M, Lubinski J, Lynch HT, Moller P, Rosen B, et al. Salpingo-oophorectomy and the risk of ovarian, fallopian tube, and peritoneal cancers in women with a BRCA1 or BRCA2 mutation. JAMA. 2006;296(2):185–92. PubMed PMID: 16835424.

39. Killackey MA, Davis AR. Papillary serous carcinoma of the peritoneal surface: matched-case comparison with papillary serous ovarian carcinoma. Gynecol Oncol. 1993;51(2):171–4. PubMed PMID: 8276289.

40. Strnad CM, Grosh WW, Baxter J, Burnett LS, Jones 3rd HW, Greco FA, et al. Peritoneal carcinomatosis of unknown primary site in women. A distinctive subset of adenocarcinoma. Ann Intern Med. 1989;111(3):213–7. PubMed PMID: 2502058.

41. Ben-Baruch G, Sivan E, Moran O, Rizel S, Menczer J, Seidman DS. Primary peritoneal serous papillary carcinoma: a study of 25 cases and comparison with stage III-IV ovarian papillary serous carcinoma. Gynecol Oncol. 1996;60(3):393–6. PubMed PMID: 8774644.

42. Attanoos RL, Webb R, Dojcinov SD, Gibbs AR. Value of mesothelial and epithelial antibodies in distinguishing diffuse peritoneal mesothelioma in females from serous papillary carcinoma of the ovary and peritoneum. Histopathology. 2002;40(3):237–44. PubMed PMID: 11895489.

43. Ozcan A, Shen SS, Hamilton C, Anjana K, Coffey D, Krishnan B, et al. PAX 8 expression in non-neoplastic tissues, primary tumors, and metastatic tumors: a comprehensive immunohistochemical study. Mod Pathol Off J U S Can Acad Pathol Inc. 2011;24(6):751–64. PubMed PMID: 21317881.

44. Matsuo K, Sheridan TB, Mabuchi S, Yoshino K, Hasegawa K, Studeman KD, et al. Estrogen receptor expression and increased risk of lymphovascular space invasion in high-grade serous ovarian carcinoma. Gynecol Oncol. 2014;133(3):473–9. PubMed PMID: 24674832. Pubmed Central PMCID: 4170217.

45. Liu Q, Lin JX, Shi QL, Wu B, Ma HH, Sun GQ. Primary peritoneal serous papillary carcinoma: a clinical and pathological study. Pathol Oncol Res POR. 2011;17(3):713–9. PubMed PMID: 21647781.

46. Ordonez NG. The diagnostic utility of immunohistochemistry and electron microscopy in distinguishing between peritoneal mesotheliomas and serous carcinomas: a comparative study. Mod Pathol Off J U S Can Acad Pathol Inc. 2006;19(1):34–48. PubMed PMID: 16056246.

47. Piver MS, Eltabbakh GH, Hempling RE, Recio FO, Blumenson LE. Two sequential studies for primary peritoneal carcinoma: induction with weekly cisplatin followed by either cisplatin-doxorubicin-cyclophosphamide or paclitaxel-cisplatin. Gynecol Oncol. 1997;67(2):141–6. PubMed PMID: 9367697.

48. Ledermann JA, Raja FA, Fotopoulou C, Gonzalez-Martin A, Colombo N, Sessa C, et al. Newly diagnosed and relapsed epithelial ovarian carcinoma: ESMO Clinical Practice Guidelines for diagnosis, treatment and follow-up. Ann Oncol Off J Eur Soc Med Oncol ESMO. 2013;24 Suppl 6:vi24–32. PubMed PMID: 24078660.

49. Pentheroudakis G, Stoyianni A, Pavlidis N. Cancer of unknown primary patients with midline nodal distribution: midway between poor and favourable prognosis? Cancer Treat Rev. 2011;37(2):120–6. PubMed PMID: 20673701.

50. Hainsworth JD, Greco FA. Poorly differentiated carcinoma and germ cell tumors. Hematol Oncol Clin North Am. 1991;5(6):1223–31. PubMed PMID: 1663941.
51. Cheng L. Establishing a germ cell origin for metastatic tumors using OCT4 immunohisto-chemistry. Cancer. 2004;101(9):2006–10. PubMed PMID: 15386301.
52. Michels S, Swanson PE, Frizzera G, Wick MR. Immunostaining for leukocyte common anti-gen using an amplified avidin-biotin-peroxidase complex method and paraffin sections. A study of 735 hematopoietic and nonhematopoietic human neoplasms. Arch Pathol Lab Med. 1987;111(11):1035–9. PubMed PMID: 2444189.
53. Motzer RJ, Rodriguez E, Reuter VE, Bosl GJ, Mazumdar M, Chaganti RS. Molecular and cytoge-netic studies in the diagnosis of patients with poorly differentiated carcinomas of unknown pri-mary site. J Clin Oncol Off J Am Soc Clin Oncol. 1995;13(1):274–82. PubMed PMID: 7799031.
54. Sakai N, Yamada T, Asao T, Murayama T. Sonographically-detected impalpable testicular cancer with retroperitoneal bulky metastases: a case report. Int J Urol Off J Jpn Urol Assoc. 1997;4(5):533–4. PubMed PMID: 9354963.
55. Lu X, Hu C, Ji Q, Shen C, Feng Y. Squamous cell carcinoma metastatic to cervical lymph nodes from an unknown primary site: the impact of radiotherapy. Tumori. 2009;95(2):185–90. PubMed PMID: 19579864.
56. Grau C, Johansen LV, Jakobsen J, Geertsen P, Andersen E, Jensen BB. Cervical lymph node metastases from unknown primary tumours. Results from a national survey by the Danish Society for Head and Neck Oncology. Radiother Oncol J Eur Soc Ther Radiol Oncol. 2000;55(2):121–9. PubMed PMID: 10799723.
57. Compton AM, Moore-Medlin T, Herman-Ferdinandez L, Clark C, Caldito GC, Wang XI, et al. Human papillomavirus in metastatic lymph nodes from unknown primary head and neck squa-mous cell carcinoma. Otolaryngol Head Neck Surg Off J Am Acad Otolaryngol Head Neck Surg. 2011;145(1):51–7. PubMed PMID: 21493313.
58. Johansen J, Buus S, Loft A, Keiding S, Overgaard M, Hansen HS, et al. Prospective study of 18FDG-PET in the detection and management of patients with lymph node metastases to the neck from an unknown primary tumor. Results from the DAHANCA-13 study. Head Neck. 2008;30(4):471–8. PubMed PMID: 18023031.
59. Keller F, Psychogios G, Linke R, Lell M, Kuwert T, Iro H, et al. Carcinoma of unknown pri-mary in the head and neck: comparison between positron emission tomography (PET) and PET/CT. Head Neck. 2011;33(11):1569–75. PubMed PMID: 21990221.
60. Waltonen JD, Ozer E, Schuller DE, Agrawal A. Tonsillectomy vs. deep tonsil biopsies in detecting occult tonsil tumors. Laryngoscope. 2009;119(1):102–6. PubMed PMID: 19117304.
61. Gregoire V, Lefebvre JL, Licitra L, Felip E, Group E-E-EGW. Squamous cell carcinoma of the head and neck: EHNS-ESMO-ESTRO Clinical Practice Guidelines for diagnosis, treatment and follow-up. Ann Oncol Off J Eur Soc Med Oncol ESMO. 2010;21 Suppl 5:v184–6. PubMed PMID: 20555077.
62. Reddy SP, Marks JE. Metastatic carcinoma in the cervical lymph nodes from an unknown primary site: results of bilateral neck plus mucosal irradiation vs. ipsilateral neck irradiation. Int J Radiat Oncol Biol Phys. 1997;37(4):797–802. PubMed PMID: 9128954.
63. Klop WM, Balm AJ, Keus RB, Hilgers FJ, Tan IB. [Diagnosis and treatment of 39 patients with cervical lymph node metastases of squamous cell carcinoma of unknown primary origin, referred to Netherlands Cancer Institute/Antoni van Leeuwenhoek Hospital, 1979-98]. Nederlands tijdschrift voor geneeskunde. 2000;144(28):1355–60. PubMed PMID: 10923158. Diagnostiek en behandeling van 39 patienten met halskliermetastasen van plaveiselcelcarci-noom van onbekende primaire origine, verwezen naar het Nederlands Kanker Instituut/Antoni van Leeuwenhoek Ziekenhuis, 1979/'98.
64. Dennis JL, Hvidsten TR, Wit EC, Komorowski J, Bell AK, Downie I, et al. Markers of adeno-carcinoma characteristic of the site of origin: development of a diagnostic algorithm. Clin Cancer Res Off J Am Assoc Cancer Res. 2005;11(10):3766–72. PubMed PMID: 15897574.
65. Brown RW, Campagna LB, Dunn JK, Cagle PT. Immunohistochemical identification of tumor markers in metastatic adenocarcinoma. A diagnostic adjunct in the determination of primary site. Am J Clin Pathol. 1997;107(1):12–9. PubMed PMID: 8980361.

66. Varadhachary GR, Raber MN, Matamoros A, Abbruzzese JL. Carcinoma of unknown primary with a colon-cancer profile-changing paradigm and emerging definitions. Lancet Oncol. 2008;9(6):596–9. PubMed PMID: 18510991.
67. Chu P, Wu E, Weiss LM. Cytokeratin 7 and cytokeratin 20 expression in epithelial neoplasms: a survey of 435 cases. Mod Pathol Off J U S Can Acad Pathol Inc. 2000;13(9):962–72. PubMed PMID: 11007036.
68. Blumenfeld W, Turi GK, Harrison G, Latuszynski D, Zhang C. Utility of cytokeratin 7 and 20 subset analysis as an aid in the identification of primary site of origin of malignancy in cytologic specimens. Diagn Cytopathol. 1999;20(2):63–6. PubMed PMID: 9951598.
69. Bayrak R, Haltas H, Yenidunya S. The value of CDX2 and cytokeratins 7 and 20 expression in differentiating colorectal adenocarcinomas from extraintestinal gastrointestinal adenocarcinomas: cytokeratin 7-/20+ phenotype is more specific than CDX2 antibody. Diagn Pathol. 2012;7:9. PubMed PMID: 22268990. Pubmed Central PMCID: 3331835.
70. Barbareschi M, Murer B, Colby TV, Chilosi M, Macri E, Loda M, et al. CDX-2 homeobox gene expression is a reliable marker of colorectal adenocarcinoma metastases to the lungs. Am J Surg Pathol. 2003;27(2):141–9. PubMed PMID: 12548159.
71. Varadhachary GR, Karanth S, Qiao W, Carlson HR, Raber MN, Hainsworth JD, et al. Carcinoma of unknown primary with gastrointestinal profile: immunohistochemistry and survival data for this favorable subset. Int J Clin Oncol. 2014;19(3):479–84. PubMed PMID: 23813044.
72. Hainsworth JD, Schnabel CA, Erlander MG, Haines 3rd DW, Greco FA. A retrospective study of treatment outcomes in patients with carcinoma of unknown primary site and a colorectal cancer molecular profile. Clin Colorectal Cancer. 2012;11(2):112–8. PubMed PMID: 22000811.
73. Kim JH, Rhee YY, Bae JM, Cho NY, Kang GH. Loss of CDX2/CK20 expression is associated with poorly differentiated carcinoma, the CpG island methylator phenotype, and adverse prognosis in microsatellite-unstable colorectal cancer. Am J Surg Pathol. 2013;37(10):1532–41. PubMed PMID: 24025523.
74. Spigel DR, Hainsworth JD, Greco FA. Neuroendocrine carcinoma of unknown primary site. Semin Oncol. 2009;36(1):52–9. PubMed PMID: 19179188.
75. Anlauf M, Gerlach P, Schott M, Raffel A, Krausch M, Knoefel WT, et al. Pathology of neuroendocrine neoplasms. Chirurg Z Alle Geb Oper Med. 2011;82(7):567–73. PubMed PMID: 21487814. Pathologie neuroendokriner Neoplasien.
76. Mlika M, Zendah I, Braham E, El Mezni F. CD56 antibody: old-fashioned or still trendy in endocrine lung tumors. J Immunoassay Immunochem. 2015;36(4):414–9. PubMed PMID: 25140506.
77. Johnson H, Cohen C, Fatima N, Duncan D, Siddiqui MT. Thyroid transcription factor 1 and Napsin A double stain: utilizing different vendor antibodies for diagnosing lung adenocarcinoma. Acta Cytol. 2012;56(6):596–602. PubMed PMID: 23207437.
78. Surrey LF, Frank R, Zhang PJ, Furth EE. TTF-1 and Napsin-A are expressed in a subset of cholangiocarcinomas arising from the gallbladder and hepatic ducts: continued caveats for utilization of immunohistochemistry panels. Am J Surg Pathol. 2014;38(2):224–7. PubMed PMID: 24418856.

第 11 章　原发灶不明癌的诊治新策略

F. Anthony Greco，John D. Hainsworth

11.1　前言

原发灶不明癌（CUP）是一种在解剖学上未检出原发部位的转移性肿瘤综合征。因为涉及多个不同的隐匿性原发部位，这类患者异质性明显。CUP 的发病率在不同国家估计占所有癌症的2% 到 8%[1]；在美国，每年有 90 000 名患者诊断为此综合征。数十年来，尽管存在转移瘤，但由于无法在解剖学上确定其原发部位，CUP 的诊断一直困扰着医生、患者及其家人。在过去，大多数患者都难以治疗。肿瘤的确切类型或组织来源尚不清楚，对于许多晚期癌症，即使大多数已经明确了原发部位，仍然缺乏有效的治疗。

随着诊断技术的进步以及多种晚期实体瘤的治疗方法的不断改进，对 CUP 的评估和治疗也发生了变化。目前，尽管在解剖学上未能确定其原发部位，但是通过活检标本的检测可以准确地对大多数 CUP 的组织来源作出判断，这为其潜在的部位特异性治疗提供了基础[2-26]。

11.1.1　流行病学

在欧洲和美国，CUP 是最常见的晚期十大癌症之一[27]。在美国，确切的发病率很难统计，因为许多患者都是根据转移部位、组织学表现或医师的临床意见"指定"了特定的原发部位[1,2]。CUP 诊断时的中位年龄约为 60 岁；男性和女性的发生率相同。这些肿瘤中大部分是癌，绝大多数是腺癌，但偶尔会有肉瘤、黑色素瘤和淋巴瘤。诊断时通常存在多个部位转移,常见的转移部位包括肝、淋巴结、肺和骨骼。在过去 40 年里,根据临床和病理特征,已经识别出一些预后较好的亚组;然而,这些患者仅占 20% 左右[28](见第 10 章)。

11.1.2　发病机制

CUP 的发病机制尚未明确;通过尸检大约有 75% 的患者可找到微小的、临床上无法检测到的浸润性原发肿瘤[29]。因此,大多数 CUP 患者存在原发部位,只是病灶太小而无法通过临床评估发现。独特的非随机获得的体细胞遗传和 / 或表观遗传改变很可能是 CUP 的病因,从而解释了为什么临床上仅检测到转移灶而侵袭性的原发病灶却未能检出[30]。然而,这类遗传学改变尚未发现。尽管在临床上解剖学的原发部位隐匿,但某种类型 CUP 的临床生物学行为与相对应的原发灶明确的转移癌相类似[1,2]。

11.2　诊断

在过去数年中 CUP 的诊断方法已经有所改进(表 11.1、表 11.2 和表 11.3,图 11.1)。临床评估一如既往地从询问病史和体格检查开始,随后回顾 / 获得临床数据(表 11.1 和表 11.2)。通过对转移部位的活检和组织学特征的回顾完成初步评估,其目的是找到解剖学的原发部位。如果明确了原发部位,则无论原发肿瘤的大小如何,患者都不再诊断为 CUP,并且将按该转移瘤的标准方案进行治疗;如果在解剖学上未检出原发部位,则诊断为 CUP。对活检标本进行免疫组化(IHC)染色(表 11.3),必要时行基因表达谱分析(肿瘤分子诊断)来确定病理类型或组织来源。

在 2008 年之前,大多数 CUP 患者的病理类型还无法确定,但是在少数患者中可推测出确切类型,多年来把这部分病例视为预后良好的亚型。(例如,女性腋窝淋巴结转移性腺癌可以假定为乳腺癌;鳞状细胞癌上、中颈部淋巴结转移可假定为头颈部来源等)。然而,目前对活检标本进行 IHC 染色和肿瘤分子分型可以诊断出大多数 CUP 的组织来源 / 肿瘤类型。

表 11.1 可能的 CUP 患者初步评估

病史和体检

实验室检查：男性的 CBC、CMP、LDH、尿液分析、PSA

胸部、腹部、盆腔的计算机断层扫描（CT）

对特定患者进行正电子发射断层扫描（PET）（颈部/腹股沟淋巴结和其他单一部位受累的鳞状细胞癌）

女性乳腺 X 线摄影

病理评估：包括肿瘤活检组织免疫组化染色（CK7、CK20、TTF-1、CDX-2）

根据病史、体格检查、实验室检查、医学影像学和特殊病理学的详细信息，进行额外的临床和病理学评估（表 11.4）

如果发现原发部位，则患者不再诊断 CUP

对非常小的活检/抽吸/细胞学标本，或当免疫组化染色不能诊断单一病理类型或组织起源时，进行肿瘤分子分型检测

表 11.2 根据初步评估结果进行的额外检查

初步评估的结果	额外检查	
	临床	IHC 染色/其他检测
肺癌特征（肺门/纵隔腺癌；CK7 和 TTF-1 阳性）	支气管镜	EGFR 突变，ALK，ROS1 重排
结直肠癌特征（肝/腹膜转移；CK20 和 CDX20 阳性）	结肠镜	KRAS 突变
女性乳腺癌特征（腋窝淋巴结、肺、骨、肝转移；CK7 阳性）	乳腺 MRI	ER，GCDFP-15，乳腺球蛋白，GATA3，HER2
女性卵巢癌特征（盆腔/腹膜转移；CK7+）	盆腔/经阴道超声	WT-1，PAX8，ER
年轻患者的纵隔/腹膜后肿块	睾丸超声，血清 AFP，HCG，LDH	PLAP，OCT4；i(12)p
低分化癌，有或无透明细胞癌特征	血清 AFP（如果肝素 1+）；奥曲肽扫描（如果神经内分泌染色 +）	嗜铬粒蛋白，突触素，RCC，PAX8，肝素 1，Melan A，HMB-45
肝转移为主（CK7−，CK20−）	血清 AFP	肝素 1
根据 IHC 染色无法推测单一肿瘤类型或组织来源的任何组织学结果		肿瘤分子分型

表 11.3　单一肿瘤类型或组织来源的免疫组化染色特征

前列腺	CK7–,CK20–,PSA+
肺腺癌和大细胞癌	CK7+,CK20+,TTF-1+,Napsin A+
肺神经内分泌(小细胞/大细胞)	嗜铬粒蛋白+,突触素+,CD56+,TTF-1+
甲状腺癌(乳头状/滤泡状)	甲状腺球蛋白+,TTF-1+
黑色素瘤	黑色素 A+,HMB45+,S100+
肾上腺癌	α- 抑制素+,黑色素 -A+(A103)
肾细胞癌	RCC+,PAX8+
生殖细胞癌	PLAP+,OCT4+
卵巢癌	CK7+,WT-1+,PAX8+,ER+
肝细胞癌	肝素 -1+,CD10+,CD13+
乳腺癌	ER+,GCDFP-15+,乳腺球蛋白+,GATA-3+

　　在适当的临床和病理情况下,免疫组化可诊断病理类型或组织来源。免疫组化染色有许多重叠,并非所有的染色总是如上所述呈阳性或阴性。

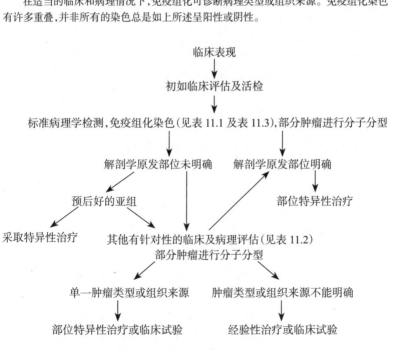

图 11.1　CUP 患者的评估流程

表 11.4　IHC 与肿瘤分子分型在鉴定原发灶明确的转移瘤中准确性的对比

已知原发部位	Handorf et al.[21]			Weiss et al.[19]		
	样本量	准确率 /%		样本量	准确率 /%	
		[a]IHC	MCCA		[a]IHC	MCCA
所有	157	83	89	122	69	79
低分化组织学	33	71	91	—	[a]NR	NR
肺	6	100	83	24	67	75
结肠	25	92	100	17	94	94
乳腺	25	84	100	11	55	73
肾	14	100	86	13	77	77
膀胱	10	43	60	11	45	82
子宫	8	75	88	5	100	100
胃 / 食管	7	29	29	5	60	60
前列腺	5	56	100	4	50	100
胰胆管	3	73	60	4	75	50

[a]IHC:免疫组化,MCCA:肿瘤分子分型,NR:未报道。

11.2.1　免疫组化染色

在过去数年中,随着发现的特异性细胞蛋白越来越多,免疫组化得到了长足的发展。此外,基于相对特定的肿瘤染色谱,IHC 染色可用于诊断多种癌症(表 11.3)[3,4]。假阴性和假阳性染色相对比较常见,表 11.3 中显示的特征性染色模式在这些肿瘤类型中并不总是能观察到;阳性和阴性染色可能在不同的肿瘤中有重叠。通过 IHC 染色对单个特定的肿瘤类型或组织来源的推测比前几年要可靠得多,但是在大约 60% 的 CUP 中仍然无法实现这种推测[3,6,17]。

随着时间的推移,IHC 染色在 CUP 诊疗中的作用已经有了长足的发展,某些结果已经普遍接受并应用于治疗决策当中。例如,IHC 染色可以用于评估低分化肿瘤,当一个谱系建立后(例如,淋巴瘤、生殖细胞瘤、神经内分泌肿瘤、甲状腺癌、黑色素瘤)时,可以根据 IHC 染色结果采取适当的治疗措施。尽管其临床有效性有一些小型的回顾性研究数据支持,但是使用 IHC 染色结果来指导治疗从未在前瞻性研究中得到验证。矛盾的是,虽然目前几种常见的上皮癌(例如,肺癌、结直肠癌、乳腺癌、肾癌)都具有相当特殊的诊断性 IHC 染色模式(表 11.3),但这些 IHC 结果并未广泛用于指导这些 CUP 亚组的治疗。我们强调这些,不是为了否定 IHC 的作用,而是为当前关于是否通过分子谱分析来指导 CUP 治疗的争议提供背景知识(见下文)。

11.2.2　肿瘤分子分型

肿瘤分子分型是在基因表达的组织特异性模式的基础上,通过检测转移部位的活检组织来诊断特定的组织来源。这些分子分型是对 IHC 染色的补充[16-21],当 IHC 染色结果不确定时显得尤为有用[3,14,17-19,21,31]。在 CUP 中已经进行了肿瘤分子分型研究[3,5,11-15,22-26,31],但是大多数信息都来自三种检测方法,即通过 92-基因 RT-PCR 来明确癌症类型[7],通过 microRNA 微阵列来检测癌症起源[9]和通过 mRNA 微阵列来检测组织来源[8]。

虽然目前对这些检测方法未做直接比较,但已充分证明其在 CUP 中可以诊断组织来源[3,5-21,31]。由于隐匿的原发部位不能作为参考的金标准,因此分子检测的准确性和诊断实用性是通过间接方法(临床病理学比较)来评估的。在一项 171 例 CUP 患者的研究中,采用三种不同的方法来评估 92- 基因 RT-PCR 的准确性[17]:(1)直接比较数月至数年后发现的潜在原发灶, (2)与单纯 IHC 染色诊断进行比较,以及(3)基于分子诊断获得的验证性 / 支持性 IHC 染色。这三种方法的任何一种准确率约 80%[17]。因此,肿瘤分子诊断并非 100% 准确,目前已经充分认识到其诊断能力的局限性[17]。所有数据,包括临床信息(年龄、性别、影像学检查、实验室化验值、转移部位),肿瘤组织学,和 IHC 染色结果(最初结果以及必要时分子诊断后的验证性 / 支持性检查结果)都应该同分子诊断结果相一致,以明确具体的肿瘤类型或组织来源。如果把所有的数据都考虑进来,大约有 95% 的 CUP 患者可识别出或高度怀疑其组织来源。

11.2.3 IHC 染色和肿瘤分子分型的比较

两项相对较大的研究对肿瘤分子分型和 IHC 染色在诊断肿瘤类型或组织来源的能力方面进行了比较[19,21]。两项研究均是以原发部位明确的转移瘤的活检标本进行研究;在病理医生获得活检标本的同时,告知其活检的部位和患者的性别。标本量大,病理医生可以根据需要进行足够的 IHC 染色,以获得最佳诊断。即使 IHC 染色结果不完全具有特征性或诊断性,也要求他们推测肿瘤的原发部位。其中一项研究[19]采用 92- 基因 RT-PCR 检测(肿瘤类型),另一项研究[21]采用 mRNA 微阵列检测(组织来源),分别对每份活检标本进行肿瘤分子诊断。

表 11.4 显示了这两项研究的结果。通过 IHC 染色和分子检测均可正确地识别大多数肿瘤的原发部位。在使用 92- 基因 RT-PCR 检测的研究中,每个肿瘤平均使用 7.9 种 IHC 染色,84/122 个肿瘤(69%)可以作出正确诊断,而 96/122 个肿瘤(79%)可通过分子检测作出正确诊断[19]。在使用 mRNA 微阵列检测的研究中,每个肿瘤平均使用 8.3 种 IHC 染色,在 157 个肿瘤诊断中 IHC 染色的准确率为 83%,而分子检测的准确率为 89%[21]。在低分化癌中分子检测的诊断准确率更高(91%vs 71%)。在这两项研究中,一旦染色指标超过 8 种,IHC 诊断的准确性就会下降(约 70%),所包括的肿瘤类型也可能会影响 IHC 染色的结果。大多数癌症起源于肺、乳腺、卵巢、肾或结肠,这些部位均具有相对特异的 IHC 染色模式。相反,有几种 CUP 常见的肿瘤却往往缺乏特异性的 IHC 染色模式(例如,胃癌、胆管癌、胰腺癌、胃肠道交界性癌、尿路上皮癌),其免疫组化不具有代表性。

少数 CUP 的研究使用过 IHC 染色和分子检测的方法[3]。有 5 项研究采用 IHC 和分子谱分析对 117 例患者的活检标本进行评估[12,14,17,32,33],有大约 50% 的病例通过 IHC 染色可推测单个组织来源,其中有 78% 的病例可以通过分子谱分析做出相同的推测。由于分子谱分析可以推测出 96% 的患者的组织来源,因此也可用于推测缺乏 IHC 特征的肿瘤的组织来源。

11.3　CUP 的治疗

11.3.1　背景

预后较好的 CUP 亚组(约占所有 CUP 的 20%),根据其推测的起源组织采用了特定的治疗方案(见第 10 章)。通常,这些患者根据肿瘤可能的原发部位,其治疗方案具有部位特异性。例如,女性腺癌腋窝淋巴结转移者应按乳腺癌治疗,颈部淋巴结转移的鳞状细胞癌应按头颈部肿瘤治疗。这种治疗可以改善这些患者的生存。

其余大多数 CUP 患者(约占所有 CUP 的 80%)采取了经验性的化疗。这些患者大多数预后都很差。由于大多数患者具体的肿瘤类型或组织起源不明确且无法明确,因此采用了经验性化疗方案(即紫杉醇 / 卡铂,吉西他滨 / 顺铂,等)进行治疗。临床试验结果显示至少有部分患者可获益,经验性化疗在二十世纪 90 年代中期成为了 CUP 的标准治疗[34]。当时,许多人认为 CUP 是一种临床生物学特性相似的单一实体瘤,而不是由多种肿瘤组成、生物学行为各异的一组异质性疾病。在预后不良的 CUP 患者中,大型的经验性化疗临床试验(100 例或更多患者)均显示中位生存期约为 9 个月,2 年的生存率为 10%~20%[34]。在那些获益的患者中可能包含了对化疗较敏感的肿瘤类型(例如乳腺癌或卵巢癌),而对于那些不敏感的肿瘤类型(例如胆道癌,胰腺癌)则治疗无效。

数年前有一些临床试验[1,2]单独采用第一代靶向治疗药物(贝伐珠单抗、厄洛替尼)或靶向治疗联合化疗(紫杉醇 / 卡铂)进行治疗。当时对肿瘤细胞的靶点并不了解,虽然这些尝试取得了一些疗效,但本质上仍是基于少数已知的晚期实体肿瘤(非小细胞肺癌、结直肠癌)的疗效而采取的经验性治疗。

治疗的最新进展也给晚期癌症患者带来生存的改善。对于每种特定的肿瘤而言,这些治疗方法也变得更加个体化或具有特异性。此外,已经认识到在肿瘤中存在基因变异,这为患者进行有效的精确治疗或靶向治疗提供了基础。因此,在每一例 CUP 患者中识别或诊断特定的肿瘤类型或组织来源具有重要的临床意义。目前对于晚期癌症患者的最佳治疗需要明确癌症的起源部位或特定类型。

11.3.2 根据组织来源进行的部位特异性治疗

对大多数 CUP 患者组织来源的判断能力开创了部位特异性治疗的新时代,而不是继续使用经验性化疗。为了改变治疗标准,需要处理和解决三个关键问题。首先,肿瘤分子诊断技术能否准确地诊断组织起源? 其次,分子检测能否为标准的病理诊断提供补充? 最后,如果患者根据组织来源的诊断采取部位特异性治疗,他们能否获得比经验性化疗更好的生存?

正如本章先前所述,已经确立了肿瘤分子分型检测的准确性及其对标准病理诊断的补充作用。肿瘤分子分型检测与 IHC 以及临床特征相结合,有助于对 95% 的患者进行特定 / 单一组织来源的诊断,其准确率约为 80%[1-3,17]。分子检测可为 IHC 染色提供补充,经常在 IHC 尚无定论时做出单一诊断[3,19-21,25,26,31]。

由于多种原因,很难在 CUP 患者中做出部位特异性治疗要优于经验性化疗的结论。在 CUP 人群中,至少有 30 种不同类型 / 亚型的转移性癌症。其中约有一半患者对治疗耐药(如胰腺、胆道、肝脏等),无论采用何种治疗方法,预期效果都较差。许多 CUP 原发于反应率更高的癌症(例如,乳腺癌、卵巢癌、肺癌),可以从经验性紫杉醇 / 铂类治疗方案中获益(尽管部位特异性靶向药物和后续的治疗无获益),而只有一小部分患者(例如,结直肠癌、肾癌),其部位特异性治疗与经验性治疗的获益明显不同。考虑到这些因素,有人认为开展一项随机对照试验将经验性化疗与以分子检测为导向的部位特异性治疗进行对比,至少需要招募数百名患者。如果招募仅限于潜在的治疗有效的亚型,则需要的患者可以少一点,但是招募这些患者可能会让某些医生在伦理方面陷入困境。

尽管目前缺乏随机试验的数据,但几项回顾性研究和一项大型前瞻性 II 期研究已经阐述了部位特异性治疗的有效性;这些研究结果值得在这里做一下简单的回顾。

11.3.2.1 回顾性研究

有几项回顾性研究重点关注了经过分子谱诊断的 CUP 患者。

这些患者的部位特异性治疗与经验性治疗有明显不同(有望改善治疗结果)。

结直肠癌

转移性结直肠癌患者经治疗后中位生存期约为 2 年,其治疗方案包括联合化疗(FOLFOX、FOLFIRI 等)及靶向治疗(血管生成抑制剂、表皮生长因子受体抑制剂)。这与经验性的 CUP 治疗不同,靶向治疗也未批准用于 CUP 患者。

一项回顾性研究对 CUP 患者的活检标本进行了分子谱分析,认为结直肠受累 CUP 的亚组采用结直肠的部位特异性治疗方案可以取得更好的治疗效果[11]。在这项研究中,有 23 例患者进行了结直肠相关的分子诊断;有 7 例可评估的患者接受了经验性化疗(紫杉醇/卡铂),有 8 例可评估的患者接受了结直肠癌的治疗方案(FOLFOX 或其改良方案)。在 7 例经验性化疗的患者中仅有 1 例(14%)产生客观缓解,而 8 例患者采用结直肠癌治疗方案均有缓解。

对于通过分子表达谱推测原发部位来源于结直肠的 CUP 患者,随后的两项回顾性研究报道了其治疗结果[23,24]。在这两项分析中,分别包含 42 例和 32 例患者,在采用结直肠癌的治疗方案后,其中位生存期分别为 27 个月和 21 个月。绝大多数患者具有转移性结直肠癌的典型临床特征(转移灶主要分布在肝脏、腹膜腔、腹部淋巴结);但是结肠镜检查无法识别其解剖学的原发部位。

具有"结直肠表达谱"特征的 CUP 患者,可以根据典型的临床特征和 IHC 染色(CK20+/CK7– 或 CDX2+)进行鉴别,这部分患者属预后较好的亚组[35,36]。在最近发表的一篇文献中,有 68 例经 IHC 染色诊断为结直肠亚型(未使用分子表达谱)的 CUP 患者,采用结直肠癌化疗方案治疗后的中位生存期约为 30 个月[36]。

综上所述,这些回顾性研究数据强烈建议:(1)起源于结直肠的 CUP 患者可以通过分子表达谱或 IHC 染色加以识别, (2)此类患者对转移性结直肠癌的治疗方案反应良好。这些患者大多数都具有转移性结直肠癌的典型临床表现,尽管结肠镜检查不能检测到其原发部位。如果 IHC 染色表现出结直肠的特征性模式,则无须进行分子检测。然而,在大多数分子表达谱确定的患者中,IHC 染色表现不典型。通过两种方法确定的患者,其治疗应参照转移性结直肠癌;目前,比较重要的有 *KRAS* 突变检测,今后其他分子异常的检测可能会彰显出同等的重要性。

肾细胞癌

在过去 10 年中,晚期肾细胞癌的治疗发生了重大变化。传统的细胞毒性药物(包括 CUP 的经验性治疗方案)完全无效,但是好几种抗血管生成药物或 mTOR 通路的靶向药物可以改善这类患者的生存。因此,明确 CUP 患者是否为肾脏起源可能会对这类患者的治疗产生重大影响。

在评估 CUP 患者的活检标本时(即 CT 扫描未发现肾占位),如果存在透明细胞成分,那么病理科医生应该考虑到肾细胞癌。在这种情况下,IHC 染色(PAX9 和 RCC 染色)非常具有特异性,可以明确诊断。但是,当组织病理学提示为腺癌时,通常不考虑肾细胞癌的可能性[25],并且无法进行相对特异性的 IHC 染色。在一项回顾性研究中较完整地描述了该 CUP 肾细胞亚组的特征[26]。

几年前,作者发现一例 CUP 患者通过肿瘤分子分型检测诊断为肾细胞癌。该诊断随后经 IHC 染色得到证实,患者对肾细胞癌的靶向治疗反应良好[25]。我们随后回顾了 2008—2012 年间 Sarah Cannon 癌症中心和田纳西州肿瘤学门诊的 488 例 CUP 患者的病情记录,这些患者接受了分子表达谱检测(92- 基因 RT-PCR[CancerTYPE ID])[26]。有 22 例患者(4.5%)诊断为肾细胞癌;通过分子检测推测的组织学亚型包括透明细胞癌(7 例)、乳头状腺癌(8 例)和不明的亚型(7 例)。腹部 CT 扫描在这些患者中均未发现肾脏的原发性病灶,转移部位常累及腹膜后(63%)、纵隔(31%)、肺(22%)和骨(18%)。组织病理学检测显示腺癌有 7 例(4 例乳头状癌、1 例透明细胞癌、2 例非特指型),低分化癌 15 例。由于最初未怀疑肾细胞癌,因此仅对 3 例肿瘤(14%)进行了肾细胞癌相关 IHC 染色,但在肿瘤分子诊断后进行 IHC 染色(通常是 PAX8 和 RCC)的 9 例患者中,有 7 例患者得到证实。在治疗过程中,所有 22 例患者均接受了肾细胞癌的靶向治疗(16 例患者接受了一线靶向治疗)。有 4 例患者(18%)达到客观缓解,10 例患者(82%)病情稳定;这 22 名患者的中位生存期为 13.4 个月。这些患者的生存数据与接受了标准靶向治疗的晚期肾细胞癌患者相类似。

CUP 患者可以通过 IHC 染色和 / 或肿瘤分子分型检测来明确其是否为肾脏起源。在我们的回顾性研究中,乳头状腺癌所占的比例较高,这可能是因为活检组织中的透明细胞的特征有助于对肾脏原发的判断,并可通过 IHC 染色来验证。无论是通过免疫组化还是分子检测来识别,这些患者均应接受部位特异性的治疗;尽管目前经验有限,但是肾癌的靶向治疗对这些患者似乎有效。

低分化肿瘤

低分化或间变性肿瘤是 CUP 患者中一个治疗困难且具有挑战性的亚组,其特征并不明显。在这些患者中,肿瘤类型或谱系(癌、肉瘤、黑色素瘤、淋巴瘤)仍然存在疑问。精确诊断非常重要,因为多年来一直认为,部分患者非常适合治疗且有治愈的可能[1,2]。现代 IHC 染色可以识别大多数肿瘤谱系,并已普遍用来帮助制定淋巴瘤、神经内分泌肿瘤、黑色素瘤、甲状腺癌、肉瘤和生殖细胞肿瘤的治疗计划[1,2,37]。然而,即使经过广泛的标准病理学检测,仍有少数肿瘤不能确定其肿瘤类型。

一项观察超过 12 年的 751 例 CUP 患者的回顾性研究发现,有30 例患者(4%)经过标准病理评估后仍然是"低分化肿瘤"的非特异性诊断[38]。使用 IHC 染色对活检标本进行了广泛评估(中位染色数为 18;范围 9-46)。30 例患者中有 25 例可以证明肿瘤分子分型检测(92- 基因 RT-PCR)在诊断肿瘤谱系时起作用,其中有好几例患者还鉴定出组织起源。分子检测诊断包括 8 例肉瘤(3 例间皮瘤,5 例其他),5 例黑色素瘤,2 例淋巴瘤,和 10 例癌症(3 个生殖细胞肿瘤,2 个神经内分泌肿瘤,5 例其他)。在分子检测后有 16 例患者剩余足够的活检标本,对这些标本进行了 IHC 染色和基因检测[BRAF,i(12) p],其中有 12 例患者的诊断得到验证。尽管这项研究是回顾性的,但有 7 例患者在最初诊断时进行了分子检测,并根据其分子诊断(2 例生殖细胞肿瘤,2 例神经内分泌肿瘤,2 例间皮瘤,1 例淋巴瘤)接受了部位特异性治疗。所有患者对治疗反应良好,在超过 25~72 个月后仍然存活(5 例无进展)。

肿瘤分子分型检测为那些标准 IHC 评估无法分类的低分化肿瘤提供了特定的谱系诊断和精确的组织起源判断。对于这部分极具挑战性的患者,分子诊断有助于制定治疗计划,并且对那些适合治疗和可能治愈的肿瘤尤其重要。当诊断为反应良好 / 可治疗的肿瘤时,IHC 染色在诊断和后续治疗中的作用已经得到普遍认可。如今,分子检测进一步加深了对这些患者病理类型和亚型的认识。

11.3.2.2　分子检测指导下的部位特异性治疗的前瞻性研究

一项大型前瞻性非随机 Ⅱ 期临床研究[22],旨在将分子检测指导下的部位特异性治疗效果与同一协作组对 396 名历史对照 CUP 患者进行的经验性化疗效果作对比[1,34]。在连续的几项临床试验中,历史对照组采用相同的入组及治疗标准,其中位生存期为 9.1 个月。除了评估整体的生存之外,次要目标是比较反应敏感与反应不敏感的肿瘤患者之间部位特异性治疗的效果。(出于此分析目的,反应敏感型是指采用标准治疗后患者预期的中位生存期大于 1 年;而反应不敏感型肿瘤采用标准治疗后的中位生存期小于 1 年。)通过分子检测有 194 名患者确诊,每例患者根据诊断接受标准的部位特异性治疗[22],其总体中位生存期为 12.5 个月,而 396 名历史对照患者的中位生存期为 9.1 个月(P=0.045)。分子诊断为治疗敏感的肿瘤(卵巢癌、乳腺癌、肾癌、前列腺癌、结直肠癌、膀胱癌、非小细胞肺癌、生殖细胞癌、低分化神经内分泌肿瘤、淋巴瘤和小细胞肺癌)患者的中位生存期为 13.4 个月,而分子诊断为治疗反应不敏感的肿瘤(胰腺癌、胆道癌、肝癌、黑色素瘤、胃食管癌、肉瘤、宫颈癌、子宫内膜、间皮瘤、皮肤癌、甲状腺癌、头颈部癌、和肾上腺肿瘤)患者的中位生存期为 7.6 个月(P=0.040)。在通过分子检测得出诊断的亚组中观察到其生存与已知的同类型晚期癌症相似,但每个亚组的患者数目较少无法进行充分的统计学对比。这些亚组的中位生存期如下:卵巢癌(29.6 个月)、乳腺癌(中位生存期未达到但大于 24 个月)、胰腺癌(8.2 个月)、胆道癌(6.8 个月)、和非小细胞肺癌(15.9 个月)。

这项前瞻性试验的结果支持在 CUP 患者中采用基于起源组织诊断的部位特异性治疗。在治疗敏感的肿瘤患者中,识别其组织来源不仅有助于一线治疗的选择,而且还可采用已知的二线和三线治疗来进一步改善生存。许多 CUP 患者的肿瘤类型对目前的治疗方式相对不敏感。因此,准确识别其组织起源对这些患者的治疗效果目前没有太大影响。对治疗相对不敏感或无反应并不会降低分子检测或 IHC 染色在肿瘤诊断中的价值。今后在针对目前这些难治性肿瘤采取更加有效的治疗方法时,CUP 综合征的具体诊断将具有更加重要的临床意义。

11.3.3 关于在 CUP 中特异性治疗进行范式转换的争论

CUP 患者的治疗方法在不断向前发展。任何转移性癌症患者进行临床和病理评估的目的始终是在解剖学上寻找肿瘤原发灶,并对其采取相应的治疗。CUP 在解剖学上原发灶是隐匿的,尽管在完善检查后依旧未能发现。随着 IHC 染色和肿瘤分子诊断技术的进步,大多数 CUP 患者可以推测其组织来源。根据积累的数据,普遍认为预测的准确性极高,尽管还达不到 100%。

虽然目前对这些诊断新技术的准确性已经达成一致,但对原发部位的预测是否可以用于指导 CUP 患者的治疗仍然存在分歧。如果准确性得到认可,那么唯一存在的顾虑就是 CUP 患者对部位特异性治疗的反应可能不同于相应的原发部位明确的肿瘤。除了先前讨论的前瞻性和回顾性临床试验数据(这些数据均支持分子检测指导下的治疗),还要进一步考虑其他相关因素。

数个预后良好的 CUP 亚组为部位特异性治疗的有效性提供了令人信服的证据。原发灶不明的颈部淋巴结受累的鳞状细胞癌患者,假定其原发部位为头颈部采用了联合放化疗,其治疗反应性和生存与头颈部原发肿瘤颈部淋巴结转移非常相似[1]。另外 2 个例子是原发灶不明的腋窝淋巴结受累或腹膜浆液性癌的女性,假定其原发病灶分别来源于乳腺或卵巢 / 输卵管 / 腹膜。同样,这些针对乳腺癌或卵巢癌的治疗结果与原发部位明确的肿瘤相似[1,2]。尽管原发部位是隐匿的,但这些预后良好的 CUP 亚组的治疗反应性和生存与其相对应解剖学定义的原发性肿瘤非常类似。

根据特征性的 IHC 染色或肿瘤分子分型检测结果,对结直肠受累的 CUP 亚组产生新的认知,并对这一亚组进行部位特异性治疗。已经有多项研究显示,无论是否通过 IHC 或分子表达谱来定义该亚组,其中位生存期显著延长(>20 个月)。在这些例子中,治疗的反应性和生存与相应的原发部位明确的晚期癌症的预期疗效密切相关。

第二个争议是 CUP 患者诊断和治疗的一致性。在美国,NCCN 指南是癌症患者获取有关检查、治疗和监测循证医学信息的可靠途径。最新发布的 CUP 指南[37]推荐对 CUP 的患者首先进行多种肿瘤的 IHC 染色(包括淋巴瘤、甲状腺癌、黑色素瘤、肉瘤、和生殖细胞肿瘤)。相关数据来自小型回顾性研究,大多数肿瘤科医生接受这些推荐。目前,另外几种肿瘤(包括结直肠癌、卵巢癌、乳腺癌、肾癌、肺癌、腺癌等)的 IHC 染色也存在自身的特点,但 NCCN 指南并没有推荐根据免疫组化结果对这些 CUP 患者进行治疗。由 25 位专家组成的 NCCN 专家组对基因表达谱分析(肿瘤分子分型检测)在 CUP 诊断中的准确性表示认可,但只有 5 名成员认为分子检测可以在 CUP 中常规应用。大多数专家认为尚未有Ⅲ期临床随机对照研究证实根据分子诊断采取的特异性治疗能给患者带来生存获益。但是,专家组成员对上述小型回顾性研究中采用 IHC 进行诊断表示认可。有趣的是,NCCN 指南指出 CUP 的 IHC 诊断和分子诊断结果并不完全一致,这说明了诊断技术一直在发展。少数 NCCN 专家组成员对 IHC 和分子诊断技术在确定组织来源和指导最佳治疗的作用表示认可。IHC 和分子诊断技术的准确性以及目前的治疗结果表明,大多数 CUP 患者不应该再采用经验性化疗,而是根据每个患者具体情况进行治疗。

对于 CUP 与其相对应的原发灶已知的肿瘤,可以根据原发灶的大小来评估其是否具有生物学相似性。对于原发灶明确的转移性肿瘤患者,无论原发灶大小如何,其全身治疗的方案相同,预后也相似。在尸检记录中,至少有 75% 的 CUP 患者存在小的有可识别的原发灶[29],这些小的原发灶在临床上往往检测不到。目前还不确定这些临床可检测到的 1.8cm 原发灶与临床上无法检测到的 0.6cm 原发灶在生物学或治疗反应方面是否存在差异。根据这个推断可以认为,原发灶较小、无法检测到的晚期肿瘤与原发灶较大、可检测到的晚期肿瘤对部位特异性治疗的反应相同。

根据 CUP 汇总的数据、临床经验、以及常规理解形成了其新的治疗模式（图 11.1）。肿瘤科医生首选应该根据获取到的信息（临床特征、病理诊断及 IHC 染色，必要时还包括肿瘤分子分型检测）来确定组织来源，然后再根据肿瘤类型来进行部位特异性治疗。除非有大型、有说服力的、前瞻性Ⅲ期随机对照试验显示部位特异性治疗与经验性化疗相比没有优势（特别是在对治疗反应更敏感的患组中），否则 CUP 的治疗应该遵循如图 11.1 所示的新模式。

11.3.4　潜在可调控的基因改变和免疫治疗

肿瘤在很大程度上是一种获得性/体细胞基因改变性的疾病。二代测序技术的应用使人们对恶性肿瘤细胞的基因改变及其相应治疗有了更深的了解。尽管许多基因突变和改变是肿瘤细胞增殖、侵袭和转移的驱动因素，但越来越多的证据表明，随着时间的推移，在原发灶及转移瘤中，肿瘤细胞亚克隆的基因改变可以再次发生变化。大多数靶向治疗都是针对特定的驱动基因（例如，肺癌中的 EGFR 突变，黑色素瘤中的 BRAF 突变），在治疗伊始都表现为肿瘤显著缩小，但由于新的基因改变通常会产生耐药及肿瘤进展。

我们似乎可以对进一步了解肿瘤发生、发展的过程[39,40]以及更加有效的靶向治疗（联合治疗或序贯治疗）保持乐观的态度。在几种存在基因改变/靶点的肿瘤中（例如，慢性粒细胞白血病、胃肠道间质瘤、乳腺癌、肺癌、结直肠癌、胃癌和黑色素瘤），靶向治疗的疗效已经得到认可并成为标准治疗。随着对基因组的研究进一步深入，许多其他靶向药物有可能会获益。

CUP 的情况更加复杂。遗传学和/或表观遗传学改变似乎可以在临床上解释浸润性原发性肿瘤小到无法检测出，而转移瘤却可以大到一目了然。尽管目前还见有关 CUP 独有的特异性的非随机基因改变的报道。除了原发灶大小有明显的生物学差异外，大多数临床表现、病理和基因组数据都支持 CUP 特定部位的肿瘤与相对应的原发灶已知的肿瘤（即更大一点的临床可检测到的原发灶）存在相似的生物学特征。

考虑到这些因素，假设在特定的肿瘤中存在的可调控的分子异常同样也会出现在相同部位的 CUP 中是有道理的。例如，根据

IHC/ 分子检测诊断为肺癌的 CUP 腺癌患者可能存在 EGFR 突变、ALK 或 ROS1 重排;这些异常有望对相应的靶向治疗起效。目前,虽然仅有几项个案报道[41]来支持这一推论,但尚无其他相关数据对这一推论进行反驳。当 CUP 考虑为黑色素瘤(BRAF 突变)、乳腺癌(HER2 扩增)、结直肠癌(KRAS 突变)时,这个推论同样适用。

　　二代测序技术越来越多地用于检测 CUP 中"可调控"的基因改变。无论原发部位或起源组织如何,精准靶向这些基因改变能否使患者获益? 目前有几项所谓的篮子试验正在进行,无论肿瘤类型如何,根据二代测序、其他基因检测或 IHC 在肿瘤细胞中检测靶点,采用靶向药物对晚期癌症患者进行治疗。

　　使用二代测序对 CUP 活检标本进行检测只是研究的开端,早期数据显示 CUP 的许多基因改变与大多数肿瘤的基因改变相类似[42]。有必要进一步开展临床研究来验证针对基因改变的靶向治疗能否给这些患者带来获益。对肿瘤中少见或不典型的突变(例如,肺癌、结直肠癌和其他癌症中的 BRAF 突变),其对靶向治疗的反应如何同样需要通过临床试验来验证。目前,原发灶或起源组织是进一步完善检查和制定最佳治疗方案所要考虑的重要因素,然而一旦每个患者的特定基因损伤都得到充分了解并采取了相应的靶向治疗,今后对原发灶是否明确可能就显得不再那么重要。

　　免疫治疗的成功时代已经开启[43-49],至少对免疫检查点抑制剂(CTLA-4、PD-1/PDL-1 等)而言,其临床活性可能与特定的基因改变有关(例如,包括肿瘤细胞上的 PDL-1 表达和 CTLA-4 特异的遗传新抗原表位)[44,50]。免疫检查点抑制剂和基因工程 T- 细胞治疗前景广阔[45-49],今后在多种实体瘤中可以联合和 / 或序贯靶向治疗。这种方法也同样适用于 CUP。

　　　　　　　　　　　　　　　　(段江曼 译,张克韬 校)

参考文献

1. Greco FA, Hainsworth JD. Cancer of unknown primary site. In: Devita VT, Lawrence TS, Rosenberg SA, editors. Cancer: principles and practice of oncology. 9th ed. Philadelphia: Lippincott, Williams, and Wilkins; 2011. p. 2033–51.
2. Greco FA, Hainsworth JD. Cancer of unknown primary site. In: DeVita VT, Lawrence TS, Rosenberg SA, editors. Cancer: principles and practice of oncology. 10th ed. Philadelphia:

Lippincott, Wolters Kluwer; 2015. p. 1720–37.

3. Hainsworth JD, Greco FA. Gene expression profiling in patients with carcinoma of unknown primary site: from translational research to standard of care. Virchows Arch. 2014;464:393–402.

4. Oien KA. Pathologic evaluation of unknown primary cancer. Semin Oncol. 2009;36:8–37.

5. Greco FA, Erlander MG. Molecular classification of cancer of unknown primary site. Mol Diagn Ther. 2009;13:367–73.

6. Greco FA, Spigel DR, Yardley DA, Erlander MG, Ma XJ, Hainsworth JD. Molecular profiling in unknown primary cancer: accuracy of tissue of origin prediction. Oncologist. 2010;15:500–6.

7. Kerr SE, Schnabel CA, Sullivan PS, et al. Multisite validation study to determine performance characteristics of a 92-gene molecular cancer classifier. Clin Cancer Res. 2012;18:3953–60.

8. Monzon FA, Lyons-Weiler M, Burturovic LJ, et al. Multicenter validation of the 1,550-gene expression profile for identification of tumor tissue of origin. J Clin Oncol. 2009;27:2503–8.

9. Rosenfeld N, Aharonov R, Meiri E, et al. MicroRNAs accurately identified cancer tissue origin. Nat Biotechnol. 2008;26:462–9.

10. Ma XJ, Patel R, Wang X, et al. Molecular classification of human cancers using 92-gene real time quantitative polymerase chain reaction assay. Arch Pathol Lab Med. 2006;130:465–73.

11. Varadhachary GR, Talantov D, Raber MN, et al. Molecular profiling of carcinoma of unknown primary and correlation with clinical evaluation. J Clin Oncol. 2008;26:4442–8.

12. Horlings HM, van Laar RK, Kerst JM, et al. Gene expression profiling to identify the histogenic origin of metastatic adenocarcinoma of unknown primary. J Clin Oncol. 2008;26:4435–41.

13. Bridgewater J, van Laar RK, Floore A, et al. Gene expression profiling may improve diagnosis in patients with carcinoma of unknown primary. Br J Cancer. 2008;98:1425–30.

14. Varadhachary GR, Spector Y, Abbruzzese JL, et al. Prospective gene signature study using micro RNA to identify the tissue of origin in patients with carcinoma of unknown primary. Clin Cancer Res. 2011;17:4063–70.

15. Greco FA. Cancer of unknown primary site: Improved patient management with molecular and immunohistochemical diagnosis. Am Soc Clin Oncol Educ Book. 2013;33:175–81.

16. Greco FA. Cancer of unknown primary site: evolving understanding and management of patients. Clin Adv Hematol Oncol. 2012;10:518–24.

17. Greco FA, Lennington WJ, Spigel DR, et al. Molecular profiling diagnosis in unknown primary cancer: accuracy and ability to complement standard pathology. J Natl Cancer Inst. 2013;105:782–90.

18. Schwartz AM, Harpaz N. A primary approach to cancer of unknown primary. J Natl Cancer Inst. 2013;105:759–61.

19. Weiss LM, Chu P, Schroeder BE, et al. Blinded comparator study of immunohistochemical analysis versus a 92-gene classifier in the diagnosis of the primary site in metastatic tumors. J Mol Diagn. 2013;15:263–9.

20. Kulkarni A, Pillai R, Ezekiel AM, et al. Comparison of histology to gene expression profiling for the diagnosis of metastatic cancer. Diagn Pathol. 2012;7:1010–113.

21. Handorf CR, Kulkarni A, Grenert JR, et al. A multicenter study directly comparing the diagnostic accuracy of gene expression profiling and immunohistochemistry for primary site Identification in metastatic tumors. Am J Surg Pathol. 2013;37:1067–75.

22. Hainsworth JD, Ruben MS, Spigel DR, et al. Molecular gene expression profiling to predict the tissue of origin and direct site-specific therapy in patients with carcinoma of unknown primary site: a prospective trial of the Sarah Cannon Research Institute. J Clin Oncol. 2013;31:217–23.

23. Greco FA, Lennington WJ, et al. Carcinoma of unknown primary site: outcomes in patients with a colorectal molecular profile treated with site-specific chemotherapy. J Cancer Ther. 2012;33:337–43.

24. Hainsworth JD, Schnabel CA, Erlander MG, et al. A retrospective study of treatment outcomes in patients with carcinoma of unknown primary site and a colorectal cancer molecular profile. Clin Colorectal Cancer. 2012;11:112–8.

25. Sorscher SM, Greco FA. Papillary renal carcinoma presenting as a cancer of unknown primary

(CUP) and diagnosed through gene expression profiling. Case Rep Oncol. 2012;5:229–32.

26. Hainsworth JD, Spigel DR, Greco FA. Renal cell carcinoma (RCC) presenting as cancer of unknown primary (CUP): Diagnosis by molecular tumor profiling (MTP). J Clin Oncol. 2013;31(Suppl):Abstract e 15501.

27. Kamposioras K, Pentheroudakis G, Pavlidis N. Exploring the biology of cancer of unknown primary: breakthroughs and drawbacks. Eur J Clin Invest. 2013;43:491–500.

28. Hainsworth JD, Fizazi K. Treatment for patients with unknown primary cancer and favorable prognostic factors. Semin Oncol. 2009;36:44–52.

29. Pentheroudakis G, Greco FA, Pavlidis N. Molecular assignment of tissue of origin in cancer of unknown primary may not predict response to therapy or outcome: a systematic literature review. Cancer Treat Rev. 2009;35:221–7.

30. Greco FA. Cancer of unknown primary site; still an entity, a biologic mystery and a metastatic model. Nat Rev Cancer. 2014;14(1):3–4.

31. Pentheroudakis G, Pavlidis N, Fountzilas G, et al. Novel microRNA-based assay demonstrates 92% agreement with diagnosis based on clinicopathologic and management data in a cohort of patients with carcinoma of unknown primary. Mol Cancer. 2013;12:57. doi:10.1186/1476-4598-12-57.

32. Monzon FA, Medeiras F, Lyons-Weiler M, et al. Identification of tissue of origin in carcinoma of unknown primary with a microarray-based gene expression test. Diagn Pathol. 2010;5:3.

33. Morawietz L, Floure A, Stark-Sloots L, et al. Comparison of histopathologic and gene expression-based typing of cancer of unknown primary. Virchows Arch. 2010;456:23–9.

34. Greco FA, Pavlidis N. Treatment for patients with unknown primary carcinoma and unfavorable prognostic factors. Semin Oncol. 2009;36:65–74.

35. Varadhachary GR, Raber MN, Matamorsa A, et al. Carcinoma of unknown primary with a colon- cancer profile- changing paradigm and emerging definitions. Lancet Oncol. 2008;9:596–608.

36. Varadhachary GR, Karanth S, Qiaow W, et al. Carcinoma of unknown primary with gastrointestinal profile: immunohistochemistry and survival data for this favorable subset. Int J Clin Oncol. 2014;19(3):479–84.

37. Ettinger DS, Handorf CR, Agulnik M, et al. Occult primary, version 3.2014 featured updates to the NCCN guidelines. J Natl Compr Canc Netw. 2014;12:969–74.

38. Greco FA, Spigel DR, Hainsworth JD. Molecular tumor profiling of poorly differentiated neoplasms of unknown primary site. J Clin Oncol. 2013;31(Suppl):681 s (abstract # 11102).

39. Hoadley KA, Yau C, Wolf DM, et al. Multiplatform analysis of 12 cancer types reveals classification within and across tissues of origin. Cell. 2014;158:929–44.

40. Meador CB, Micheel CM, Levy MA, et al. Beyond histology: translating tumor genotypes into clinically effective targeted therapies. Clin Cancer Res. 2014;20(9):2264–75.

41. Penley WC, Spigel DR, Greco FA, et al. Confirmation of non-small cell lung cancer diagnosis using ALK testing and genetic profiling in patients presenting with carcinoma of unknown primary site. J Clin Oncol. 2013;31(Suppl):Abstract e115004.

42. Gatalica Z, Millis S, Bender R, et al. Molecular profiling of cancers of unknown primary site (CUP): paradigm shift in management of CUP. EJC. 2011;47(Suppl 2):Abstract LBA39.

43. Brahmer JR, Tykodi SS, Chow LQ, et al. Safety and activity of anti-PD-L1 antibody in patients with advanced cancer. N Engl J Med. 2012;366:2455–65.

44. Taubo JM, Klein A, Brahmer JR, et al. Association of PD-1, PD-1 ligands, and other features of the tumor immune microenvironment with response to anti-PD-1 therapy. Clin Cancer Res. 2014;20(19):5064–74.

45. Tran E, Rosenberg SA. T-cell therapy against cancer mutations. Oncotarget. 2014;5(13):4579–80.

46. Rosenberg SA. Decade in review-cancer immunotherapy; entering the mainstream of cancer treatment. Nat Rev Clin Oncol. 2014;11(11):630–2.

47. Tran E, Turcotte S, Gros A, et al. Cancer immunotherapy based on mutation-specific CD4+ T cells in a patient with epithelial cancer. Science. 2014;344(6184):641–5.

48. Lu YC, Yao X, Crystal JS, et al. Efficient identification of mutated cancer antigens recognized by T cells associated with durable tumor regressions. Clin Cancer Res.

2014;20(13):3401–10.

49. Kochenderfer JN, Dudley ME, Kassim SH, et al. Chemotherapy-refractory diffuse large B-cell lymphoma and indolent B-cell malignancies can be effectively treated with autologous T cells expressing an anti-CD19 chimeric antigen receptor. J Clin Oncol. 2014;33:540–9. pii: JCO.2014.56.2025 (ahead of print).

50. Snyder A, Makarov V, Merghoub T, et al. Genetic basis for clinical response to CTLA-4 blockade in melanoma. N Engl J Med. 2014;371:2189–99.

第 12 章　展望

Alwin Krämer, Harald Löffler

12.1　个体化治疗药物与肿瘤精准治疗

在考虑 CUP 的治疗今后可能的发展方向时,一个要关注的现状是,整个肿瘤学领域(甚至整个医学领域)正面临一场治疗模式的转变。在这种背景下,"个体化抗癌药物"和"肿瘤精准治疗"等术语通常定义为基于肿瘤分子生物学特征而采取的个体化治疗[1-3]。这与当前的临床肿瘤学实践有何区别? 按照循证医学的中心法则,关于药物治疗效果的任何假设,都应该尽可能通过前瞻性随机对照试验加以验证。这意味着有大量的患者接受了标准化的方案治疗,而限制了治疗的个体化。随着分子靶向药物的问世,由于某种药物或某种联合方案所需的样本量越来越小,估计实施这种大样本的临床随机对照试验将会变得越来越难。此外,在理想情况下,每种靶向药物都需要有效的分子预测靶点。目前,在循证医学的背景下应该如何走出这种困境还远未弄清楚。迄今为止,由于多数靶向药物在广泛使用时缺乏有效的分子靶点,因此影响了其临床疗效。

12.2　从非特异性标准到个体化途径?

目前,CUP 的治疗有两种途径:一种是根据实体瘤的统一标准方案对患者进行治疗,另一种是采用个体化治疗。其中一种个体化治疗方法是根据最有可能的原发部位来调整治疗,如传统上把"预后良好"的亚组纳入 CUP 的治疗。基因表达谱分析提高了明确CUP 原发部位的比例,从 10%~30% 增加到 80% 甚至更多。因此,今后统一的 CUP 标准治疗极有可能逐渐消失,取而代之的是,在大多数病例中都可能找到原发部位,从而进行部位特异性的治疗。如前所述,依然没有高级别的证据表明部位特异性治疗相较于传统的标准治疗有更好的临床疗效,在这种背景下,不考虑原发部位而采取最新的标准方案治疗 CUP 仍然是有道理的。这些新的治疗进展包括分子靶向治疗,即便没有合适的分子靶点,也同样可以应用。贝伐单抗/厄洛替尼的 II 期临床试验就是一个例子[4,5]。另一个有前景的领域是新兴的肿瘤免疫疗法,如针对细胞毒性 T-淋巴细胞相关抗原 -4(CTLA-4)和程序性细胞凋亡 -1(PD-1)或程序性细胞凋亡配体 -1(PDL-1)的抗体,其作用机制与"传统"靶向治疗有本质上的区别,这些药物不针对肿瘤细胞,而是作用于与肿瘤反应性相关的免疫细胞[6-10],其中部分抗体已经批准用于治疗晚期恶性黑色素瘤,并且在其他多种恶性肿瘤中开展了临床试验。尽管迄今为止这些药物同样缺乏有效的分子靶点,但对 CUP 来说依然前景光明。

CUP 的个体化治疗除了根据不同的肿瘤原发部位之外,还包括根据分子靶点进行靶向治疗,其疗效可能与原发部位无关。例如,曲妥珠单抗已批准用于治疗乳腺癌和胃癌,相关的疗效预测靶点是这两种实体瘤 HER-2/neu 的过表达[2,11]。由于肿瘤学领域可能会出现越来越多的分子靶点,应运而生出现了合适的分子靶向药物和有效预测其疗效的检测方法,CUP 的治疗可以从中借鉴经验。事实上,近年来兴起一种所谓的"篮子实验",靶向药物应用完全取决于分子靶点,而不考虑原发部位[12]。尽管在某些病例中,治疗靶点的预测价值仍取决于肿瘤所在器官,例如,已证明 BRAF 抑制剂对恶性黑色素瘤有效,但对结直肠癌似乎无效[13-16]。至于 CUP,明确肿瘤原发部位似乎显得不那么重要。

在临床上,二代测序技术的引入推动了有关使用分子靶点来预测临床疗效的研究。Tothill 等[17]发表了首个通过分子靶点预测疗效的临床研究,通过对 16 例 CUP 病例进行大规模平行测序发现,有 12 例患者可能对靶向治疗有效,其中 5 例患者有充分的临床证据证明获益。我们在本书的第 3.6 节详细地讨论了这项研究,并且有一些关于通过二代测序来检测 CUP 分子靶点的摘要已经发表(如本书第 3.6 节)。我们预测分子靶向治疗应用将成为今后 CUP 研究的主要方向。

12.3　从单一的分子靶点到统一的分子分型?

正如最近由癌症基因组图谱研究网络发表的一项研究所示,分子研究除了专注于特定的治疗靶点之外,将在今后的肿瘤医学中发挥更加基础的作用[18]。这项研究包括了常规方法(即原发部位和组织学特征)定义的 12 种癌症,总共纳入了 3 527 个样本进行全外显组 DNA 序列,DNA 拷贝数变异,DNA 甲基化,全基因组 mRNA 水平,microRNA 水平,以及 131 种蛋白和 / 或磷酸化蛋白水平检测。通过矩阵分析的方法,将信息整合到一个分子分型中,得到 11 种主要的分子类型。有趣的是,虽然其中 5 种分子类型几乎与按组织来源界定的肿瘤分型完全相同,但也有一些不一致的地方:同一原发部位的肿瘤衍生出多种分子分型(例如,乳腺癌分成"管腔"型和"基底"型);多个不同原发部位的肿瘤同属同一种分子分型(例如,头颈部鳞状细胞癌,肺鳞状细胞癌,以及部分膀胱癌可以同属同一种分子分型)。另一方面,相当比例的膀胱癌划分为两个分子亚型,一个是独特的"膀胱癌"亚型,余下的与肺腺癌和少数肺鳞癌同属一个亚型[18]。这些例子表明,基于原发部位的亚型和基于分子亚型的肿瘤分型最终可能会背道而驰。从直观上看,分子分型更能真实的反映肿瘤的生物学行为,因此能更好地预测疗效。虽然这种假设需要在临床试验中进一步验证。但是从长远来看,我们认为分子分型的权重会增加,而组织来源分型的权重会减少。这对 CUP 来说可能是个好消息,因为它开拓了一个新的局面。今后的肿瘤治疗主要是依据分子分型,明确肿瘤的原发部位可能会变得没那么重要,这种分子分型效果如何,让我们拭目以待。

(马一楠 译,周启明 校)

参考文献

1. Wistuba II, Gelovani JG, Jacoby JJ, Davis SE, Herbst RS. Methodological and practical challenges for personalized cancer therapies. Nat Rev Clin Oncol. 2011;8(3):135–41. PubMed.
2. Stern HM. Improving treatment of HER2-positive cancers: opportunities and challenges. Sci Transl Med. 2012;4(127):127rv2. PubMed.

3. Shrager J, Tenenbaum JM. Rapid learning for precision oncology. Nat Rev Clin Oncol. 2014;11(2):109–18. PubMed.
4. Hainsworth JD, Spigel DR, Farley C, Thompson DS, Shipley DL, Greco FA. Phase II trial of bevacizumab and erlotinib in carcinomas of unknown primary site: the Minnie Pearl Cancer Research Network. J Clin Oncol. 2007;25(13):1747–52. PubMed.
5. Hainsworth JD, Spigel DR, Thompson DS, Murphy PB, Lane CM, Waterhouse DM, et al. Paclitaxel/carboplatin plus bevacizumab/erlotinib in the first-line treatment of patients with carcinoma of unknown primary site. Oncologist. 2009;14(12):1189–97. PubMed.
6. Antonia SJ, Larkin J, Ascierto PA. Immuno-oncology Combinations: a review of clinical experience and future prospects. Clin Cancer Res. 2014;20(24):6258–68. PubMed.
7. Robert C, Long GV, Brady B, Dutriaux C, Maio M, Mortier L, et al. Nivolumab in previously untreated melanoma without BRAF mutation. N Engl J Med. 2015;372(4):320–30. PubMed.
8. Wolchok JD, Kluger H, Callahan MK, Postow MA, Rizvi NA, Lesokhin AM, et al. Nivolumab plus ipilimumab in advanced melanoma. N Engl J Med. 2013;369(2):122–33. PubMed.
9. Pardoll DM. The blockade of immune checkpoints in cancer immunotherapy. Nat Rev Cancer. 2012;12(4):252–64. PubMed.
10. Hodi FS, O'Day SJ, McDermott DF, Weber RW, Sosman JA, Haanen JB, et al. Improved survival with ipilimumab in patients with metastatic melanoma. N Engl J Med. 2010;363(8):711–23. PubMed Pubmed Central PMCID: 3549297.
11. Martin V, Cappuzzo F, Mazzucchelli L, Frattini M. HER2 in solid tumors: more than 10 years under the microscope; where are we now? Future Oncol. 2014;10(8):1469–86. PubMed.
12. Willyard C. 'Basket studies' will hold intricate data for cancer drug approvals. Nat Med. 2013;19(6):655. PubMed.
13. Girotti MR, Saturno G, Lorigan P, Marais R. No longer an untreatable disease: how targeted and immunotherapies have changed the management of melanoma patients. Mol Oncol. 2014;8(6):1140–58. PubMed.
14. Finn L, Markovic SN, Joseph RW. Therapy for metastatic melanoma: the past, present, and future. BMC Med. 2012;10:23. PubMed Pubmed Central PMCID: 3308914.
15. Tie J, Desai J. Targeting BRAF mutant metastatic colorectal cancer: clinical implications and emerging therapeutic strategies. Target Oncol. 2015;10(2):179–88. PubMed.
16. Hall RD, Kudchadkar RR. BRAF mutations: signaling, epidemiology, and clinical experience in multiple malignancies. Cancer Control. 2014;21(3):221–30. PubMed.
17. Tothill RW, Li J, Mileshkin L, Doig K, Siganakis T, Cowin P, et al. Massively-parallel sequencing assists the diagnosis and guided treatment of cancers of unknown primary. J Pathol. 2013;4:413–23. PubMed.
18. Hoadley KA, Yau C, Wolf DM, Cherniack AD, Tamborero D, Ng S, et al. Multiplatform analysis of 12 cancer types reveals molecular classification within and across tissues of origin. Cell. 2014;158(4):929–44. PubMed Pubmed Central PMCID: 4152462.

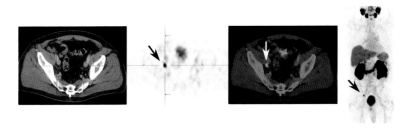

彩图 6.3　一例 67 岁的男性前列腺癌患者,在 18 个月前进行了根治性前列腺癌切除术及放疗。在过去的数月中,PSA 增加到 1.5ng/mL。^{68}Ga-PSMA PET/CT 检查发现右侧髂外动脉旁见一转移的淋巴结(4mm),以及局灶性 PSMA 摄取(箭头所示),组织学证实前列腺癌右髂动脉旁淋巴结转移

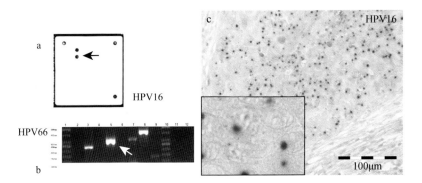

彩图 7.7　检测肿瘤组织 HPV 的不同方法(本示例为口咽鳞状细胞癌)。(a)从肿瘤组织中提取核酸,在微阵列中采用特异性的杂交探针,对 HPV 进行检测及进一步分型。(b)采用多重 PCR 和凝胶电泳技术检测核酸提取物 HPV 的表达,并进行分型。(c)采用染色体基因原位杂交(CISH)来检测 HPV 基因组(图改编自[26])

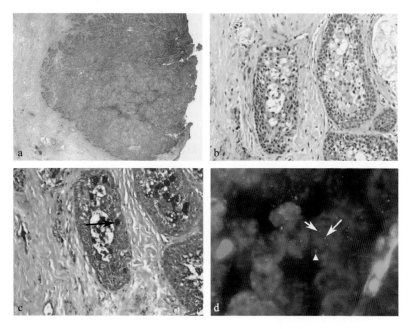

彩图 7.8 以腮腺表皮黏液样癌为例来说明与染色体易位相关的癌症。(a,b) HE 染色显示了该肿瘤典型的鳞状细胞样分化特征。(c) Alcian-PAS 特殊染色显示存在杯状细胞(箭),这是黏液表皮样癌的另一个典型特征。(d) MAML2-FISH 断裂分离试验。注意红色(短箭)和绿色(长箭)信号之间的距离,两者代表染色体易位和细胞中 MAML2 杂交探针。在毗邻处,可以看到 MAML2 染色体无易位的细胞(箭头),两个信号在此处是未分开的(图摘自[31])

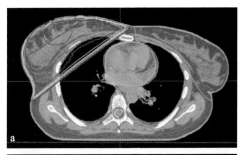

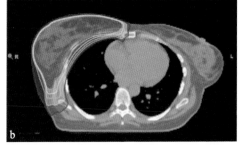

彩图 9.1　在解剖部位特殊的患者中的三维适形放疗（a）和 IMRT（b）。IMRT 明显改善了对右肺的保护

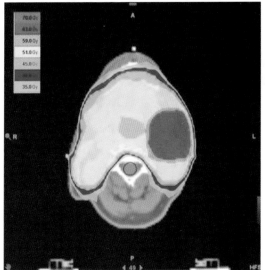

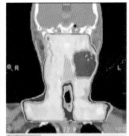

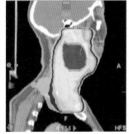

彩图 9.2　颈部 CUP 患者双侧颈部和黏膜的放疗。该患者首诊接受了颈淋巴结清扫术，左颈Ⅱ区淋巴结受累，并伴有淋巴结包膜外侵犯。处方剂量是预防区域 54Gy，瘤床加量区（左颈Ⅱ区）66Gy，分 30 次完成。腮腺（绿色）、脊髓（蓝色）、气管和食管颈段得到最佳防护

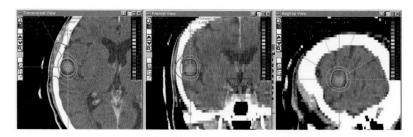

彩图 9.3 右颞叶脑转移瘤的立体定向放射外科治疗。肿瘤周边处方剂量为20Gy,病灶中心最大为25Gy

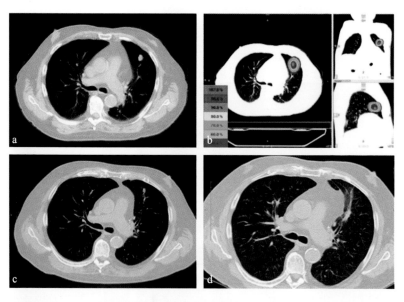

彩图 9.4 SBRT 治疗膀胱癌单发肺转移病瘤例(a),该患者因之前治疗的毒性和并发症而拒绝全身治疗。在制定基于 4D CT 的放疗计划后,使用 SBRT 对该病灶进行治疗,病灶周围的剂量为 45Gy,病灶中心最大剂量为 60Gy,分 3次照射(b)。治疗结束 2 个月后该病灶明显变小(c)。治疗结束 6 个月后放疗部位出现肺纤维化(d)

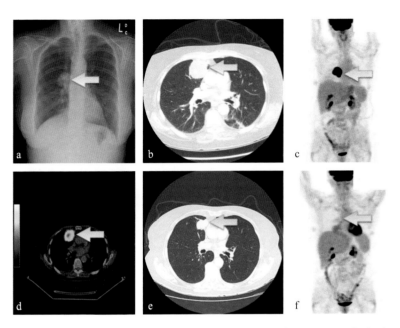

彩图 10.1　胸部 X 射线(a),胸部 CT(b) 和 PET 扫描中(c,d) 显示右肺孤立性肿块 FDG 浓聚。化疗 4 个周期后胸部 CT(e) 显示部分缓解。术后 4 年的 PET 扫描(f) 显示无复发或转移的迹象

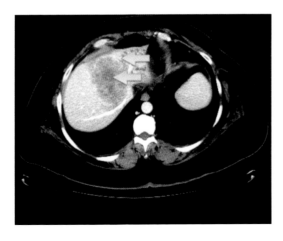

彩图 10.2　CT 增强扫描显示肝脏低密度肿块(箭头)伴有周边(边缘)增强(箭头),该征象提示胆管癌

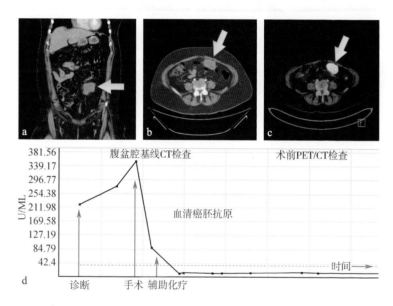

彩图 10.3 （a 和 b）腹部和骨盆 CT 显示网膜肿块。(c) PET 扫描显示单发的 FDG 浓聚的病灶。(d) CA-125 在治疗过程中的变化趋势

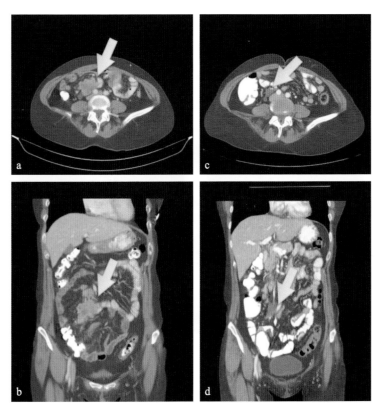

彩图 10.4 （a 和 b）腹部和盆腔 CT 显示有多个腹膜种植瘤，但没有原发灶的迹象。（c 和 d）化疗 4 个周期后复查 CT 显示腹膜病灶明显缩小

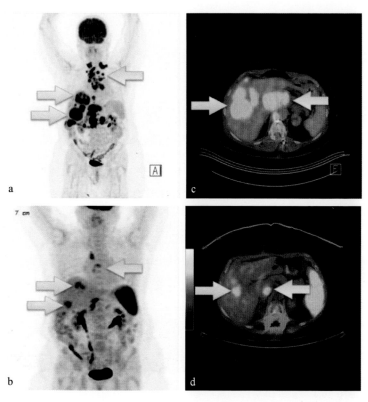

彩图 10.5 PET 扫描（a 和 b）显示出多个 FDG 浓聚的肝、肠系膜、肺转移灶。再分期 PET 扫描显示了肿瘤对全身化疗的代谢反应（c 和 d）